芝宝贝母婴研究院推荐

全彩图说
一看就懂

孕妈妈
经验分享

# 新编孕妇学校

北京海淀妇幼保健院主任医师　徐 文◎主编

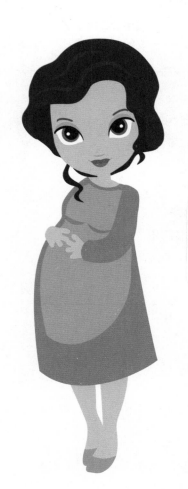

U0278601

中国人口出版社
China Population Publishing House
全国百佳出版单位

**图书在版编目（CIP）数据**

新编孕妇学校 ／ 徐文主编 .－－ 北京：中国人口
出版社 .2018.5
ISBN 978-7-5101-5667-0

Ⅰ．①新… Ⅱ．①徐… Ⅲ．①孕妇－妇幼保健－
基本知识 Ⅳ．① R715.3

中国版本图书馆 CIP 数据核字（2017）第 327335 号

**新编孕妇学校**

徐文 主编

| | | |
|---|---|---|
| 出 版 发 行 | 中国人口出版社 |
| 印　　　刷 | 北京东方宝隆印刷有限公司 |
| 开　　　本 | 889mm×1194mm　1/12 |
| 印　　　张 | 20 |
| 字　　　数 | 300 千字 |
| 版　　　次 | 2018 年 5 月第 1 版 |
| 印　　　次 | 2018 年 5 月第 1 次印刷 |
| 书　　　号 | ISBN 978-7-5101-5667-0 |
| 定　　　价 | 88.00 元 |

| | | |
|---|---|---|
| 社　　　长 | 邱 立 |
| 网　　　址 | www.rkcbs.net |
| 电 子 信 箱 | rkcbs@126.com |
| 总编室电话 | (010)83519392 |
| 发行部电话 | (010)83514662 |
| 传　　　真 | (010)83519401 |
| 地　　　址 | 北京市西城区广安门南街 80 号中加大厦 |
| 邮　　　编 | 100054 |

# 前　言

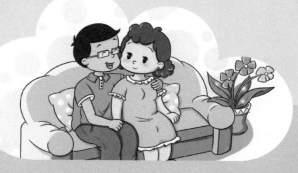

　　眼看身边的朋友都一个一个的拥有了生命中的小天使，你是不是也蠢蠢欲动了呢？孕育生命的过程是女人一生中最幸福的时光，无限的憧憬和爱意感染着身边的每一个人，让已经进入适婚、适孕的你也想要拥有一个属于自己的小宝宝。

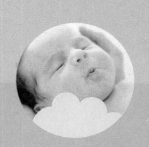

　　怀孕不仅是胎儿成长和发育的过程，对准父母来讲，更是一个走进父母时代的准备过程。如果在怀孕前就准备好了去面对所有的事情，那么一切就会很顺利。因此那些准备怀孕的夫妻需要从怀孕前就开始学习一些有关孕育的知识，以便做好当父母的准备。

　　其实，第一次做妈妈，每个孕妈妈都有很多的问题想要得到专业的答案，但是准妈妈去就诊时，医生往往没有时间解答妈妈们的所有问题，而且每个孩子的身体状况都不一样。为了解决这个问题，《新编孕妇学校》请来知名妇产专家，将他们在多年的临床工作中搜集的孕妈妈的各类问题，用讲课的形式一一给予解答，让孕妈妈感觉是在向医生面对面地进行咨询，面对面的授课。

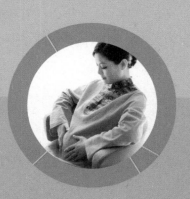

　　《新编孕妇学校》从孕前准备入手，通过备孕、孕期十个月、新生儿护理、产妇身体护理、母乳喂养等逐步递进。本书详细的介绍了孕前、孕期和分娩过程中所遇到的各种问题，包括去医院检查、饮食营养、疾病防治、孕期保健、胎教教程以及临产、产后注意事

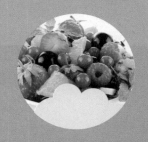

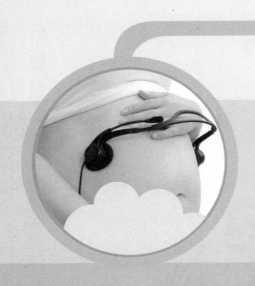

项以及准爸爸在妻子怀孕前后需要了解和参与的事情。一本书彻底解除孕妈妈们怀孕及分娩的各种疑虑。

当你手中捧着这本书时，一定沉浸在孕育的喜悦中。你希望自己未来的宝宝是健壮、聪明、可爱的，如果学习并运用科学方法孕育，相信你的愿望一定会实现。《新编孕妇学校》从始至终都在传递一个理念：怀孕是美好而自然的生理过程，只要掌握了相关知识，放松心情，就会拥有一次美好的怀孕及分娩经历。本书将陪伴你度过安心、愉快、健康的完美孕期。

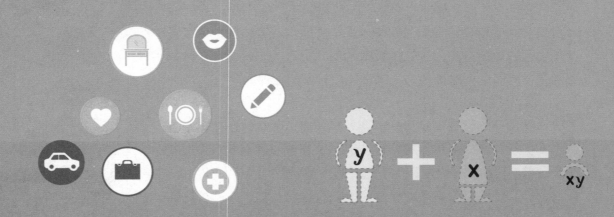

# 目 录

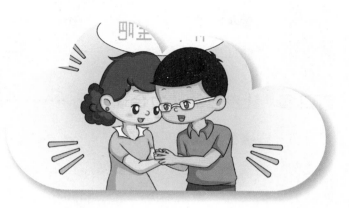

## 第一篇　孕前准备

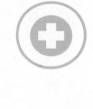

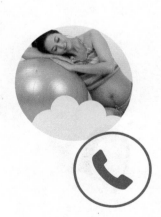

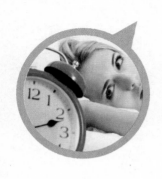

# 第二篇　怀孕了

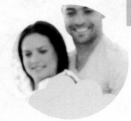

4

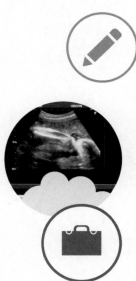

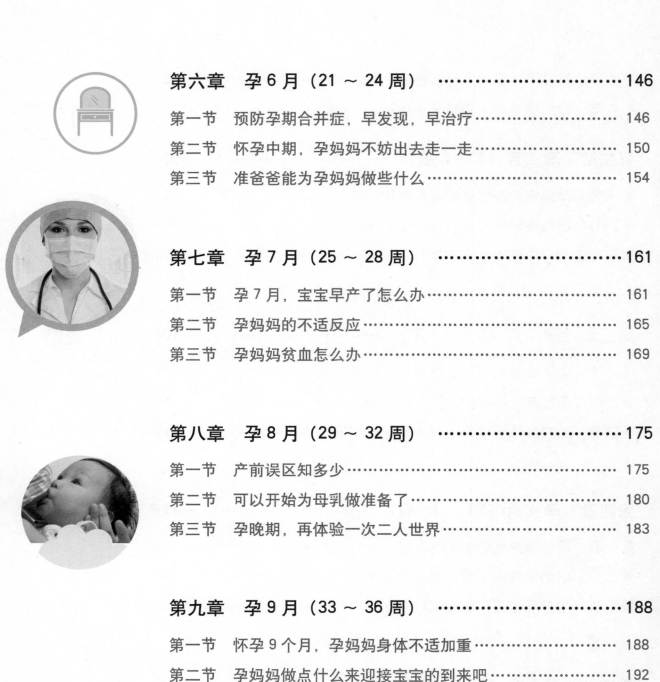

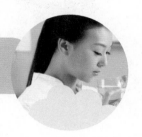

# 第三篇 "月子"你做对了吗

7

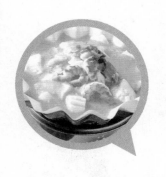

**附录**

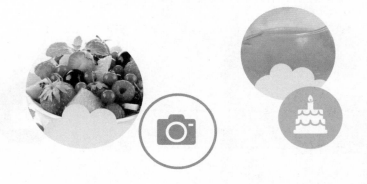

# 第一篇　孕前准备

科学研究证实，良好的情感和心态有益身心，使身体达到最佳状态。夫妻在思维、语言、行为、感情等方面都达到高度协调一致的时间受孕，出生的宝宝就更易集中双亲的身体、容貌、智慧等方面的优点。所以孕前的准备工作就显得尤为重要。那么具体备孕夫妻要做哪些准备呢？本篇就带领各位一起进入孕前准备的工作中。

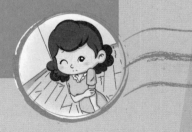

# 第一章 孕前检查你做了吗

怀孕前一定要做全身体检和各项血生化检查。清楚地知道自己的身体状况怎样，是否适宜怀孕，需要注意哪些问题等，可以说，孕前体检能有效地排除危及孕妇健康和胎儿生长发育的"不利因素"，并积极治疗原有的疾病，等于给自己和家庭上了一道保险，因此，千万不要忽略孕前体检。

## 第一节　成人的疾病是从胎宝宝时期开始的

**学习任务>** 备孕爸妈孕期疾病对胎宝宝产生的影响以及预防措施。

**备孕重点>** 孕前需要做的身体检查都有哪些。

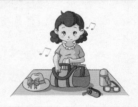

### 快乐孕育+孕前检查全知道

要说成人的一些疾病是在母体中埋下的病根你信吗？武汉大学基础医学院教授汪晖团队提出过这样的观点：

虽然多种代谢性疾病，如脂肪肝、冠心病、高血压等在成年或中老年才呈现明确的疾病状态，但其发生的根源往往可追溯至儿童、婴幼儿甚至胎宝宝时期。

**注意**

备孕妈妈做检查的时间，一般定在计划怀孕前4～6个月，检查项目有体重、血压、心、肺、血常规、尿常规、肝功、白带、心电图、病毒感染、B超、甲功、乙肝五项检查、梅毒、艾滋病、丙肝等。

所以，要想怀上一个健康的宝宝，需要从孕前4、5个月开始准备，做好孕前检查。如果在孕检的时候发现备孕爸妈患有某些疾病，就应该在医生的指导下进行积极治疗，以免增加胎宝宝患病的风险。

关于孕前检查，备孕爸爸和备孕妈妈需要检查的方面也是有区别的。

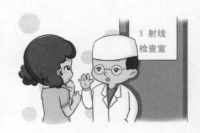

X射线检查室

## 备孕妈妈需要特别注意的几项疾病检查

| | |
|---|---|
| 风疹抗体检查 | 由于风疹是急性呼吸道传染病，容易让人与感冒混淆。若孕早期感染该病毒，会导致婴儿先天性风疹综合征，如先天性胎儿畸形、死胎、早产等。 |
| 肝炎检查 | 孕妈妈患肝炎，易导致流产、早产及产后出血；孕妈妈患乙肝必须定期监测肝功能和乙肝病毒复制水平，一旦发现异常，应据情况及时处理，必要时给予保肝治疗或者作母婴阻断抗病毒治疗，以降低乙肝的母婴传播。 |
| 弓形虫抗体检查 | 若孕妈妈家里有宠物，建议进行此项检查。感染了弓形虫，那弓形虫可通过母体的血液、胎盘、子宫、羊水、阴道等多种途径，使胚胎或胎宝宝感染，由此会引起很多不良结果。 |

## 备孕爸爸的检查包括

| | |
|---|---|
| 血常规检查 | 可了解病毒感染、急性感染、败血症、营养不良、贫血等。 |
| 尿常规检查 | 可了解泌尿系统是否有感染、是否有尿糖、酮体、隐血等。 |
| 肝功能检查 | 谷丙转氨酶（ALT）可初步了解肝功能是否受损，是否有黄疸、急（慢）性肝炎等肝脏疾病的初期症状。乙肝表面抗原（HbsAg）是否感染乙肝病毒。 |
| 肾功能检查 | 尿素氮（BUN）、肌酐（CR）可了解肾脏是否有受损、是否有急慢性肾炎等疾病。 |
| 男性科检查 | 包括泌尿生殖系统检查,生殖器官、阴茎、附睾、睾丸、前列腺、精索及精索静脉、疾病，检查备孕爸爸精液的受孕能力。 |

### 问诊

去做孕前检查时，医生会问一些问题；包括：有无家族遗传性疾病；近期有无就医、吃药；有没有吃避孕药；有没有流产经历等。

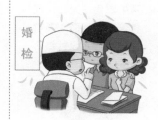

婚检

3

### 注意

备孕爸爸在日常生活中可吃下列食物将有助于提高精子质量：首先是鳝鱼、泥鳅、鱿鱼、带鱼、鳗鱼、海参、墨鱼等，其次有山药、银杏、冻豆腐、豆腐皮等。这些食物中含有精子蛋白的主要成分，有促进精子质量，提高精子运动能力的作用。

**弓形虫：** 弓形虫属于形体最小、结构简单的一类叫做原虫的寄生虫，一般寄生在猫、狗等宠物身上，如果家中喂养了宠物，或者是有吃半熟肉类食物习惯的人较容易感染弓形虫。

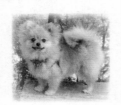

**风疹：** 风疹是由风疹病毒引起的一种常见的急性呼吸道传染病，以低热、全身皮疹为特征，常伴有耳后、枕部淋巴结肿大。一旦感染，特别是妊娠头三个月感染，会引起流产和胎宝宝畸形。

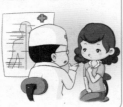

# 拓展延伸 + 备孕期的生活

要想生出健康的宝宝，除了一些常规的孕前身体检查、疾病检查，还需要从平时的生活和工作中着手。备孕爸爸妈妈身体和心理处于完美的状态下孕育的宝宝一定是一个健康、聪明的宝宝。

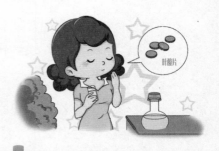

## 1 服用叶酸

有研究发现，在怀孕3个月前开始每天服用400微克的叶酸，可降低70%的新生儿神经管缺陷（NTDs）发生概率。因此，正在备孕的爸爸妈妈们应在怀孕前就开始根据医生的建议服用叶酸。还有调查发现，如果妈妈们在怀孕初期就开始补充叶酸，可降低将来婴儿出现唇裂的概率。另外，正确地摄取维生素是很重要的，复合维生素（含丰富的维生素与叶酸）和综合矿物质，对预防宝宝的脑部缺陷、神经缺陷也非常重要。

## 2 良好的生活习惯

备孕期的爸爸妈妈要在孕前半年就要开始注意纠正不良的生活、饮食习惯。饮食尽可能多样化，多吃优质蛋白食物多吃蔬菜水果，慎食辛辣刺激的食物，不要喝酒、喝咖啡，并且吸烟的男士要在备孕前戒烟，也要让备孕妈妈避免吸二手烟。

## 3 平和的心态

夫妻双方要保持良好平和的心态。许多夫妻在备孕时因为害怕不能正常受孕使心理压力增大，导致过度焦虑，以至使孕育宝宝成了大难题。因为焦虑心理会影响体内激素水平，导致内分泌功能紊乱、排卵障碍，反而不利于正常受孕。再加上因为长时间没怀上宝宝，有些妈妈开始怀疑自己得了不孕症，使心情处于极度紧张状态，殊不知精神过度紧张，会诱发心理障碍，形成越想怀孕越难以怀孕的恶性循环。

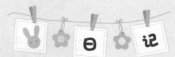

我跟老公结婚一年了，甜蜜的二人世界虽然美好，但是考虑到年龄问题，我们打算今年要个宝宝。我拉着老公一起做了孕前检查，也跟医生咨询了一些问题，医生说我太瘦了，需要增强锻炼，大概要准备3～5个月，然后可以怀孕，原来怀孕还有这样一个漫长的准备过程啊，但是为了拥有一个健康的宝宝，我觉得一切都是值得的。

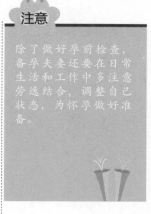

**注意**

除了做好孕前检查，备孕夫妻还要在日常生活和工作中多注意劳逸结合，调整自己状态，为怀孕做好准备。

## ❤ 十分钟干货分享

众所周知，生育的基础是男方提供精子和女方提供卵子。精子和卵子各自携带着父母的遗传物质，通过受精结合到一起，形成一个新生命。那么，无论男方的精子携带潜在疾病还是女方的卵子携带潜在的疾病，都会给胎宝宝带来患病的风险。

孕前检查是备孕妈妈孕前准备中最重要的一项工作，做好这些准备，才能够提高怀孕几率，并为孕育一个健康的宝宝做好充分准备。

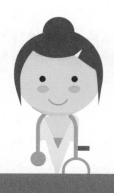

医生私房话

我们都知道夫妻的生理健康对子女的生长发育将意味着什么，这就像盖楼房，根基打好了，就会几十年，几百年岿然不动，任凭风吹日晒，雨打霜蚀；但如果根基本身就脆弱，不稳固，那么这座楼房就会在随后的岁月中千疮百孔，风雨飘摇，甚至轰然倒塌。事实告诉我们，一个人身体素质的好坏，大部分是从父母身上遗传过来的。所以，在打算怀宝宝之前，先确定自己的身体是健康的，才是对宝宝真的负责。

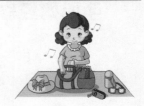

| 学习任务 ❯ | 胎宝宝的疾病与母亲、父亲的关系。 |
| 备孕重点 ❯ | 了解备孕爸妈要怎么做才能避免对胎宝宝产生不良影响。 |

6

**问诊**

孕前检查时，医生一般会了解备孕妈妈的子宫大小，月经是否规律，测量血压，检查心肺等，并指导下一次做检查的时间。

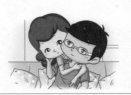

**快乐孕育** + 胎宝宝的疾病

每个父母都希望自己的宝宝是健康、聪慧的。但是也有的宝宝自出生起就带有疾病，这是哪些原因引起的呢？

### 1. 孕期营养不良

如果孕妈妈在孕期营养不良、内分泌失调等，就容易导致胎宝宝器官结构、身体代谢等方面的疾病，在出生之后，更容易出现心血管、代谢、内分泌等方面的疾病。

### 2. 父亲提供的精子不健康

在胎宝宝形成的时候，如果男方提供的精子不健康，也会对胎宝宝产生影响。对于男性来说，烟、酒会使精子质量下降，使精子发生形态和活动度的改变，甚至会杀死精子，从而影响受孕和胚胎发育，增加智力低下和畸形儿等的发生率。

### 3. 母亲提供的卵子不健康

如果是母体本身的卵子不健康，那么胎宝宝的形成也容易受到损害。对于女性来说，卵子质量会随着年龄的增长而下降，女性年龄越大，受精的那一颗卵子健康风险也越大，先天畸形儿发生率也越高。

### 4. 孕期使用药物

孕期使用药物会直接影响体内胎宝宝的生长发育，甚至会造成早产、流产或死胎等现象。所以，在孕期生病吃药一定要谨慎、遵从医嘱。为了预防某些传染性疾病，可在孕前打疫苗，降低对胎宝宝的伤害。

胎宝宝在母体中出现问题，尤其是在敏感、关键的发育期受到损害将会产生长远的影响。为了胎宝宝的健康，准爸爸准妈妈一定要注重孕前检查，做好孕期准备工作。

## 拓展延伸 + 宝宝长大后的疾病类型

在母体中受到损伤的胎宝宝，长大后易患疾病分为以下几个类型：

母体遗传：孕妈妈患乙型肝炎、风疹等病容易传染胎宝宝，影响胎宝宝健康。

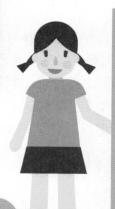

智力发育迟缓：营养对胎宝宝发育和健康十分重要，如果孕妈妈在孕期发生营养不良的状况，会导致胚胎发育不良，而且如果胎儿期营养不良，即使出生后营养得到改善，智力仍然难以恢复。

先天不足：有的孕妈妈吸烟对胎儿影响很大。由于烟草含有大量有毒物质，进入胎内环境后使胎宝宝血液含氧量下降，胎宝宝在宫内容易因为缺氧而出现生长发育迟缓，且影响胎宝宝的智力和内脏的发育，造成新生儿先天不足。

畸形：孕妇嗜酒对胎宝宝影响最严重的是胎儿酒精中毒综合征，表现为胎宝宝发育不良、面部畸形以及中枢神经系统损伤等永久性伤害。而且在胎宝宝出生后，他们的头部、大脑、心脏、脊柱和其他内部器官都有可能发生畸形。

代代相传的疾病，医学上称之为遗传病。有一些遗传病是伴性遗传病，其遗传规律是：带有致病基因但自己不发病的妈妈，只把疾病传给男孩，而女孩是健康的，但可像妈妈一样带的致病基因。

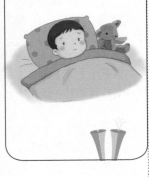

情感发育不完善：孕妇情绪容易不稳定，过度紧张，或惊吓、恐惧，或忧伤、悲愤，或焦虑、怀疑等情绪波动会通过神经系统刺激胎宝宝大脑，通过内分泌系统进入胎内环境，渗透进胎盘。许多心理学家又指出，孕妈妈心理机制制约胎宝宝心理机制，孩子长大后的个性、情感、能力、智力发育不良和孕妇精神失调有关。

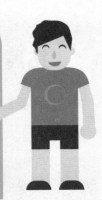

在胎宝宝成长过程中，宫外环境必然对宫内环境产生各种作用，从而使两者关系十分密切，并且对胎宝宝产生深远的影响。

成年人的体质、性格、智力的形成，既有外力的影响，也受自身条件的限制，胎宝宝时期的成长奠定了其成人后健康发展的基础。所以，在备孕期间多学习怀孕知识，不仅是对怀孕后的自己负责，更是对将来自己的宝宝负责。

## 孕妈妈经验分享

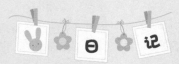

30岁之前我总喜欢无拘无束自由自在，一晃36岁了，医生说，年龄越大，妊娠风险就越大。后来就按照医生的指导，先调理身体，运动、饮食、工作都做出合理安排，然后和丈夫一起备孕了将近半年，终于听到了好消息。

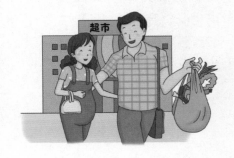

# 十分钟干货分享

## 胎宝宝的疾病形成总的来说可以分为 3 类

一、精子或者卵子不健康，对胎宝宝造成先天性的影响。

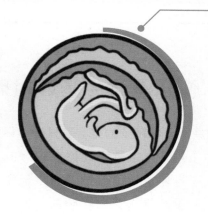

二、怀孕后孕妈妈不注意自我保护，影响了胎宝宝的发育。

三、夫妻双方本身或者直系亲属患有某种遗传疾病，在孕期触发胎宝宝潜在的遗传病基因。

在胎宝宝时期受到的损伤，不仅在婴幼儿时期会有所体现，而且在成年后也会受到影响。例如，孕妈妈在孕期营养不良，母体无法提供充足营养，会导致胎宝宝发育不良，这样宝宝在婴儿时期，甚至是长大成人后也无法改善发育不良的状态。

所以，备孕夫妻在准备怀孕前应及时做好孕前检查，排除遗传因素对胎宝宝的干扰；保持健康的生活习惯；在孕期要保持良好的心态，定期检查。

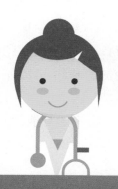

医生私房话

Anan Ryoko － Refrain

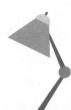

## 预防遗传病的方法主要有 4 种

不与直系血亲或三代以内的旁系血亲结婚。

了解结婚对象的家族史，明确对方是否有遗传病史。

扩大自己挑选结婚对象的范围。

不选择患有严重影响生活和工作的遗传病的人作为结婚对象。

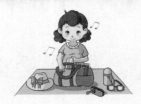

学习任务 ▶ 了解基因对胎宝宝有哪些方面的影响。

备孕重点 ▶ 学习如何利用备孕将基因的作用发挥最大效用。

**注意**

备孕期间，以下几种类型的夫妻需要格外的进行备孕咨询：
1. 以前生育的孩子中患遗传病的备孕夫妻。
2. 以前生过智力低下或先天畸形儿的备孕夫妻。
3. 想怀孕的35岁以上的女性。
4. 经常在不良的环境下工作的备孕夫妻。

# 快乐孕育 + 基因对胎宝宝的影响

怀孕是卵子与精子的结合，只有卵巢里有正常的卵子，睾丸中有活动能力较好的正常精子，才有可能达到最佳结合。但是也有很多的宝宝并没有继承父母优秀的基因，这是为什么呢？

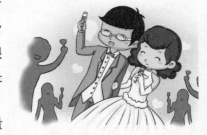

其实，一个质量高的受精卵，需要高质量的精子和卵子的参与，这样的结合才能保证胎宝宝所继承的基因是健康的、优质的，这就是基因的遗传作用。那么，基因对胎宝宝的影响有哪些方面呢？

### 智力有一定的遗传性

同时受到环境、营养、教育等后天因素的影响。据德国科学家对1万名儿童的智力进行调查评估，遗传对智力的影响约占70%，由此可见，遗传提供了智力的基本物质，后天的环境及教育培养则会影响以后发展，因此，必须在优生优育上下工夫，使宝宝的智能潜力得到充分发挥。

### 性格影响

遗传咨询

备孕夫妻在怀孕前的情感状态会直接影响到下一代。因为快乐、抑郁以及其他心理状态引发的激素和化学物质的分泌能够影响精子和卵子，从而在怀孕期间造成胚胎发育的改变，这就如同大脑分泌的化学物质（如内啡肽）会对精子和卵子产生重大影响，并改变这些细胞中活跃的基因形态一样的道理。

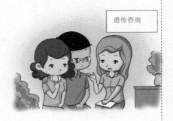

**体重的影响**

单纯性肥胖具有遗传倾向，遗传因素对肥胖形成的作用约占 40%～80%。父母体重正常者，其子女肥胖的几率约10%；而父母中1人为肥胖者，子女中有40%的人较胖；父母均肥胖者，其子女肥胖几率增至70%～80%。

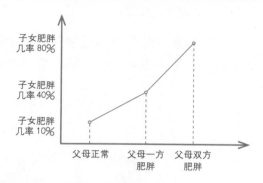

在人类的遗传中，很多遗传性状难以改变，比如，男女双方都是黑皮肤，其子女肯定不是白皮肤；男女双方的身材都胖，其子女肥胖的概率在50%以上；男女双方均为高度近视（近视在600度以上），其子女一般为近视眼；男女双方有一方为双眼皮，其子女通常为双眼皮。

 **拓展延伸** + 选择好受孕时间

精子和卵子各自携带着父母的遗传物质，通过受精结合到一起，形成一个新生命，这是一个既微妙又复杂的生理过程，受许多因素和条件的影响和制约，并且充满着偶然性。最后无数个偶然形成一个必然。因此，选择合适的受孕时间对胎宝宝是有一定影响的，不容忽视。

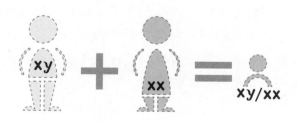

**孕典**

伴性遗传：是指在遗传过程中的子代部分性状由性染色体上的基因控制，这种由性染色体上的基因所控制的遗传方式就称为伴性遗传。许多生物都有伴性遗传现象。在人类，了解最清楚的是红绿色盲和血友病的伴性遗传。它们的遗传方式与果蝇的白眼的伴 x 显性遗传（如：抗维生素 D 佝偻病，钟摆型眼球震颤等），X 染色体隐性遗传（如：红绿色盲和血友病）和 Y 染色体遗传（如：鸭蹼病，外耳道多毛 ）相似。

**注意**

想要孕育健康的宝宝，备孕爸爸的检查十分必要。孕前检查除了要排除有遗传病家族史，还要排除传染病、性病，特别是梅毒、艾滋病等，虽然这些病的病原体对精子的影响现在还不明确，但是这些病原体可能通过备孕爸爸传给备孕妈妈，再传给肚子里的胎宝宝，使宝宝出现先天性缺陷。

每个女性都有自己的排卵周期，大部分女性是 28 天 1 个周期。女性的排卵日期一般在末次月经的第 14 ～ 16 天，卵子在输卵管内能生存 1 ～ 2 天以等待受精，男性的精子在女性的生殖道内可维持 2 ～ 3 天的受精能力，故在卵子排出的前后几天进行性生活容易受孕。

在排卵期前，男女双方应尽量降低性生活的频率，以便让男方调理身体，产生充足的高质量精子。否则，就会因为精气不足产生数量较少、质量不佳、活力不足的精子。女方也是如此，不可在排卵期前进行次数较多的性交，应调理身体，增强卵子的活力。否则，就会因为阴气耗损、阴血不足影响受孕。一般情况下，在排卵期前一周每两天进行一次性生活较易受孕。

在夫妻双方身体素质、智力水平、心理状态都达到高潮时受孕的宝宝一定是健康、聪慧的。但是也不要在有了怀孕计划后，总抱着为了怀孕的念头去过夫妻性生活，放下所有的负担，双方的轻松心态，会让怀孕的概率大大提高。

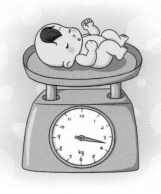

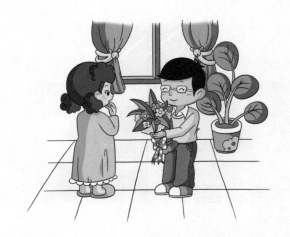

## 孕妈妈经验分享

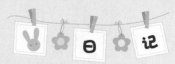

我常问自己，有没有一种爱可以心连着心？后来怀孕了，才深刻地感受到了造物主给女人的特别礼物。妈妈跳动着宝宝的跳动，宝宝呼吸着妈妈的呼吸。变了，一切都变了，肚子大了，皮肤长斑了，各种从未有过的反应也出现了。于是我就时常问自己的妈妈和医生，这正常吗？那正常吗？就这样把疑问与不适放在嘴上而不放在心上，漫长的孕期很顺利地度过了。

# 十分钟干货分享

基因对胎儿的影响是多方面的。智力、性格、体重等，甚至一些疾病也是由父母或者是家族性基因带来的。

基因对人的影响虽然是不可抗的，但是在父母基因的基础上，备孕期做好准备，也会让宝宝更加优秀。

备孕期做好身体上的调整是基础，在调理好身体后，把握受孕时机，利用人体生物节律生出一个健康聪明的宝宝。

最好让排卵期时的曲线与另一半的精神状态最佳时机相结合，智力钟和体力钟都基本同步，配合情绪钟，当然三项都在高峰最理想。这时候受孕生下来的宝宝能遗传到父母最优秀的基因。

### 孕典

人体生物节律：有研究表明，人的情绪、智力和体力在每个月都有高潮和低潮。在高潮期，人表现得机智、幽默、体力充沛、思维敏捷。这种现象就是人体生物节律。

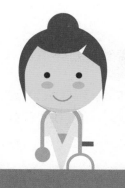

医生私房话

备孕妈妈要和备孕爸爸一起寻找二人生物节律同步的时间。只要备孕妈妈和备孕爸爸的智力生物钟同步运行在高潮期，此时受孕的宝宝将来就会遗传到优秀智力。但是想让宝宝健康聪明，备孕爸爸还要考虑到体力同步处于高潮期，此时受孕的宝宝身体会更强壮。最好不要在夫妻双方或其中一方劳累时进行性生活。

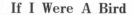
**If I Were A Bird**

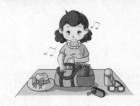

学习任务 ❯ 学习如何培养宝宝聪明的大脑。

备孕重点 ❯ 了解培养宝宝聪明大脑需要补充哪些营养。

## 快乐孕育 + 胎宝宝的大脑发育

　　每个人都希望能拥有一个智力超群的宝宝，但是可以确信的是，如果他们在母体时期得到精心的照料，智力也会达到较高水平。

　　研究表明，怀孕时期孕妈妈把自己照顾的越好，宝宝的大脑就有可能发展的越好。

　　孕期的最初三个月是胎宝宝大脑发育的关键时期。

　　怀孕第四周的时候，由受精卵发育而成的内囊胚开始变为胚胎，出现三个不同的胚层，将发育成不同的器官、肌肉、皮肤、骨骼等；

　　第十周是胎宝宝发育的重要阶段，大脑正在迅速发育，每分钟约有 25 万个神经细胞形成；

　　到二十二周时胎宝宝的脑神经才基本发育完善，胎宝宝也有了感觉和意识。

**注意**

在摄取维生素时，要注意：动物肝脏含大量维生素，但多食用会不利于健康。要多吃新鲜蔬菜和水果，水果尽量避免含糖量高的。

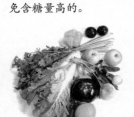

14

由于胎宝宝的脑细胞具有"一次性完成的"的增殖特点，这就需要孕妈妈在这一时期特别注意营养的摄入。如果孕妈妈在这一阶段营养不良，胎宝宝的脑细胞分裂增殖可能就会减少，同时脑细胞的体积增大和髓鞘形成均受到影响，不利于智力发育。

## 那么，关于胎宝宝的营养供给，备孕妈妈了解多少呢？

| | |
|---|---|
| 1. 饮食习惯 | 要知道，孕妈妈的生活习惯对胎宝宝的大脑影响比其他任何器官都大，尤其是饮食习惯。到了怀孕3个月，胎宝宝的大脑发育要用掉约70%的胎盘提供的食物能量，如果孕妈妈此时再补充营养，不足以稳定的供给胎宝宝。 |
| 2. 营养需求 | 根据动物实验的结果，那些饮食中缺乏大脑所需营养的动物妈妈更有可能会生出大脑较小的后代。所以，备孕期就应该补充胎宝宝大脑所需营养元素。 |
| 3. 营养吸收特点 | 胎宝宝的大脑将会最先得到营养，即使是孕妈妈的营养不足。儿科医生发现，即使有些出生时体重较轻的宝宝，头部与身体的其他部分相比也是较大的，显得比例失衡，就好像是大脑窃取了其他器官的营养成分，尤其是那些正处于发育期的器官。 |

 **拓展延伸**+备孕期的营养

营养的补充并不是一朝一夕就可以达成，需要提前做好准备，在备孕期将应该补充的营养元素及时补充，避免在孕期发生营养不良的状况。

**注意**

近亲结婚或夫妇双方任何一方患有遗传性疾病，会影响胎宝宝智力的正常发育与发展。环境污染，包括水源污染（重金属汞、铅等）、空气污染（汽车尾气、缺氧、吸烟等）、放射污染（X射线、微波等）、噪音污染、水质缺碘等，也会导致胎宝宝智力发育障碍。

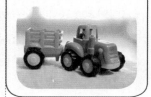

**注意**

胎宝宝越长越大，所需的营养物质也越来越多，因此，怀孕后孕妈妈要逐渐增加营养，均衡饮食，保证胎宝宝的需要，储存分娩期所需的能量。

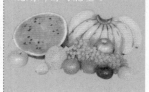

## 胎宝宝大脑发育营养建议

### 1. 蛋白质

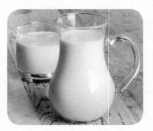

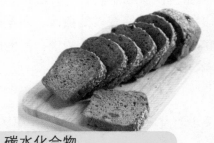

### 2. 碳水化合物

蛋白质是人体所需主要营养物质之一，摄入人体后在肝脏被分解为氨基酸，是胎宝宝组织发育和健康成长的必需成分。因此，备孕期应每天摄入45克蛋白质满足自身需求，在怀孕后，还应每天额外摄入6克，以满足胎宝宝的营养需求。富含蛋白质的食物主要有蛋、鱼、肉、奶和乳制品。

碳水化合物提供人体所需要的能量，供给孕妈妈平时活动及机体的消耗，还供给胎宝宝活动及新陈代谢所需要的能量。碳水化合物多以蔗糖和淀粉的形式存于食物中。根据胎宝宝大脑发育的时间及发育所需营养，淀粉类食物水解缓慢，热量较少，因此，备孕妈妈可以适量食用富含淀粉的食物，如土豆，少食含蔗糖较多的食物。

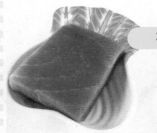

### 3. 脂肪

### 4. 维生素

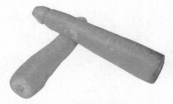

脂肪是构成细胞膜的重要成分，同时对胎宝宝神经系统的发育有很大作用。但是，由于脂肪类食物每克所含的热量比同量的碳水化合物和蛋白质要高一倍，摄入等量的脂肪类食物，体内热量相当于增加一倍。所以，孕妈妈不宜多食脂肪类食物，但一点不吃也不可取。

维生素能提高人体免疫力，增强造血功能，维持神经系统正常机能，对胎宝宝发育很重要，例如，叶酸可防止胎宝宝出现脊柱裂。因此，孕妈妈需要摄取多种维生素（如B族维生素、维生素C）来保护自己和胎宝宝健康。但维生素在体内无法贮存，因此在备孕期开始就应每天都适量摄取。

### 5. 矿物质

矿物质对于孕妈妈和胎宝宝都非常重要，例如，构成血红蛋白的主要成分，缺铁会使血红蛋白合成减少，从而易患贫血。胎宝宝骨质、牙齿的健康发育都离不开钙。锌元素对伤口愈合及消化过程起很大作用。坚果含有较多的矿物质。备孕期应多存储营养物质，为孕期胎宝宝对营养的充分吸收做好准备。人体内各种化学变化都离不开铁元素，铁还是

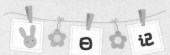

老公是个特别有意思的人，还在备孕期的时候，有一天他说："我今天测了一下自己的智商，嘿嘿，你猜我智商多少？110！我看你也赶紧去测试一下，万一是120呢，哈哈，这样以后咱们的孩子可就是个小天才了！"我当他开玩笑，没理他，结果老公真的去查了好多资料，告诉我备孕期也要多补充营养，这样以后容易生个聪明宝宝，然后就开始每天给我做营养餐，好幸福！

## 十分钟干货分享

要想拥有一个高智商的宝宝，就需要了解宝宝大脑发育的过程。从胎儿时期的发育来看，最初的原生神经组织是在卵子受精后第18天左右形成，通常这个时候，也正是孕妈妈们发现这个喜讯的时候。

在这一阶段，胎宝宝的脑部组织开始慢慢形成，也就是说，"先天遗传"基本确定。从受孕后第19天起，胚胎神经系统快速发展，直到第26天左右从底端开始产生闭合，向下延伸成为脊髓。也就是说，从卵子受精后的4个星期，就是胎宝宝的脑部发育的第一个时期。

在这个脑部发育的时期，孕妈妈要做的唯一一件事就是提供充足的营养元素。因为母体的激素分泌与营养状况都会影响到胎宝宝的成长，孕妈妈不要因自身营养不良而耽误了，胎宝宝大脑发育的关键期。此外，孕妈妈不良的饮食习惯也将影响到胎宝宝的脑部发育，同时，孕妈妈应远离不良习惯，如吸烟、喝酒、药物成瘾等，保证胎宝宝的正常发育。

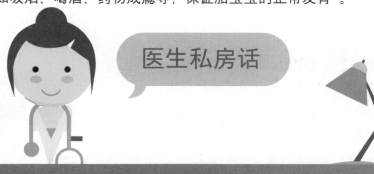

医生私房话

孕妈妈在孕期要补充足够的蛋白质、维生素、矿物质，以保证胎宝宝发育，尤其脑发育。孕期饮食的原则是充分供给所有必需的营养，以保证胎宝宝大脑的发育。另外，每类食物中所含的营养素不同，孕妈妈要均衡饮食，比如蛋白类，大豆含大豆蛋白，牛奶含乳清蛋白等，各类蛋白不同，要互补才能做到营养充分。随着生活水平的提高，孕妈妈要逐渐懂得补充营养，有目的地调整饮食，让宝宝更健康！

# 第二章 饮食那些事儿

人体必需的营养物质主要来源于食物。备孕期合理安排饮食能及时地补充人体所需营养素。但是备孕时期有没有饮食禁忌呢？吃什么对备孕有益，吃什么又不利于怀孕呢？本章将为您详解备孕期饮食那些事儿。

## 第一节 怎么吃：少食多餐让营养更好地吸收

| 学习任务 > | 了解备孕期饮食的规律。 |
| 备孕重点 > | 学习用饮食调节备孕妈妈的身体。 |

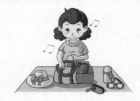

### 快乐孕育 + 选取适当的食材

　　备孕期的饮食也是备孕妈妈们非常关心的一个问题。哪些食物吃了会有利于备孕？哪些不适合在备孕期食用？该怎么样吃才能让营养更好地吸收呢？

**首先，对备孕妈妈来说，这样选取食物会更好：**

| | |
| --- | --- |
| 绿色食品 | 用餐选取较多的新鲜、绿色无污染的瓜果、蔬菜、野菜和野生的食用菌等食物，这样对自己身体的营养起到及时补充的作用。 |
| 多样化饮食 | 五谷杂粮各类食物营养各有不同，包含身体所需的各种营养，用餐时候一定要注意搭配，保持营养均衡。 |
| 增加体内铁钙的存储 | 增加体内铁钙的存储　以便怀孕后对铁和钙的补充及时，可以多食用鱼、豆类牛奶、猪肉鸡蛋，牛肉及绿、黄色蔬菜等食物。 |

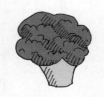

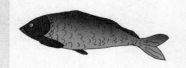

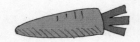

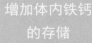

18

从生育角度来讲，有些食物对男性的生育能力有好处，但有的食物却影响男性生育能力的正常发挥，因此，准爸爸对食物要加以选择，不能盲目摄取。

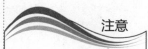
注意

## 水果能提高男性的生育能力

水果不但营养丰富、口感好，而且可以提高男性的生育能力，尤其是西瓜、葡萄、番茄等。因为这些水果中含有大量的番茄红素，而番茄红素可以增加和提高精子数量和质量。

另外，一些蔬菜、水果中的维生素C能激活精子，使精子再度充满活力。比如奇异果、橘子、青花椰菜、芦笋等。

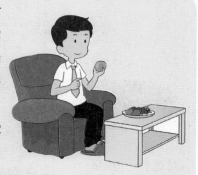

夫妻特别是女方在孕前经常食用高糖食物，可能引起糖代谢紊乱，甚至成为潜在的糖尿病患者；怀孕后则极易出现孕期糖尿病，宝宝的健康也可能受到影响。

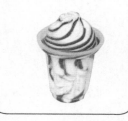

## 海鲜可以增强生育能力

男性精液里，锌起着举足轻重的作用，当体内的锌不足，就会影响精子的数量与品质。食物中海鲜类的蚝、虾、蟹的锌含量最为丰富，比如一颗小小的蚝，所含的锌几乎等于人一天中锌的需求量。虾肉历来被认为既是美味，又是滋补壮阳之佳品，所含蛋白质是鱼、蛋、奶的几倍到几十倍。螃蟹含有丰富的蛋白质、微量元素，对滋补身体很有益处。因此，准爸爸要适当吃些海鲜。

 **拓展延伸** + 备孕期一日饮食

选择好食物之后，怎么吃就是关键了。有的备孕夫妻体重偏重，有的偏瘦，这就需要根据自己的具体情况来调节了，但是不管是要减肥还是要增肥，少食多餐都是一个非常有效的饮食方法。对于偏胖的备孕夫妻，少食多餐可以逐渐减少饮食量，再配合适当的运动量，有助于减肥；对于偏瘦的人来说，一餐的食用量不大，多餐的话能减小食用量的压力，有助于胃肠对营养物质的吸收。

孕典

绿色食品：绿色食品并不是指绿颜色的食品，而是指按特定生产方式生产，并经国家有关的专门机构认定，允许使用绿色食品标志。绿色食品是无污染、无公害、安全、优质、营养型的食品。

## 备孕夫妻一天饮食

**6：00～9：00**

早餐时间到了。早餐是新的一天获取能量的重要来源，含丰富蛋白质的早餐可以奠定一整天的能量来源。最佳选择包括鸡蛋、酸奶、羊奶。

**10：00**

此时若感到饥饿，可以选择一些低糖类的点心——如酸奶充饥。当然，需要减肥的备孕夫妻，此时就需要运动，而不是加餐了。

**12：00～14：00**

午餐是一天中承上启下的一餐，要吃的丰盛均衡，鸡肉、鱼肉是丰富的蛋白质来源，蔬菜水果是必要的维生素补充。适当坚果的摄取对健康有益。

**16：30**

补充能量进食蔬菜色拉或吃一个苹果。

晚餐时间，菜单中需备齐含蛋白质、维生素和少量脂肪的食品。例如肉类搭配芦笋这类有美容功效的蔬菜就是不错的组合。

**17：00～20：00**

这段时间进食最容易发胖，那么，需要增肥的备孕夫妻可以选择一些容易消化的宵夜，而需要减肥的备孕夫妻，尽量避免这段时间进食任何食物。

**21：00～次日6：00**

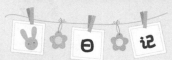

**孕妈妈经验分享**

我怀孕后体重控制得很好，妊娠反应很轻，连妊娠纹都没有。我主要是在备孕前就保持了一些习惯，如先喝水，后喝汤（但很少喝浓汤），再吃青菜、米饭和肉类（肥肉除外）。并且我三餐按时吃，煎炸食物不吃，睡前3小时我会刷牙，刷完牙就不吃任何东西，这样我的体重就控制得很好。

## 十分钟干货分享

从决定要宝宝的那一刻起，备孕爸妈就要开始规划自己的饮食。只有营养均衡，才能提供高质量的精子和卵子，并给胎宝宝一个更好的孕育环境，让胎宝宝健康发育。

很多女性有节食、偏食或挑食的不良饮食习惯，这样很容易让身体缺乏某些营养素，使卵子的活力大打折扣或月经量少，影响受孕。很多女性在食用过多快餐后出现过度肥胖，也需要利用饮食来减肥，达到正常的健康标准。那么，少食多餐是一个非常适合备孕女性的饮食方式。

此外，营养失衡会导致某种人体所需的营养素缺乏或过多，因此备孕妈妈在孕前必须注意均衡饮食，避免胎宝宝发育所需的营养素短缺或过多而影响身体健康。

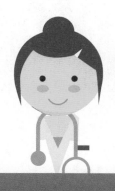

医生私房话

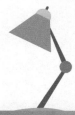

备孕夫妻除了在饮食上多加注意之外，不要忘记补充叶酸。备孕爸爸缺乏叶酸，会降低精液的浓度，削弱精子活力，有时还会造成精子中染色体分离异常，这不仅容易引发孕妈妈流产，还会导致出生后的宝宝患上疾病。此外，通过补充叶酸，男性精子染色体异常的比例就会降低，对胎宝宝的不利因素也会减少。

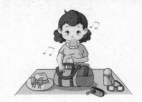

## 快乐孕育 + 营养补充剂

　　备孕期的饮食最重要的还是营养均衡。在饮食上既能补充所需营养，又能为备孕做好准备，下面为各位备孕妈妈提供五大食物种类，每一类食物都要保证供给。

| | |
|---|---|
| 1. 谷类。包括米、面、杂粮。主要提供碳水化合物、蛋白质、膳食纤维及B族维生素。孕前每天要吃 250～400 克。 | |
| 2. 蔬菜和水果。主要提供膳食纤维、矿物质、维生素和胡萝卜素。孕前每天应吃蔬菜 300～500 克，水果 200～400 克。 | |
| 3. 鱼、虾、肉、蛋（肉类包括畜肉、禽肉及内脏）类。主要提供优质蛋白质、脂肪、矿物质、维生素A和B族维生素。孕前每天畜禽肉类 50～75 克，鱼虾类 50～100 克。 | |
| 4. 奶类和豆类食物。含丰富的优质蛋白质和维生素，且钙量丰富，利用率较高。豆类含丰富的优质蛋白质、不饱和脂肪酸、钙、维生素 $B_1$ 及维生素 $B_2$ 等。孕前每天应饮鲜奶 200～300 克，吃豆类及豆制品 30～50 克。 | |
| 5. 油脂类，包括植物油、动物油等。主要提供能量、维生素E和必需脂肪酸。孕前每天吃 25～30 克。 | |

22

除了备孕妈妈在饮食上要格外注意之外，备孕爸爸的饮食健康也不容忽视。

1. 优质蛋白质。蛋白质是生成精子的重要原材料，合理补充富含优质蛋白质的食物，有益于协调男性内分泌机能以及提高精子的数量及质量。

2. 矿物质。锌、硒等元素参与了男性睾酮的合成和运载的活动，同时帮助提高精子的活动能力以及受精等生殖生理活动。

3. 维生素。富含维生素的食物可提高精子的质量。如维生素 A 和维生素 E 有减缓性功能衰退的作用，还对精子的生成，提高精子的活性具有良好效果。

4. 脂肪和胆固醇。性激素主要是由脂肪中的胆固醇转化而来，胆固醇是合成性激素的重要原料，脂肪中还含有精子生成所必需的脂肪酸。

 **拓展延伸+** 不同体质备孕妈妈饮食不同

不同体质的备孕妈妈在饮食上需要注意的事项不同，比如肝脏功能不好的备孕妈妈就需要禁食辛辣油腻的食物，脾胃不和的人要多食温和易消化的食物等。

针对不同体质的备孕妈妈准备了以下食谱，各位备孕妈妈在了解自己的身体情况后，按需食用。

 肝郁体质

中医认为，当出现胸肋部、小腹胀痛或窜痛，月经不调，痛经或闭经，乳房胀痛，心烦胸闷，不时叹气，可认为是肝郁，在饮食上特别要忌食油腻及不易消化的食物。食谱有：

**解郁茶**

取茉莉花 5 克、白糖 10 克。将茉莉花、白糖入杯，用沸水冲泡 15 ～ 30 分钟即可。

对于胸闷心烦有很好的疗效。

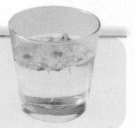

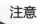

**注意**

即将为人父母的时候，备孕爸妈将更多的心思放在将来的孩子上，想给孩子一个强健的身体，这也是父母送给孩子的终身受用不尽的最好礼物。所以在备孕期的时候，格外注意自身的健康状况是正确的。

**孕典**

叶酸：叶酸 (folic acid) 也叫维生素 B$_9$，是一种水溶性维生素。叶酸有促进骨髓中幼细胞成熟的作用，人类如果缺乏叶酸可引起巨红细胞性贫血以及白细胞减少症，对孕妈妈尤其重要。在准备怀孕前。备孕夫妻就应每天服用 400μg 的叶酸。美国研究人员调查发现，女性如果在怀孕初期就开始补充叶酸，可降低将来婴儿出现唇裂的几率。

23

## 气虚体质

中医认为，当身体出现疲倦、乏力、头晕目眩、脸色发白、懒言少语、易出汗，而且劳累时症状加重，就可认为是气虚，在饮食上要吃一些补中益气的食品，比如羊肉、红枣、桂圆等，食谱有：

### 安神汤

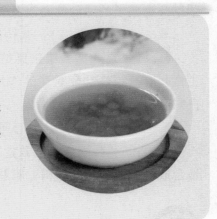

取莲子150克、枸杞子25克、白糖适量。将莲子用开水泡软后剥去外皮，去莲心，再用热水洗两遍；枸杞子用冷水淘洗干净备用；锅里加适量清水，先放莲子、白糖煮沸10分钟后，放入枸杞子再煮10分钟，即可食用。

补中益气，补肾固精，养心安神。对腰酸、眩晕、耳鸣有很好的疗效。

## 血虚体质

中医认为，当出现头晕目眩，面色苍白或枯黄，嘴唇、指甲缺少血色，舌淡苔白，心悸失眠，手足麻木，月经量少或出现闭经时，就可认为是血虚体质，在饮食上忌食辛辣刺激。食谱有：

### 补血煲

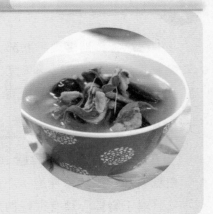

取鸡肉100克、乌贼30克、当归30克、精盐、味精各适量。把鸡肉洗净切丁；乌贼骨打碎用纱布包好，当归切片。将3种食材装入陶罐内加清水500毫升，精盐、味精各适量，上笼蒸熟，每日1次。

对月经不调，血虚型体质有很好的疗效。

## 阳虚体质

中医认为，当出现形体偏胖，面色灰暗，经常感到身体疲惫，手脚发凉，懒言少语，口中乏味，不喜喝水或喜热饮，大便稀薄，小便多或小便不利，浮肿，同时精神状态不好时，就可认为是阳虚。饮食上应注意少吃寒凉、生冷之品。食谱有：

### 温补汤

取鹌鹑2只、艾叶30克、菟丝子15克、川芎15克。先将三味中药加清水1 200克煎至400克，去渣取汁；然后将药汁与鹌鹑一同隔水炖熟即可食用。

对阳虚、宫寒者有效。

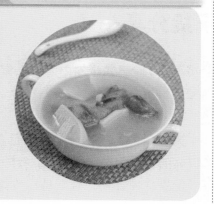

## 阴虚体质

中医认为，当出现形体偏瘦，大便偏干，面色偏红，特别是午后口干，咽喉干，舌干且红，尤其喜欢喝清凉饮料，夜里睡觉不踏实，梦多，心烦意乱者，就可认为是阴虚。要多吃黑木耳，藕汁等清热、凉血止血之品。食谱有：

### 滋养粥

取大米60克、海参15克、葱花、姜末、盐各适量。先将海参用温水泡发、洗净切成小块；大米洗净后与海参、葱花、姜末一同放入锅中，加水、盐熬成粥即可。

有滋阴养血之功效。

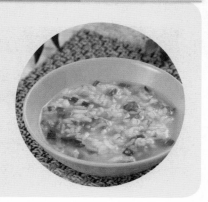

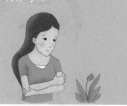

**注意**

在中医的理论中，肾为先天之本，肾主生殖，如果肾脏的功能被破坏，会影响到受孕。脾为后天之本，后天气血不足，无法养胎，而肝藏血，女人以血为本，以肝为先天，肝血不足，或气血流通不畅也会影响怀孕。

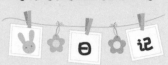

听说吃鸡蛋好，老公就给我买了好多鸡蛋，可医生说不可多吃啊！老公想了个办法，买鹌鹑蛋给我吃，为了胎宝宝安全，我去咨询了医生，医生说鹌鹑蛋含胆固醇过高，最好别吃。时间长了我也吃腻了，想吃皮蛋，可医生又说皮蛋含铅量太高，不要吃。听医生的，现在宝宝很健康。

## 十分钟干货分享

备孕期的饮食是非常重要的，主要是因为无论是健康、营养、精力等都是以食物为基础的。那么，备孕期的饮食要注意哪些方面呢？

| | |
|---|---|
| 调整饮食结构 | 牛肉、鱼肉、动物肝脏、绿色蔬菜、新鲜水果、乳制品、谷类、海产品等含有较高的优质蛋白、钙、铁、叶酸及微量元素食物。但吃的时候要搭配着吃，不可只偏重几种食物，否则易导致营养不均衡。 |
| 服用叶酸 | 一般胎宝宝神经管缺陷主要发生在末次月经后第 42 ～ 47 天，此期间如果叶酸摄入不足，将会影响胎宝宝神经管的发育。因此，最好能在怀孕前 3 个月补充叶酸，每日补充 0.4 毫克。 |
| 补气血的食谱 | 气、血、阴、阳为女性的立身之本，任何一方的虚损都会给母婴带来危害。因此，决定怀孕之前，备孕妈妈应该结合自身情况，进行孕前饮食调养。 |

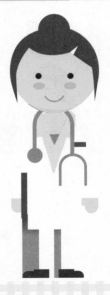

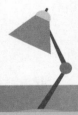

## 医生私房话

在备孕期间，应加强营养物质的摄入，尤其是蛋白质、维生素、矿物质。体质、营养状况一般的女性怀孕前 3 个月至半年，就要开始注意饮食调理。加强营养，但不是越多越好，营养过剩会导致体重增加，不利于受孕和分娩。而且据研究，营养过多易引发慢性疾病。所以，备孕妈妈应合理安排自己的饮食。

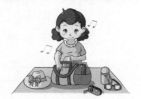

## 快乐孕育 + 备孕期的禁忌食品

孕期是难熬的，备孕时期同样如此。民以食为天，在备孕注意事项中，关于食物的注意事项也有很多，但是很多备孕妈妈了解的并不透彻。下面为各位备孕妈妈罗列一些备孕期的禁忌食物，希望备孕妈妈能顺利怀上健康宝宝。

**油条：** 油条在制作时须加入一定量的明矾，而明矾是一种含铝的无机物。食用过多的铝容易导致胎宝宝大脑发育障碍。

**咖啡：** 咖啡有提神醒脑，减轻疲劳的功效，但是，长期饮用咖啡会使人失眠，心跳节律加快，血压升高，并易患冠心病。

**糖精：** 备孕期长时间饮用含糖精的饮料，或是每天在牛奶等食物中加入糖精调味，会对胃肠道黏膜有刺激作用，易出现营养吸收功能障碍等。

**浓茶：** 茶叶中含有 2%～5% 的咖啡因，备孕期饮茶过浓、过多，易影响胎宝宝的生长发育，还会造成婴儿指及趾畸形、腭裂和其他畸形的可能。

**酒：** 科学家们研究和调查发现，酒是一种危险的致畸因子。酒精可通过胎盘屏障，使胎宝宝体内的浓度和母体一样高。这对宝宝生长发育极其不利。

### 孕典

明矾：明矾有抗菌、收敛作用等，可用做中药。中医认为明矾具有解毒杀虫，燥湿止痒，止血止泻，清热消痰的功效。但是在备孕期的时候最好不要食用，明矾里面含有金属铝，长期食用会对身体造成危害，尤其是怀孕后，铝会通过胎盘，侵入胎宝宝的大脑，增加痴呆儿的发病率。

27

可乐：一瓶 340 克的可乐含咖啡因 50～80 毫克。咖啡因可导致中枢神经系统兴奋，使呼吸加快、心动过速、失眠、眼花、耳鸣等不利于备孕妈妈的健康。

盐：进食盐分太多会加重水的潴留，这对备孕妈妈的心、肾功能不利，也不利于胎宝宝的生长发育。怀孕后每天限用食盐不要超过 6 克，这样有利于防止妊娠高血压疾病的发生。

## 拓展延伸 + 可以排毒的食品

在备孕期，除了忌吃一些食物来保持健康，还可以利用食物排除身体"毒素"。

当备孕爸妈的身体出现这几种信号时，就应该提醒自己重视排毒了：便秘、黄褐斑、肥胖、痤疮、口臭、皮肤瘙痒、湿疹、十二指肠溃疡、肠易激惹综合征。在进行排毒时，除了可以选择通过饮食排毒外，还可以通过运动，这种方式不仅健康，还适用于每一个人。

### 排毒食物有哪些？

1. 绿豆：绿豆具有清热解毒、除湿利尿、消暑解渴的功效，有利于排毒。

2. 薏苡仁：薏苡仁可以增进体内血液循环、水分代谢，发挥健脾去湿、利尿消肿的效果，有助于排毒。

3. 韭菜：其中含有的粗纤维可促使消化道中的毒物排出。

4. 山药：性味甘平，具有健脾益肾，滋阴养血，敛汗，止泻之效，有助于强健机体。

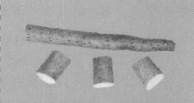

5. 红豆：红豆有清心养神、健脾益肾，利水消肿的效果，适用于脾胃两虚，湿重之人。

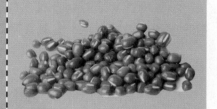

6. 金银花：性甘寒气芳香，芳香透达又可祛邪。金银花既能宣散风热，还善清解血毒，适用于各种热性病，如身热、发疹、发斑、热毒疮痈、咽喉肿痛等症，效果显著。

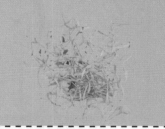

**孕妈妈经验分享**

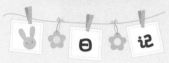

我做饭喜欢多放点佐料，小茴香、八角、花椒、胡椒、桂皮、五香粉等，怀孕后也没特别注意，可后来便秘很严重，医生说孕妈妈饮食应清淡，炒菜时少放或不放佐料。因为这些佐料能消耗很多肠道的水分，减少胃肠分泌，从而使肠道干燥，引起便秘。

# 十分钟干货分享

备孕期加强营养，保证营养均衡，但也有很多的食物是不利于备孕夫妻食用的，所以，了解哪些食物能吃，哪些食物不能吃，怎么吃，都很重要。

蔬菜、瓜果等的表皮农药残留较多，会降低精子的存活率，因而备孕爸爸在吃有皮水果时，一定要先削皮。清洗蔬菜时，要先将其浸泡一段时间，多洗几次再下锅。同时，备孕爸爸应注意合理搭配饮食，均衡营养，杜绝偏食。

水产品、狗肉、荔枝、枸杞子、牡蛎、驴肉、蜂蜜、鸡蛋，这些食物可提高精子质量。

备孕妈妈要多补充高蛋白质、高热量的食物，少食多餐、餐后适度运动，以促进肠胃蠕动，增加食物的消化，提高食物的吸收利用率。

而生冷、辛辣等刺激性食物对消化道黏膜具有较强的刺激作用，容易引起腹泻或消化道溃疡，不适宜备孕妈妈食用。尤其是消化不良的备孕妈妈，更应该注意。

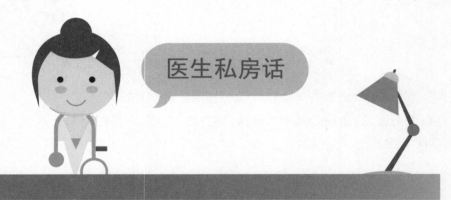

医生私房话

消化不良型的备孕妈妈，因为体内热量过高或体力不足，连带胃肠作用也弱，所以要将少量营养价值高的食物做得容易消化吸收。另外，可以多选择易消化的面食类食物，避免选择影响消化的食物。

John Williams － Theme From Schindler's List

# 第三章　肥胖者影响怀孕吗

多休息并不意味着待在那儿不动，适当的运动和锻炼是很有必要的。但运动也要有目的地进行，多做有氧运动，少做剧烈活动。一般来说，运动健身至少要在怀孕前 3 个月开始，健身运动包括跑步、散步、游泳、骑自行车等。

## 第一节　体重会影响怀孕吗

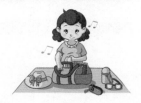

| 学习任务 〉 | 了解体重对怀孕的影响。 |
|---|---|
| 备孕重点 〉 | 过胖或过瘦应该如何补救。 |

 **快乐孕育** + **体重对怀孕的影响**

　　为什么孕前控制体重很重要？因为过胖或者过瘦都会影响人体的内分泌功能，不利于受孕，甚至还会增加婴儿出生后患上呼吸道疾病的几率。此外，过胖或者过瘦对准妈妈产后的恢复也不利，会增加患上妊娠高血压疾病、妊娠糖尿病的风险。

**太瘦的备孕妈妈：**

　　脂肪不够正常数量时，就会出现内分泌紊乱，雌激素水平低下，不容易受孕；

　　太瘦的女性卵巢难以分泌出正常水平的雌激素，而引发月经周期性紊乱甚至于闭经。

　　有数据表明有 6% 的不孕症患者是因为体重过轻。此外，过于骨感的女性容易营养不良，子宫内膜就像一片贫瘠的土壤，受精卵很难着床。

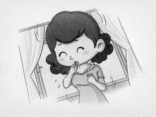

> **孕典**
>
> BMI：身体质量指数（BMI, Body Mass Index）是国际上常用的衡量人体肥胖程度和是否健康的重要标准。肥胖程度的判断不能采用体重的绝对值，它与身高有关。因此，BMI 通过人体体重和身高两个数值获得相对客观的参数，并用这个参数所处范围衡量身体质量。

31

**太胖的备孕妈妈：**

太胖的妈妈怀孕后主要并发症是妊娠高血压疾病，其患病率为50%；

另一个主要并发症是妊娠期糖尿病，肥胖准妈妈此病的患病率比一般准妈妈增加 4 倍；

肥胖的女性怀孕发生流产、难产和死胎的可能性大大增加，其新生儿的死亡率也明显高于正常体重的女性生出的新生儿。

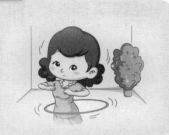

那么，如何判定备孕妈妈的体重是正常的呢？

**女性孕前测量标准体重有 2 种方法：**

● 方法一：用体重指数（BMI）来衡量理想体重

BMI= 体重（单位为 Kg）／ 身高（单位为 M）的平方

例如一名体重为 52 公斤，身高是 1.62 米的妇女，她的 BMI=52／（1.62*1.62）≈ 19.8。BMI 在 18 到 25 之间的是正常体重，如果你的 BMI 低于 18 就应该在计划孕时增加体重，如果你的 BMI 高于 25 就应该在计划怀孕时适当减肥。

凡是超过标准体重 10% 者为偏重，超过标准体重 20% 以上者为肥胖，低于 10% 者为偏瘦，低于 20% 者为消瘦。超胖者要减肥，而超瘦者需要增加体重。

● 方法二：临床制定的标准体重

在临床围产保健中，体重低于 45 公斤或者高于 70 公斤都属于高危准妈妈，会增加怀孕期和分娩时的危险。所以，即便按上述公式计算不超标准者，如果不在这个临床标准当中，也要加强保健。

**拓展延伸 + 减去多余脂肪**

那么太胖的备孕妈妈如何减肥呢？最应该注意的是在医生的指导下，通过调节饮食来减肥。

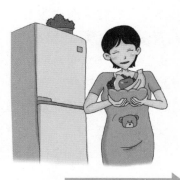

**控制饮食**

1. 要控制进食量主要控制糖类食物和脂肪含量高的食物，动物性食物中可选择含脂肪相对较低的鸡、鱼、虾，适当增加一些豆类、奶类，保证蛋白质的供给，并能控制脂肪量。

**饮食规律**

2. 一日三餐是预防体重增加的一条铁定的规则，喜欢吃零食的人很容易导致总热量摄入超平衡。所以对零食要有所节制。

**多吃蔬菜**

3. 不要多喝碳酸饮料和果汁，可多吃一些蔬菜水果，既缓解饥饿感，又可增加维生素和有机物的摄入。

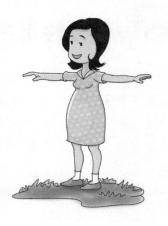

**体育运动**

4. 减肥的主要措施是在控制饮食的同时增加体育活动，力争把体重降至比标准体重稍重一些的水平（即超标重量在10%以内），在减肥的同时辅以调经和促排卵治疗。

太瘦的备孕妈妈要如何增肥？消瘦的备孕妈妈怀孕前准备要开始增肥才能容易怀上宝宝。想增肥的备孕妈妈也必须在饮食上进行调节。

1. 高蛋白质、高热量饮食，是增重的关键。

2. 少量多餐、餐后适时补充帮助消化的酵素，以增加食物的消化吸收利用率。

3. 在睡前也可以适当增加宵夜，但要注意的是尽量在睡前两个小时进食。

4. 合理营养的同时，如果能够进行适宜而有规律的运动，不仅利于调整体重，还可以促进女性体内激素的合理调配，确保受孕时女性体内激素的平衡，受精卵的顺利着床，为怀孕及顺利分娩打下良好的基础。

**孕典**

夜宵：夜宵应避免油脂高的食物。油腻食物会让消化变慢，延缓胃排空时间，有些人因此会在夜里睡不好，甚至影响隔天一早的食欲，让最重要的早餐吃不下，这样不仅不利重的增加，还会影响人的食欲，从而起到相反的作用。

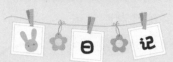

我在结婚前一直减肥，后来想要宝宝的时候医生说我太瘦了，要再胖一点才好受孕。于是我便走上了增肥之路。为了增肥除了一日三餐不落之外，我还经常吃水果，听说吃水果会让以后孩子的皮肤也很细嫩，再搭配夜宵，现在算下来一天是四餐了。老公运动的时候也会拉上我，我的身体素质明显改善了，期待能有一个健康的小宝宝。

## 十分钟干货分享

过瘦或过胖都会影响内分泌的正常功能，导致生殖系统异常，从而不利于怀孕。过胖的备孕妈妈应该少选择含脂肪量相对较高的猪、牛、羊肉，少吃油炸食物、坚果类的食物，这类食物含脂肪量较高。可选择热量比较低的水果作零食，不要选择饼干、糖果、瓜子仁、油炸土豆片等热量比较高的食物作零食。

可应用中医辨证进行调经，或用西医治疗。

增肥的备孕妈妈：可选择重乳酪蛋糕、小西点、小蛋糕等高蛋白、高能量的食物。

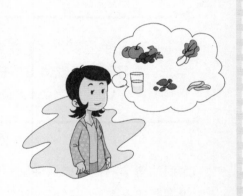

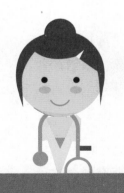

医生私房话

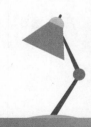

为了您和宝宝的健康，怀孕前把苗条的身材增肥变得丰满一些，您将更有女性和妈妈的韵味。只要您有计划、有步骤地准备，合理营养配合适宜的运动，就一定能用最佳的身体状态去迎接新生命的来临。

# 第二节　运动如何让人受益

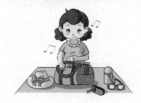

> **学习任务**〉　学习运动对备孕的好处。

> **备孕重点**〉　了解有哪些运动项目适合备孕期的夫妻。

## 快乐孕育 + 运动的益处

　　健身锻炼，应该贯穿一生。人们通过锻炼达到健身的目的，也可以通过锻炼达到重塑体形的目的。同样的，对于正在备孕的夫妻来说，适当的运动能够提高身体素质，为怀孕做好身体准备。那么，锻炼对备孕夫妻到底有哪些帮助呢？

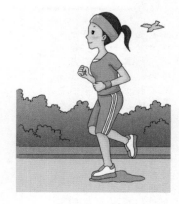

　　有利于机体对不良环境的适应；利于女性的分娩；增加人的性欲以及对性的敏感性。

　　使呼吸强度加大，呼吸频率减慢，使人体能承受更大强度的运动和劳动负荷；使肌肉更加丰满有力，关节更加牢固、灵活，骨骼更加坚硬，韧性更强。

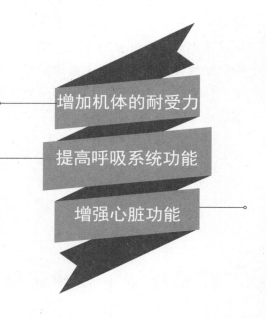

**增加机体的耐受力**

**提高呼吸系统功能**

**增强心脏功能**

　　使心肌更厚实，肌肉纤维更丰满，心脏收缩更有力使血液中的红细胞、白细胞以及血红蛋白的含量增加，提高血管功能，改善微循环；对于备孕期的女性的养分摄取具有一定的提高作用。

在选择锻炼方法时，应注意由于男女生理结构的不同，选择不同的项目。

**注意**

锻炼虽能给机体带来许多好处，但是不当的锻炼也能使机体受到损伤，为了避免伤害，在锻炼过程中循序渐进，持之以恒，坚持全面锻炼。

**对于女性来说**

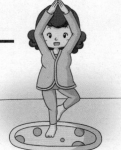

力量小，耐力相对差，但柔韧性及灵活性较强，因此，选择健美操、游泳、慢跑等对体力要求低的运动较适宜。

此类活动对于维持女性的体形有非常好的效果，如健美操把运动与音乐结合起来，使单调、乏味的肢体运动更生动活泼，运动者不易失去兴趣。同时，健美操的运动是全身性的，并有相当的运动强度能消耗体内过多的脂肪。

**对于男性来说**

**注意**

很多女性担心强度大的运动会影响受精卵着床，其实并不是这样的。适当的运动不仅不会影响受精卵着床，反而可以提高卵子的活力。运动锻炼时各类性激素分泌会相应增加，使得卵巢、子宫、乳房等性器官的功能发生变化，提高卵细胞的活力，为受精卵提供优质的卵细胞。

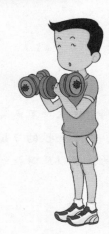

锻炼内容则相对来说较女性选择的余地更大。不管选择什么样的锻炼形式，都应该循序渐进，并坚持不懈。由于机体的变化是缓慢的，也只有不断地锻炼，才能使身体素质得到提高，机体对于外界的防御功能增强。

 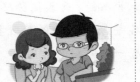

## 拓展延伸 + 备孕爸爸的准备

很多人认为备孕是孕妈妈一个人的事情，准爸爸的压力不会太大，其实，准爸爸要做的准备也不比孕妈妈要少：

## 1 给睾丸一个温度适宜的环境

睾丸是产生精子的地方，而精子对温度的要求是比较严格的，必须在低于体温的条件下才能正常发育，睾丸产生精子的适宜温度是 35.5℃～36℃，温度过高不利于精子生长，使精子活力下降。也就是说，只有睾丸的温度低于身体其他部位的温度，才能产生出正常的精子，而只有正常的精子才会孕育出健康的宝宝。如何给睾丸一个适宜的温度，需要注意以下问题：

1. 避免穿紧身裤。因为紧身裤会使阴囊和睾丸紧贴身体，使睾丸的局部温度增加，不利于产生健康精子。

2. 避免洗热水浴或桑拿浴。现代医学发现，当阴囊局部受热，会引起睾丸生精功能障碍。如果用很热的水沐浴，尤其是像桑拿浴那样坐在很热的小屋里，等于给阴囊频繁加热，精子的产量会骤然减少。

3. 避免长时间骑车和坐着，多做一些健身运动。

## 2 孕前3个月谨慎服药

药物既能治病也能致病，对准备要宝宝的人来说，孕前3个月要尽量避免用药，即使非用不可也要谨慎服用。因为，精子的发育要经历初级精母细胞—次级精母细胞—精细胞—精子的过程，这个过程大约要70天。之后的20天，精子会在附睾里面发育成熟。也就是说，精子的整个成熟周期大约为3个月。如果在这期间用药，稍有不慎，所用的药很可能会使精子发生畸变。

## 3 避免接触有害物质

致精子畸形或染色体异常，除了遗传因素以外，还与许多物理、化学、生物因素有关，长期接触此类物品均可致胎宝宝畸形。因此，要尽量避免接触这些有害物质。新居装修完不要马上搬，最少要通风3个月或半年，还要检查房中有无化学毒物的污染，确保安全后才可入住。如果接触农药、杀虫剂、二氧化硫、铜、镉、汞、锌等有害物质过久，体内残留量一般在停止接触后6个月至1年才能基本消除，在此期间也不宜受孕。

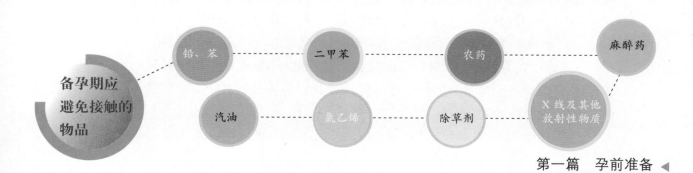

备孕期应避免接触的物品：铅、苯、二甲苯、农药、麻醉药、汽油、氯乙烯、除草剂、X线及其他放射性物质

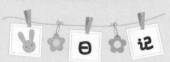

## 孕妈妈经验分享

本来一点也不胖的我，怀孕后却大幅增重。听说准妈妈肥胖有很多危害，我甭提有多担心了，于是我就想了一个好办法，每天都特意到远一点的地方买菜，就当每天散步锻炼了，而且也根据医生的建议，没有每天坐着不动，适当的做些孕期瑜伽，结果到了"卸货"的时候，我除了肚子大，其他地方也没有胖的太过分。

## ♥ 十分钟干货分享

备孕期间的运动可以保持体力和精力充沛，运动产生的使人心情愉快的物质，有助于精神放松，而且备孕期间运动还能增强体质，为以后顺利怀孕分娩提供基础。

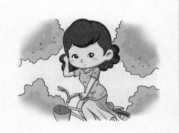

此外，备孕期的运动最好制订计划。在做运动的时候，运动要有规律，要坚持，切不可急于求成，这样才会有效果。

同时要配合健康的饮食习惯。多选择提高心肺功能的运动。在有了宝宝以后，准妈妈要为胎宝宝的生长发育提供氧气，在生产的时候也要调节好自己的呼吸，所以锻炼心肺功能对于准妈妈来说是非常重要的。

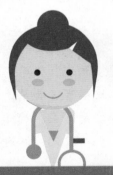

### 医生私房话

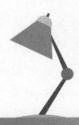

备孕期间不适合做激烈的运动，那么备孕期间做什么运动好呢？备孕期间适合做一些有氧运动，比如散步、游泳、瑜伽、慢跑、普拉提。如果你正在备孕，又担心自己的身体素质不够好，担心产后身材会变形，那么你应该赶紧为自己制订一个孕前的运动计划吧。

38

# 第四章　让自己的精力合理分配

对于年轻夫妻来说，想要一个小宝宝是一件很轻松的事情，可是，想要一个更健康、更聪明、更可爱的小宝宝，那就需要备孕夫妻多做规划了。在夫妻双方状态最好的时候怀上一个小宝宝，那么小宝宝就会继承爸爸妈妈最优秀的部分，这样的小宝宝是不是你想要的呢？

## 第一节　夫妻生活要选对时候

**学习任务**〉　了解什么时候进行夫妻生活会对胎宝宝更好。

**备孕重点**〉　学习计算人体节律。

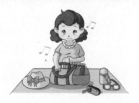

 **快乐孕育** + 在人体节律高潮期怀孕

科学研究证实，良好的情感和心态能够释放出有益身心的激素，使身体呈现和达到最佳状态。事实证明，夫妻在思维、语言、行为、感情等方面都达到高度协调一致的时间受孕，出生的宝宝就更易集中双亲的身体、容貌、智慧等方面的优点。

据国内外一些科学家的研究证明，人的情绪、智力、和体力在每月都有高潮和低潮。

　　按照生物节律理论，每个人都存在体力、情绪和智力的周期性变化，但在日常生活中，由于个体差异，每个人对生物节律的感受程度会有所不同，有的人可能毫无感觉。国外研究认为大多数人属于"节律型"，而少数人属于"非节律型"。另外，外界因素也会干扰生物节律。例如，某人处在情绪高潮期，突遭到精神打击，他的情绪就会一落千丈。但是此时的情绪如果处在低潮期，情绪还要更糟。

39

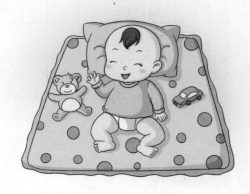

如果掌握了人体生物节律规律，夫妻可选择双方都处于高潮期怀孕，这样，生出一个健康聪明的宝宝的几率就会大一些。

制约人情绪的生物钟周期是28天；制约人体力的生物钟周期是23天；制约人智力的生物钟周期是33天。这三种生物钟都处在同一条周期线上时，人就会情绪高昂、体力充沛、智力提升。计算方法是：

1. 计算备孕夫妻各自的出生日期到打算怀孕的那一天的总数。（注意：要把闰年的天数计算正确，周岁数除以4，所得的整数即是经历过的闰年数），再分别用总天数除以28、23和33，所得到3个余数，就是3个周期在计划怀孕的那一天所处的位置（注意：计算时整数部分指该生物钟已"运行"了多少周期；余数部分是指除整周期外，新开始的一个周期中生物钟运行的天数）。

2. 先计划好在某年的某个月份受孕，然后算出女方在该月的排卵日，再计算排卵期时夫妻双方的人体生物节律运行值分别处于哪一期。

人体生物节律是人体自身的一种生命规律，存在于每一个人。但由于人的身体素质、年龄大小、文化程度、修养及接受的教育不同，以及一些内外因素的影响，在每个人身上的表现也有差别，有的人表现明显，有的人表现可能不明显。

一般来说，知识面广、修养高的人，可自觉或不自觉地进行心理调整，所以其情绪节律的影响就显得轻。当然，环境、条件、所接触的人等外部因素的影响和刺激也很重要。

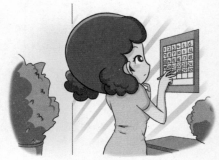

所以，即使宝宝不是按照你所期望的人体节律最高峰时到来也不要失望，积极调解自己的情绪对孕育宝宝也同样重要。

40

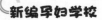

# 拓展延伸 + 准爸爸的健康生活

好的生活习惯不仅能让备孕妈妈和备孕爸爸拥有一个健康的身体，还有利于卵子和精子的生长发育。不好的生活习惯，损害的不只是自己的健康，还有下一代的未来！所以，备孕妈妈和备孕爸爸应调整好自己的生活。

1. 备孕爸爸、备孕妈妈应戒烟酒。

2. 最好少喝咖啡，若非喝不可，应每天控制在一杯以内。坚决不喝可乐。

3. 减少熬夜的次数，以免影响睡眠。

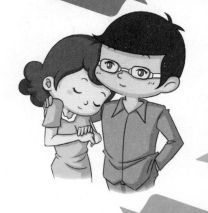

4. 备孕爸爸不要留胡须，因为较为浓密的胡须会吸附空气中很多污染物，这些污染物会通过亲吻传给备孕妈妈。如果胡须中含有病原微生物，对受孕非常不利，还可能影响未来胎宝宝的健康。

5. 备孕爸爸多锻炼身体，确保精子活力十足。

此外，医生会建议夫妻两人孕前 3～6 个月就开始做检查。这样做，在补充营养、叶酸以及接种疫苗方面都可留有充裕的时间，为生下健康宝宝做好保障。

**注意**

精子进入女性的体内后会通过很多部位，精子在各个部位停留的时间不同，在阴道中停留的时间为 0.5~25 小时，宫颈中为 48 小时，子宫中为 24 小时，输卵管中为 24 小时。而卵子在从卵巢排出停留在输卵管的时间只有 12~16 小时，精子和卵子的结合在输卵管的壶腹部或周围发生。

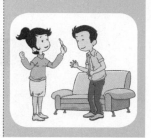

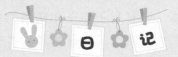

**孕妈妈经验分享**

为了给孩子的智力打下一个优良的基础，我没少吃玉米、黑豆、核桃、芝麻、黑木耳、紫菜、花生、牛肉、鸡肉、猕猴桃、芹菜、胡萝卜等益智食品，有没有用，还无法确定，但肯定是没有害处的。看到现在聪明活泼的小宝宝就很庆幸当时自己的细心，毕竟孩子的大脑在母体内就已经发育。

## 十分钟干货分享

说到备孕，我们就经常会想到女性需要注意的事项，其实男性也要做好备孕的工作。那么男性到底该注意哪些事项呢？

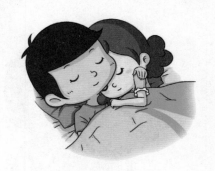

首先，禁烟戒酒是必须的；其次，少穿紧身的裤子，过紧的裤子以及过高的温度都被证明能够影响男性的生殖能力。第三，少洗热水浴，经常洗热水浴是可以降低精子数量。第四，适度的夫妻生活，过多的射精和长时间的节欲都会影响精子的质量。房事每2至3天一次可能是比较理想的。房事过多，可导致慢性前列腺充血，发生无菌性前列腺炎，直接影响到精液的营养成分、数量、黏稠度和酸碱度等，影响生育。

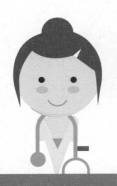

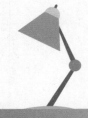

**医生私房话**

"怀个宝宝吧！" 话语简单，但是要挑选好最佳性生活体位，这样才利于受孕。最好不要选择后位式，这样的姿势很可能使精液倒流，会降低怀孕的概率，此外，最不易怀孕的性生活体为为立位和坐位。

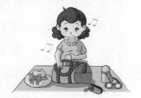

学习任务 〉　如何通过身体变化确定怀孕了。

备孕重点 〉　准爸爸如何照顾孕妈妈。

## 快乐孕育 + 如何辨别怀孕了

做父亲虽然不像做妈妈那样辛苦，有一个怀孕、分娩的过程，但父亲在孕育以及养育儿女方面却起着举足轻重的作用。从妻子怀孕的那一刻起，作为丈夫就要进入父亲的角色，在家里所做的一切都要考虑妻子和宝宝的平安和健康，这不仅需要准爸爸付出体力，而且还要付出爱心，营造出一个孕妈妈健康愉悦的环境，孕妈妈心情好、身体好，宝宝也一定会好。

有的孕妈妈怀孕时妊娠反应很大，特别是在前3个月最厉害，不仅表现在生理上，心理上也产生了很多变化，如无端发脾气、挑剔、唠唠叨叨、烦躁不安、感情忽冷忽热甚至蛮不讲理。丈夫要理解和体谅这些变化，而且还要想方设法让孕妈妈开心和满意，即使受点委屈也不要在意。

除了这些心理上的变化，你知道怀孕后孕妈妈的身体会有哪些变化吗？

女性怀孕后，身体会出现很多变化，包括月经没有准时来、基础体温持续在高温段，早孕反应，还有乳头坚挺和敏感，乳晕逐渐扩大，颜色变深，乳房胀痛的表现。及时发现这些变化，利于及早进入怀孕状态。

43

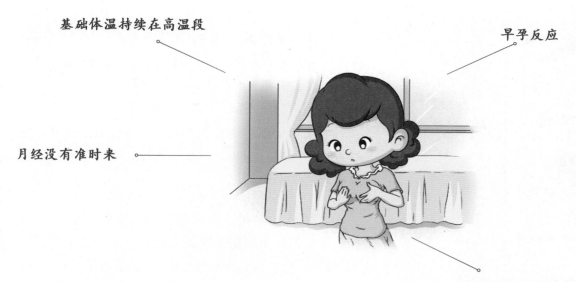

基础体温持续在高温段

早孕反应

月经没有准时来

乳头、乳晕及乳房的变化

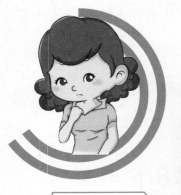

1. 阴道分泌物增多：怀孕后白带会增多，这是因为受精卵着床后，子宫的活动增加，其分泌物自然也会跟着增加。这时的白带应该是无味，色泽呈现乳白。

2. 基础体温持续升高：女性的基础体温在一个月之中会有周期性的变化，呈现由低到高，由高到低的变化。如果怀孕了，基础体温会持续在 36.7℃ ~ 37.2℃。这种状态会一直持续到怀孕 13 ~ 14 周。

3. 口味发生变化：怀孕初期，甚至停经之前，大部分孕妈妈的口味就与平时不一样了，最突出的反应就是有的人特别喜欢吃辣的，有的人特别喜欢吃酸的。

## 拓展延伸 + 确认怀孕的检查

在出现怀孕征兆后，还可以通过以下方法进行检测确认：

**注意**

出现怀孕征兆时，可用早孕试纸检测是否怀孕。此法在受孕 7 ~10 天后便可测出结果，准确率高达 99%。

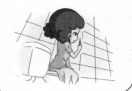

| 尿液检查 | 尿液检验结果为阳性，证明已怀孕，如为阴性应在 1 周后复测，检验结果一般是可信的，但为排除异位妊娠，仍需要到医院检查。 |
| --- | --- |
| B 超检查 | 如果怀孕的时间长达 5 周，通过 B 超检查可看到妊娠囊，如果在孕 7 周或 8 周进行此项检查，可发现胎心搏动。 |
| 孕酮检查 | 孕酮是了解女性卵巢功能和胎盘功能的重要指标。孕早期，孕酮值是动态变化的。医生往往通过检查孕酮值，配合HCG、B超等检查，以及孕妇是否有腹痛、出血等症状，判断是否需要对其进行保胎或手术治疗。 |

| 血 HCG 检查 | 血 HCG 检查是通过测量女性血液中的 HCG 值来判断女性是否怀孕的方法。女性在妊娠 3～4 周（性生活后 7～10 天），便可到医院进行血 HCG 检查，可判断出是否怀孕，相比于传统的尿液 HCG 检测，血 HCG 的检查更加准确，误差更小，而且可以把检测的时间提前。 |
| --- | --- |

很多准爸爸觉得，怀孕生孩子是妻子的事情，自己没必要了解那么多，只要她们懂得就可以了。

实际上，准爸爸在怀孕十个月中的作用是不可忽视的，在某种意义上说，能否生一个聪明健康的宝贝，准爸爸也有一定的作用。

妻子怀孕后在身体、心理以及体力与体态上都会发生很大变化。如果准爸爸未掌握一定的孕产保健知识，就不会帮助妻子正确认识这些变化和采取恰当的方法照顾妻子，这样就不利于妻子和胎宝宝顺利度过孕期。而且，妻子在怀孕后心理变得敏感，感情变得很脆弱，常会处于不安、焦虑等不良情绪中。如果准爸爸不学习一些孕产保健知识，就不会正确理解妻子的这些生理变化而及时给予关怀和安慰，使她们顺利渡过孕期。

另外，懂得孕产保健知识的准爸爸，会在孕期积极协助妻子练习助产保健操，有助于妻子顺利分娩。而且，在妻子临产时会很有自信，能够镇定地帮助妻子战胜恐慌，顺利分娩。

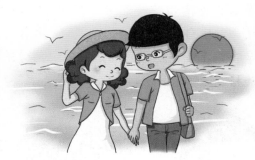

**孕典**

早孕试纸：是人们设计出来的一种方便女性检测自己是否怀孕的产品。

使用方法：

1. 早晨起来，在不饮水的情况下将尿液存放在尿杯中。

2. 将试纸有 Max 标记线底色那端插进尿杯中，并平放 20～30 秒。

3. 试纸上显示为一条紫红色带，表示未怀孕；试纸上显示为两条线紫红色带，表示怀孕。

4. 若无色带，说明试纸无效。紫红色带的颜色深浅，可说明尿液中绒毛膜促性腺激素的含量多与少。

45

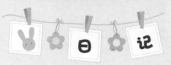

**孕妈妈经验分享**

怀孕后，我总是高兴不起来，也不知道是为什么，总觉得怀孕好麻烦。可我老公比以前勤快多了，还常逗我开心，又买了一些怀孕书籍给我看。慢慢地，我心情好多了，每当看到墙上挂的明星宝宝的图片我就特别开心。

孕典

胎教：广义胎教指为了促进胎宝宝生理上和心理上的健康发育成长，同时确保孕妈妈能够顺利地渡过孕产期所采取的精神、饮食、环境、劳逸等各方面的保健措施。狭义胎教是根据胎宝宝各感觉器官发育成长的实际情况，有针对性地，积极主动地给予适当合理的信息刺激，使胎宝宝建立起条件反射，进而促进其大脑机能、躯体运动机能、感觉机能及神经系统机能的成熟。

目前，常见的胎教方法为：拍打，触压胎教、光照胎教、音乐胎教、对话胎教、抚摸胎教、营养胎教、美育胎教、意念胎教等。

# 十分钟干货分享

月经推迟，体温升高，乳房胀痛，阴道分泌物增多等现象出现的时候，恭喜你，备孕成功了。如果还不能确认的话，使用早孕试纸测一测，显示两条紫红色带，那就表示怀孕了。这时候备孕夫妻要好好庆祝一下吧。

庆祝完了之后，冷静下来想一想之前做的准备工作做得到不到位。在一个家庭决定要一个小宝宝时，除了准妈妈需要做准备外，准爸爸同样也需要做各种准备，准爸爸的准备工作做得如何，直接关系到家庭幸福和未来小宝宝的健康。所以在确认妻子怀孕后，准爸爸所做的准备就要派上用场了：

首先是要照顾好孕妈妈的情绪。尤其是第一次怀孕的女性，未知的恐惧会让孕妈妈陷入迷茫，作为丈夫也要积极地调整心态适应这种变化。

其次，准爸爸要开始适应父亲的角色。夫妻两人过惯了二人世界的甜蜜生活，即将因为小宝宝的出生而改变，其中最为突出的就是孕妈妈对丈夫爱的转移。过去温柔体贴的妻子似乎对丈夫关心不够了，过去经常说的情话减少了，甚至对性生活也有些淡漠了。对此，作为丈夫就要有足够的心理准备，这并不代表孕妈妈不爱自己了，而是她将大部分的爱转移到小宝宝身上。

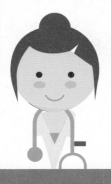

## 医生私房话

给胎宝宝进行胎教不仅仅是孕妈妈一个人的事情，一家人都要参与进来。适合家人参与的胎教主要有4种方法：经常和胎宝宝说说话、和胎宝宝做游戏、给胎宝宝讲故事、给胎宝宝放音乐。

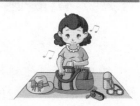

## 第三节　怀孕后，家里宠物、高龄的问题

**学习任务▷** 了解备孕期家里是否可以养宠物，高龄产妇怀孕注意事项。

**备孕重点▷** 孕妈妈学习如何与宠物共处

### 快乐孕育 + 备孕期也可以养宠物

很多备孕爸妈都有一个很关心的问题：宝宝和萌宠，是不是真的不能共存？现在很多家庭都有养宠物的习惯，把宠物当成孩子养的也是大有人在，但是家里真的要生宝宝了，那么宠物怎么办？

通常来说，按时预防接种的宠物不会对怀孕造成危害，家里养猫养狗是可以怀孕的。之所以有人认为养宠物会影响怀孕，是因为猫有可能感染弓形虫，如果孕妈妈在孕早期感染了弓形虫，有发生胎宝宝畸形、流产的风险。

在孕期筛查 TORCH（弓形虫、风疹病毒等一组病原体检查）即可避免这一潜在危险因素。家里养猫、正在备孕的妈妈可以抽血查一下弓形虫的 IgM 抗体，结果是阴性就没问题，若是阳性，可以等到转阴后再怀孕。一般孕期查出 IgG 抗体阳性意义不大。狗感染弓形虫的几率很小，因此怀孕可以养狗。但要定期到宠物医院注射疫苗。

**注意**

女性在备孕前最好把宠物送去做血清学检测。备孕妈妈应该禁止宠物舔手、面部、饭碗、菜碟等，避免被宠物抓伤、咬伤。并定期给宠物的碗、碟进行沸水消毒。

47

根据美国 CDC 对养猫的备孕妈妈建议：

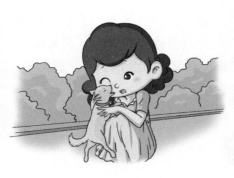

➕ 1. 不亲自清理猫的粪便，如果亲自清理要带一次性手套，然后要用肥皂洗手。

➕ 2. 给猫喂市售的猫粮或罐头，不喂生肉。

➕ 3. 让猫待在家里，不要散养。

➕ 4. 怀孕后不再养新猫。

➕ 5. 遮盖放在户外的猫砂盆。

➕ 6. 从事园艺，尤其是接触土壤和沙子时要戴手套，结束后要洗手。

**注意**

备孕妈妈如果被弓形虫感染，应该马上到医院进行治疗，身体恢复健康后再进行备孕。可以治疗弓形虫感染的药物有很多种，在医生指导下尽早服用。

## 拓展延伸 + 高龄产妇可能面临的问题

　　除了养宠物的问题，准备迎接一个新的小生命还有很多事情要准备。尤其是孕育宝宝的年龄问题。

　　女性的最佳生育年龄是在 30 岁以前。过了 30 岁，尤其是 35 岁以后，受孕能力就会不断下降，怀孕期间出现并发症的风险更高，面临的问题也有很多：

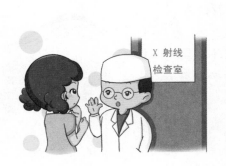

X 射线
检查室

**畸胎风险**

　　女性在 21 岁时，生育先天愚型儿的比例为 1 : 1 667，35 岁时达到 1 : 375，45 岁时甚至达到 1 : 30。其他一些先天性疾病，如先天性心血管畸形、唇裂等，发病率也随年龄升高而明显增加。

**卵子老化**

　　女性的卵巢从胎宝宝时期起就在逐渐衰退。在妈妈怀孕 22 周～ 24 周时，女宝宝的卵巢里原始卵泡还能有 600 万～ 700 万个。等到女宝宝出生时，这个数量就变成了 200 万左右。

**早期流产、胎停育风险**

　　由于胎宝宝染色体异常、胎宝宝畸形导致早期流产、胎停育几率增加，给夫妻双方带来较大的心理压力。

　　随着年龄的增加，子宫肌瘤、子宫腺肌症、子宫内膜异位症的发病率增加，罹患各种癌症或癌前病变的风险就跟着增加，若是此时没有察觉患病而怀孕，就会加快病程的发展，延误治疗的时机。

**难产**

　　年龄过大，产道和会阴、骨盆的关节变硬，不易扩张，子宫的收缩力和阴道的伸张力也较差，以至于分娩时间延长，容易发生难产。

**罹患疾病**

## 十分钟干货分享

宠物已经是自己生活的一部分了，说是自己的家人也不为过。但是为了怀孕，真的要把宠物放弃吗？

首先要清楚宠物与怀孕之间的关系，考虑放弃宠物的原因主要是怕备孕妈妈感染上弓形虫。如果家里的宠物定期打疫苗，并且身心健康，那么只要备孕妈妈不和宠物有过多的亲密接触，大多是不会有问题的。

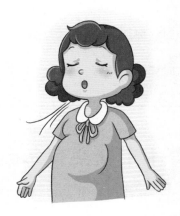

其次，在备孕期间，家里不要贸然增加新的宠物了，因为不能确认新宠物是否携带病菌。新的宠物也会让备孕夫妻费很多心思，不利于备孕。

最后，除了宠物问题，还有备孕妈妈的怀孕年龄也要多加注意。女性的最佳生育年龄是在 30 岁以前，超过 30 岁，虽然不是高龄产妇，却也会增加更多的风险，对孕妈妈的身体素质要求也会更高。

**孕典**

最佳生育年龄：最佳生育年龄是从优生优育角度讲，注意年龄的作用是必要的，选择最佳的生育年龄是科学的，可以提高生育的质量摒除不利因素。女性的生育年龄在 24 ~ 29 岁之间为最佳时期，男性为 27 ~ 35 岁，女性最好不超过 29 岁，男性不超过 35 岁。

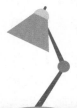

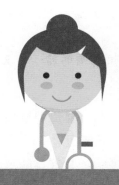

## 医生私房话

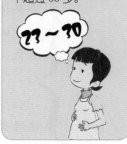

建议家里养宠物的备孕妈妈在怀孕前不与宠物密切接触，避免搂搂抱抱亲亲等行为。如果不放心，可以在备孕时去医院妇产科门诊，进行一个 TORCH 检查，这项检查可以查出备孕女性是否感染了宠物身上的弓形虫、风疹病毒等病原微生物。如果检查结果呈阳性，也无需慌张。根据感染的程度，以及不同的病毒对胎宝宝的危害，医生会为你给出最合理的方案。另外，已经怀孕并且正在养宠物的准妈妈也可以去医院接受弓形虫的检查。

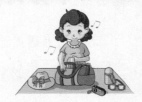

## 快乐孕育 + 最佳生育年龄

做足了要怀孕的准备，接下来是要选择合适的时间让自己做个准妈妈，准爸爸了。那么，首先要考虑的就是年龄的问题。

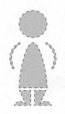

年轻女子一般在 20 ~ 23 岁身体发育开始进入成熟阶段，但心理发育情况却要根据每个人的具体情况而定。一般来讲，进入成熟阶段后结婚生育比较适合。

从身体来看，女性 24 ~ 29 岁妊娠和分娩一般都比较顺利，难产的发生率很低，产后身体恢复也较快。

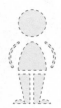

男性大约 22 岁刚大学毕业，此时要融入社会，感情和物质上都还不稳定。这时若生子，会给生活带来很大的压力，等到 30 岁左右时，家庭与事业都稳定下来，那时身心就会相对放松，非常有利于生育孩子。

从身体来看，男性 27 ~ 35 岁之间精力旺盛，既能提供优质的精子，又能从各方面给予女性照顾，责任感大大增强。

可能有些备孕夫妻已经过了最佳生育年龄，那也不用担心，有研究证明：父母的健康因素比他们的年龄更重要，但男性生育年龄最好不要超过 40 岁，女性生育年龄最好不要超过 35 岁。

因为过晚怀孕，精子与卵子容易老化，胎宝宝也容易受致畸因素的影响。女性年龄过大，骨盆韧带松弛下降到最低程度，子宫收缩力均减弱，这就容易导致难产、产程延长、产伤、新生儿窒息等。

性格开朗、喜爱运动的高龄男性与女性，生育孩子大多较顺利且健康。例如，运动员一般生育年龄都较晚，但生育过程比较顺利，这是因为运动能使人新陈代谢加快，延缓衰老，使精子与卵子不易老化的缘故。

## 拓展延伸 + 最佳生育季节

选择了合适的年龄，接下来就是选择一个合适的季节了。从优生优育的角度来说，早孕期避开冬春季节，选择在七八月这段时间怀孕为好。

首先，在妊娠初期40～60天发生初孕反应时，正好处在八九月份，孕妈妈大多胃口差，爱挑食，但此时蔬菜、瓜果品种繁多，可以调节饮食，增进食欲，保障胎宝宝的营养需求。

第三，此时日照充足，孕妈妈经常晒晒太阳，使体内产生大量维生素D，促进钙、磷的吸收，有助于胎宝宝的骨骼生长。

其次，两三个月后正值晚秋，气候凉爽，孕妈妈食欲渐增，对胎宝宝的生长发育十分有利。

第四，八九月份正值夏去秋来，孕妈妈夜间睡眠受暑热的影响小。

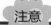
**注意**

现代医学认为，女性24～29岁，男性27～35岁是生育的最佳年龄，这时卵子与精子的质量都很好，非常有利于优生。

充足的休息，营养、各种维生素的均衡摄入，均有利于胎宝宝的大脑发育和出生后的智力发展。

等到多雪的冬天和乍暖还寒的初春携带着流行性感冒、风疹、流脑等病毒袭来时，胎宝宝的胎龄已超过了3个月，可以平安地度过致畸敏感期，而且相应的预产期为次年的5月份前后。

分娩的时候，正是春末夏初，气温适宜。产妇哺乳、宝宝沐浴也不易着凉，蔬菜、鱼、蛋等副食品供应也十分丰富。因而产妇食欲好，乳汁营养也丰富，算是"坐月子"的最佳季节。

在保证母乳质量的同时，宝宝轻装上阵，衣着较少，便于四肢自由活动，有益于大脑及全身的发育。

**注意**

选择适宜的季节受孕、分娩，对女性的孕期保健、孕期营养、产后恢复、胎宝宝在母体内的生长发育以及出生后的生长发育都会起到一定的影响。

51

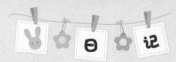

## 孕妈妈经验分享

怀孕前我和丈夫去做了身体检查，一切还不错。医生给我们开了叶酸片，嘱咐我们一天一片，后来一切都很顺利。听说叶酸片不可多吃，吃多了对孕妈妈和胎宝宝没有益处，甚至是有害的。上一辈的父母总不明白，自己当年怀孕时照样劳动，天天干农活都没流产，可我这一代孕妈妈怎么就那么容易流产？原来是汽车尾气、装修材料、含铅量的制品等悄无声息地入侵的原因。所以我一定要多注意避免这些污染。

# 十分钟干货分享

虽然说怀孕的具体时间是一个偶然，但是在现代科学将人体研究的极为透彻的现在，什么时候怀孕，也是可以被预见、被估算的。

在年龄上，适合怀孕的女性年龄层为 24 ～ 29 岁，男性为 27 ～ 35 岁。这一阶段，无论是身体发育还是心理成熟程度，都是孕育宝宝的最佳时期。

在季节上，考虑到早孕反应，最佳怀孕季节适宜选择在夏末秋初，七八月这段时间。

那么，再具体到一天当中，什么时候同房受孕好呢？我国古代医学家在这方面论述颇多，一般以为受孕要避开月圆（农历的 14 ～ 16 日）、大寒、大热、大风、大雨、日月食、地动、雷电之时，因为这些自然现象会对人体内环境造成一定影响。受孕时辰以前半夜较好，且最好在男女双方心情愉快，达到性高潮时受孕为好。

现代科学工作者对人体一天中的生理功能又进行了大量研究，指出：

凌晨时，人体生理功能最低；

5 时，人体功能开始恢复；

7 ～ 9 时，精神活性提高，痛感降低，心脏开足马力工作；

10 时，精力充沛，处于最佳工作状态；

11 时，心脏的工作仍在高潮期，其他各种器官也处于高潮期，人体不易感到疲劳；

12 时，全身各器官仍处在较好的工作状态；

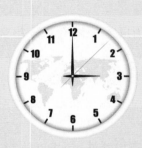

13 ～ 14 时，是人体白天里的功能低潮；

15 ～ 19 时，人体功能慢慢进入高潮期；

20 时，机体反应异常迅速；

21 时，神经活动正常，大脑记忆细胞最兴奋；

22 时，血液中白细胞达到一日中的密度最大值，体温下降。

由此可见，晚上 21 ～ 22 时，人体处于最佳状态，在这个时间同房受孕较好。

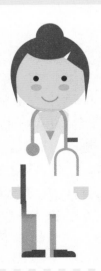

## 医生私房话

38 岁以上的女性，卵子较年轻女性更容易存在缺陷。50 岁以上的男性，虽然照样可以产生精子，但不动的与畸形的精子比 30 岁的男性增加了 20% 左右，并且在受精过程中，精子的游动速度明显减弱。精子与卵子任何一方出现问题，都会给后代带来某些缺陷。

# 第五章　备孕期的绿色生活

怀孕，是一项精密的系统工程，任何一个环节和方面如果出了问题，都会给母婴健康带来不利影响，其中孕前准备至关重要。怀孕前准妈妈不仅要检查和调剂好自己的身体、精神状态，同时准爸爸也要相应地做好这些方面的准备工作，只有夫妻双方的生理和心理条件均达到最佳状态，才能生出聪明、健康的宝宝。

## 第一节　远离吸烟喝酒的恶习

| 学习任务 〉 | 了解烟酒对身体造成的危害有哪些，对胎宝宝有哪些不良影响。 |
| 备孕重点 〉 | 远离烟酒的方式方法。 |

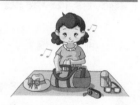

 ### 快乐孕育 + 烟酒的危害

我们都知道吸烟、酗酒对身体的危害极大。长期饮酒过量可影响肠胃的吸收功能，损害肝脏，对心、脑、肾、神经系统也有伤害。尤其对男士来说，还可使精子质量下降，使精子发生形态和活动度的改变，甚至会杀死精子，从而影响受孕。在这种情况下即使怀孕，先天智力低下和畸形儿发生率也相对增高。

**吸烟的危害也是不容忽视的：**

　　吸烟不仅对肺造成极大的损害，而且对精子也有不可逆转的损害。研究证实，随着吸烟量的增加，精子畸形率呈显著增高趋势，精子的活动度呈明显下降趋势。因此，准爸爸务必要戒烟戒酒。对备孕妈妈来说，若在怀孕前三个月抽烟，会增加胎宝宝唇腭裂的概率。

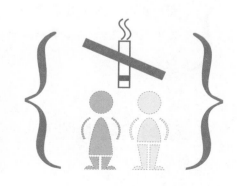

**喝酒对胎儿的损害：**

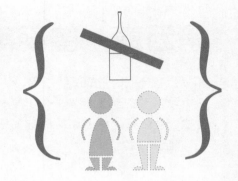

孕妈妈喝酒过多，可引起胎宝宝"酒精中毒综合症"，出生以后有中枢神经系统的功能障碍，面部及全身出现多种畸形，例如心脏构造有缺陷，手、脚、指等多种畸形。出生以后的智力也比普通孩子低。

所以，打算怀孕的夫妻一定要在怀孕前三个月戒烟酒，并尽可能不去人群聚集处，避免吸二手烟。

 **拓展延伸+** *如何戒烟酒*

烟酒是很容易上瘾的东西，但是为了宝宝的健康，备孕爸妈还是要想办法戒了吧。

烟：备孕爸妈要戒烟的时候，一定要充分认识吸烟的多种危害，增加戒烟的决心，并尽可能不要和那些仍在吸烟的人待在一起。多吃果蔬，少吃肉、鱼、鸡类食物，不要喝咖啡和其他酒类。睡觉前稍微运动配上深呼吸，比平时提早一点上床休息。重度吸烟者，可以用饮料和茶水淡化，为了避免各种饮料、茶的刺激，可以选择菊花茶或茉莉花茶替代。同时要进行适当锻炼，可选择走路、骑自行车等方式，以放松自己并增加能量消耗。

酒：在戒酒的过程中，身体会出现一些不适反应，比如周身乏力、食不下咽、睡眠不佳，还有人可能出现鼻涕眼泪一起流的情况，这时候一定要要求戒酒者有强烈的戒酒决心。忍不住想要喝酒的时候，可以做一些其他的事情来转移注意力。还可以通过中医针灸的方法帮助戒酒。

**孕妈妈经验分享**

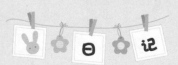

我跟老公有了生育计划后，就对生活方式进行了调整，包括戒除吸烟、喝酒；避免经常熬夜，作息不规律的习惯；避免接触有害因素，比如 X 光等，家里的宠物减少接触，预防弓形虫等寄生虫感染等。调整好了生活节奏，就安心地等待宝宝的到来了。

## 十分钟干货分享

　　酒的主要成分是酒精，当酒精被胃肠吸收后进入血液循环，那么，血液中酒精的浓度则与饮酒量成正比关系，饮酒越多，浓度越高，对身体的危害就越大。

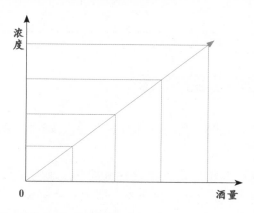

　　酒精可损害生殖细胞，使受精卵质量下降，酒精还对大脑、心脏、肝脏有较大的危害。酒后怀孕可造成胎宝宝发育迟缓，反应迟钝和智力障碍，还可导致胎宝宝面部、骨骼、四肢和心脏等器官的畸形。妊娠期酗酒，由酒精引起的发育缺陷，如个子矮小，"胎宝宝酒精综合征"是终生不能治愈的。

　　尽量少参加聚会活动，在聚会上，饮酒必不可少，还有可能喝多、喝醉，所以，备孕爸爸和备孕妈妈在这段时间还是少参加聚会，这样才能保证精子和卵子不受到酒精的伤害。

　　烟酒很过瘾，危害非常大，作为备孕爸妈，在准备要宝宝的前三个月，备孕爸爸就必须戒烟、戒酒，否则胎宝宝的生长发育就会受到影响，不利于优生优育。

医生私房话

　　一般女性应提前半年戒烟，而男性更应该提早戒烟，因为精子比卵子更容易受损害，而且已有实例证明，吸烟能破坏吸烟者身体细胞中的染色体（遗传因子）。

55

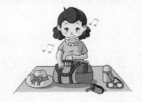

学习任务 》 了解食用含有咖啡因的食物以及饮品对怀孕有哪些影响。

备孕重点 》 学习健康的生活饮食。

 **快乐孕育 + 咖啡的危害**

　　咖啡因是一种有效的精神兴奋剂，含有咖啡因的饮品，咖啡、茶、软饮料及能量饮料已经侵占了我们的日常生活。

　　据数据显示，在北美，90％成年人每天都使用咖啡因。咖啡也已成为当今世界上消费量最大的一种饮料，近年来，我国饮用咖啡的人数日趋增加，许多女企业家、女商人、公关人士及新潮女性，由于工作和社交的需要，也热衷于饮用咖啡。那么过多的食用咖啡对女性怀孕到底有没有有影响呢？

　　咖啡中含有咖啡因，大量的咖啡因会减少女性体内雌激素的分泌，而体内的雌激素水平偏低，就容易使卵巢的排卵功能受到损害，不利于受孕。且咖啡因会刺激中枢神经、心脏、呼吸系统，如果适量食用可以缓解疲乏感，加强消化液的分泌，但如果饮用过多便不利于受孕。

**注意**

处于备孕阶段的男性也不要饮用咖啡，因为其中的咖啡因对男性生育能力有一定的伤害，如果过多饮用，伤害更大。

男性喝可乐型饮料，会使精子受到伤害，导致男性生殖能力出现异常。而受伤精子若恰巧和卵子相遇，极有可能导致胎宝宝畸形或先天性不足。

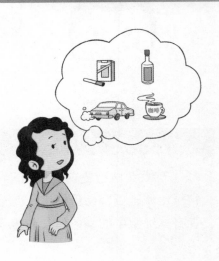

## 长期饮用咖啡的危害

1. 不孕症。据调查显示，平均每天饮用 3 杯以上咖啡的育龄女性，其受孕率比不饮咖啡的女性低很多。

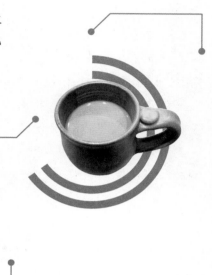

2. 增加心梗危险。美国波士顿大学公共卫生学院的医学家们通过对 858 例在 45 ～ 69 岁首次患心肌梗死的女性和 858 例从未患过心肌梗死的女性进行了为期 4 年的研究，结果表明，每日饮 5 杯或更多的咖啡，可使女性患心肌梗死的危险增加 70%，而且危险性随着饮咖啡的数量增加而增加。

3. 胎儿畸形。美国食品与药品管理局的研究者在实验中发现，每天给小白鼠饲喂相当于成人饮 12 ～ 24 杯浓咖啡的量后，妊娠鼠就会生育出畸形的小鼠。为此，研究者以美国食品与药品管理局的名义告诫孕妈妈：应暂停饮用咖啡。

 ## 拓展延伸 + 健康的饮品

在生活中，存在着很多伤害人体健康的物质，很多人因为生活方式不正确，给有害物质提供了"侵袭"的机会。作为备孕夫妻，应提高警惕，改善自己的生活方式。

在饮品方面，除了咖啡，果汁饮料的饮用次数也要加以控制。因为一般的果汁类饮品会添加防腐剂、色素、香精等物质，而且里面所采用的原料和水果没有一点关系，只是用各种调味品和色素调出来的。这些添加剂虽然不会导致人体生病，但终究不利于身体健康，所以备孕夫妻如果想喝果汁，不妨自己榨果汁。

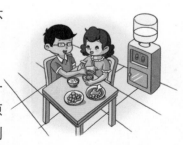

最健康的饮料，就是白开水。备孕妈妈在平时最好多补充一些水分，有助于身体排毒。要注意的是，不要将水反复烧煮，否则，水中的亚硝酸根离子等有害物质的浓度就会增加，这样很不利于健康。

# 推荐孕妈妈一种助"孕"茶：

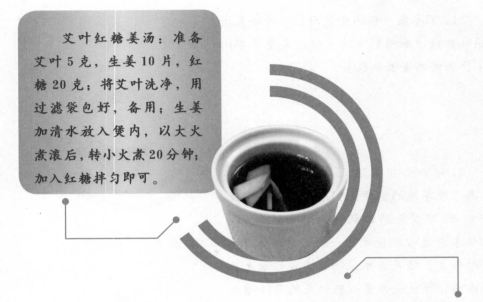

艾叶红糖姜汤：准备艾叶5克，生姜10片，红糖20克；将艾叶洗净，用过滤袋包好，备用；生姜加清水放入煲内，以大火煮滚后，转小火煮20分钟；加入红糖拌匀即可。

此茶可逐寒湿，补气血，暖子宫，并提升子宫兴奋度，有助孕的功效。

## 孕妈妈经验分享

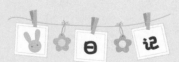

我结婚后，因为工作忙不想要小孩，后来工作轻松了一些，想要个小宝宝，却接二连三地流产。这期间我们想尽一切办法保胎，把之前生活中的一些不良习惯都戒掉了，连我最爱的咖啡也不喝了，就连1千克重的东西丈夫都不让我拿，最后，医生告诉我们，危险期过了，我真是太开心了，好期待小宝宝的到来。

# 十分钟干货分享

咖啡因作为一种能够影响女性生理变化的物质可以在一定程度上改变女性体内雌性激素与妊娠激素之间的关系，从而间接抑制受精卵在子宫内的培植。

咖啡因是食物中普遍存在地元素，所以每天摄入的咖啡因会比你想象得更容易。在我们平时喜欢的食物中到底存在多少咖啡因呢？除了咖啡外，很多食物中都含有咖啡因，例如：茶、苏打水、巧克力和一些 OTC 药物等。

为了胎宝宝的健康，备孕期夫妻两人就应减少咖啡因的饮入量，并以健康安全的饮品进行代替，例如：白开水、鲜榨果汁等。

**Marcus Warner — The First Few Waves**

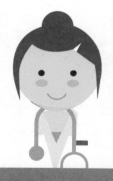

医生私房话

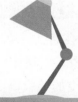

现代人喝咖啡已经成为一种生活习惯，要说马上戒掉可能不仅是心里不习惯，就连生理上都会不习惯。马上戒掉咖啡会让人精神萎靡，做什么事情都提不起精神，这样也不利于备孕，所以，如果备孕爸妈有咖啡瘾的话，可以循序渐进，找其他饮品代替。成功戒掉后再怀孕。

## 注意

备孕期间，在饮食方面还需要注意禁食以下食物：一是辛辣刺激的食物，辛辣刺激的食物会刺激到人们的消化肠道，易引发便秘等情况发生；二是高糖食物，避免因为高糖而影响糖代谢紊乱，避免孕期糖尿病的发生；三是腌制的食物，腌制食品内含亚硝酸盐等，对身体很不利。

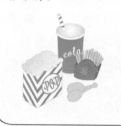

59

## 孕典

心肌梗死：是冠状动脉闭塞，血流中断，使部分心肌因严重的持久性缺血缺氧而发生局部坏死。怀孕后，因为血容量的增加，心脏工作量增大，孕妈妈本身就会出现一系列酷似心脏病的症状，如心悸、气短、踝部浮肿、乏力、心动过速等。如果孕妈妈再患有心梗，将不利于胎宝宝的生长。

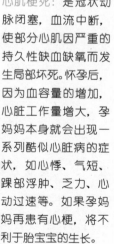

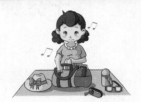

学习任务 〉　了解职场备孕爸妈在工作中的解压方法。

备孕重点 〉　了解备孕期不适合做哪些工作。

## 快乐孕育 + 备孕期的工作

当人体处于良好的精神状态时，精力、体力、智力、性功能都处于高峰期，精子和卵子的质量也高，此时受精的胎宝宝素质好，有利于优生。

但是，有些育龄女性因为担心自己在生育后不能保住自己现在的职位，不敢轻易怀孕。事实上，这种担忧是多余的。你知道吗？有不少女性在孕育宝宝的同时，还发展了自己的事业，并在孕育宝宝后使自己的事业更加成功。那么，在工作中，如何做好备孕工作呢？

### 首先，正在做以下工作的备孕妈妈，最好向单位申请调换工作

1. 经常接触铅、镉、汞等有害物质的工作；
2. 高温作业、振动作业或噪声过大的工作；
3. 接触 X 线照射或其他电离辐射的工作；
4. 密切接触化学农药的工作。

另外，在许可的范围内，备孕妈妈还可以与同事协调一下工作的项目。

### 其次，保持良好的精神状态是备孕成功的重要因素

工作期间，难免会遇到不舒心的事，而情绪不好很可能导致内分泌的改变，使身体机能受到不良影响。现代生活节奏快，生活或者工作中处处都有着不小的压力，但是在压力大的情况下受孕的话对宝宝的健康很不利。

### 最后，夫妻双方要及时沟通

不管是在工作中还是在生活中总会遇到不如意的事情，在备孕期，夫妻双方要更加关心对方，出现任何问题都要及时沟通。经常处于高压力和紧张的环境中，女性的生活会受到干扰，从而影响自身新陈代谢，进而降低女性的排卵能力。对于男性，高压力和紧张会导致精子等出现异常，不利于备孕。

# 拓展延伸+缓解工作压力

在快节奏的现代工作环境中，工作造成的精神压力巨大是常见的。由于女性心理的特点，如果不能及时排解压力，造成精神抑郁的可能性很大。如果不学会合理排解、发泄自己的情绪，将很难适应现代城市的工作。

| | |
|---|---|
| 在工作中要学会自我调节 | 自我安慰，同时不要拘泥于个人的小天地而患得患失，力争经常参加文体活动来调节精神生活，消除心理紧张，开阔心胸。 |
| 多运动也是帮助缓解压力的方式 | 跑步、瑜伽、散步、游泳等运动都是化解不良心态的最有效的方法之一。 |
| 与他人进行愉快的交往 | 与人愉快交往可以有效地表达自己的需要和感情，更好控制自己的生活，这种感觉可以避免抑郁情绪的产生。 |
| 晒太阳也可改善抑郁症 | 多晒太阳能振奋精神；另外，赏花草、听音乐、观山水等都可改善心情，帮助自我调节。 |
| 合理发泄能使精神轻松一些 | 发泄的形式多种多样，至少掌握三种可以让自己精神轻松起来的方法，成为一个排解心理压力的积极实践者。 |
| 在工作中发现乐趣 | 这样不仅工作效率大大提高，自身乐观态度还会影响周围的人。可以提升自己在同事与领导心目中的美好形象。 |

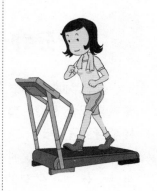

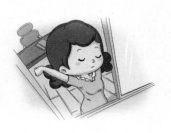

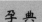

**孕典**

X射线：X射线具有很高的穿透本领，能透过许多对可见光不透明的物质，如墨纸、木料等。这种肉眼看不见的射线可以使很多固体材料发生可见的荧光。X射线也是游离辐射等这一类对人体有危害的射线，女性在备孕期正是调理身体的时候，最好不要长时期接触X射线，不利于备孕。

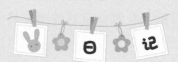

我原来以为胎宝宝对世界是完全陌生的，可后来的事情却让我大吃一惊。原来，我怀孕后，正遇上丈夫外调，我每天都对腹中的小宝宝说关于宝宝爸爸的事情，坚强的我在思念中顺利地生下了儿子。当丈夫回来庆贺时，我对儿子说："看，这就是最爱我们的爸爸。"这时，小宝宝竟然在妈妈的怀里对爸爸露出了甜甜的笑容。可见，胎宝宝是可以通过妈妈来感受外界的爱。

## 十分钟干货分享

现代女性工作、生活的压力较大。在职场上她们叱咤风云，担当着社会责任；在家里，她们又要求自己能上得厅堂，下得厨房。然而过度的劳累和过大的压力会导致内分泌紊乱，引发妇科疾病，甚至导致不孕。

为避免出现这种情况，准备要孩子的备孕妈妈们，要学会减负，要合理地调整和安排自己的工作、生活，例如在受孕的前半年不要过于劳累，尽量避免上夜班、以保证充足的睡眠和休息等。

此外，还要学习多种减压方式。在备孕期，轻松无忧的心态更容易受孕成功。

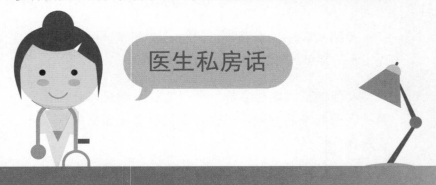

医生私房话

健康的心理状态与受孕是彼此相依、不可分割的。备孕妈妈要想受孕成功，要保持良好的情绪。因为情绪不好可导致性欲下降，使阴道酸性较高，不利于精子的存活，进而不利于受孕。不良情绪也会使男子出现阳痿、早泄或无性欲等，以致无法进行性生活而不孕。所以备孕爸妈应互相体贴、谅解，即使在工作中遇到不顺心的事情，也要经常保持乐观情绪，切勿因工作或家庭琐事频繁吵闹，这样更不利于受孕。

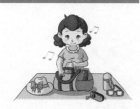

 ## 快乐孕育 + 良好睡眠的重要性

随着现代都市生活节奏的加快，有很多人都有睡眠不足的情况。众所周知，睡眠充足才能更好地迎接生活的挑战，对于备孕妈妈来说良好的睡眠对健康更重要。

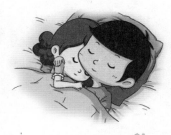

充足的睡眠是人体生命活动所不可缺少的，也是解除疲劳，恢复体力和精力所必需的。可是，有的准妈妈却错误地认为，多睡有益健康，以致有机会就赖在床上不起来，使睡眠时间大大超过需要，这是一种不良习惯。长此以往，将损害身心健康。

| | |
|---|---|
| 内分泌 | 睡眠不规律会影响体内激素分泌的平衡。人的生活规律与体内激素分泌是密切相关的，生活及作息有规律的人，体内激素的分泌才能平衡，通常，激素分泌早晨至傍晚相对较高，而夜晚至黎明相对较低。 |
| 生物钟 | 如果平日生活较规律，逢节假日贪睡，就可能扰乱体内生物钟的时序，使激素水平出现波动，影响健康，所以必须注意睡眠时间的均衡，保持良好的生活规律。 |
| 呼吸系统 | 清晨卧室内空气较为混浊，容易损害呼吸系统，诱发感冒、咳嗽、咽喉炎及头昏脑胀等。 |

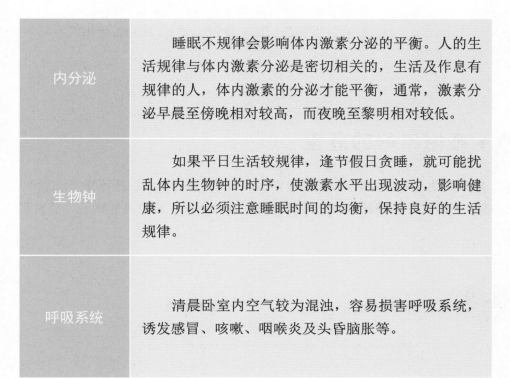

63

**孕典**

新陈代谢：它包括物质代谢和能量代谢两个方面。日常最简单的物质代谢是指人体日常的进食与排泄过程。人们常常误解说晚上新陈代谢变得缓慢，如果不进食，会加速减肥，其实不是这样的。晚间不进食之后体重会减少，完全是因为他们减少了总热量的摄入，而不是因为他们提前补充热量的缘故。在天黑前摄入你一天所需的热量并不会加快减肥的速度，除非所摄入的热量低于自己所需。

<table>
<tr><td rowspan="2">孕典</td></tr>
</table>

| | |
|---|---|
| 肠胃 | 经过一个晚上，腹中空空，已出现明显的饥饿感，胃肠道准备接纳、消化食物，分泌各种消化液。这时如果赖床不起，势必打乱胃肠功能的规律，时间一长，胃肠黏膜将遭到损害，容易诱发胃炎、溃疡及消化不良等疾病。<br>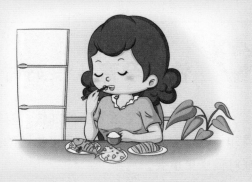 |
| 新陈代谢 | 人在床上躺着，尤其是入睡后，新陈代谢降低，能量消耗减少，特别是现在生活水平提高，营养丰富，如果睡觉时间超过正常需要，就会使体内能量"入大于出"，以脂肪的形式堆积于皮下，这对备孕相当不好。 |

记忆力：睡眠对于大脑健康是极为重要的。按照一般的观点，睡眠是消除大脑疲劳的主要方式，如果长期睡眠不足或睡眠质量太差，就会严重影响大脑的机能，本来是很聪明的人也会变得糊涂起来。很多人患上了神经衰弱、记忆力下降等疾病，大多就是因为严重睡眠不足引发的。

 **拓展延伸** + 睡眠不好的危害

　　睡眠不好，经常熬夜，黑白颠倒，会导致备孕妈妈的排卵没有规律，甚至还会造成不排卵。此外，熬夜还会损伤身体健康，除了影响次日的精神状况，还会造成免疫力下降，减少男性精子的数量和活力，不利于备孕。

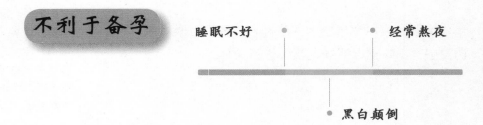

不利于备孕　　睡眠不好　　　经常熬夜

黑白颠倒

## 减少熬夜的伤害

1. 按照正常时间进餐，保证晚餐具有很高营养，并多吃一些含有大量维生素C或胶原蛋白的食物。此外，晚餐还应该多吃一些具有补充大脑营养的鱼类食品。

2. 在晚上按时清洁皮肤。通常皮肤在晚上10点或11点就会进入保养状态。无论在几点睡觉，都应该在皮肤进行保养前将其清洁干净。

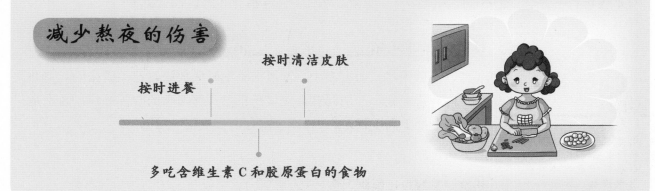

减少熬夜的伤害

按时清洁皮肤

按时进餐

多吃含维生素C和胶原蛋白的食物

## 改善睡眠质量

1. 将室内温度调解到舒适的程度。

2. 选择令自己感到舒适的床。

3. 选择高度为10～15厘米的枕头。

4. 睡觉前，让自己的情绪放轻松。

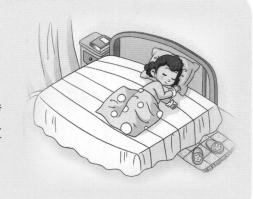

研究表明，人体内的各部分机能在夜间0～4点运转最缓慢，所以，在0点时身体处于最好的睡眠状态，但这要求睡眠者在11点半左右就上床睡觉。另外，若有条件，最好在中午休息半小时。

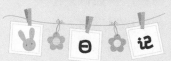

孕妈妈经验分享

日记

自从怀了孕，我就总告诫自己一定要做好胎教，听音乐怕听少了，抚摸怕时间长了等。后来才知道放松心情、吃好、喝好、睡好才是最关键的。这样，我就不把胎教看得过重，很轻松地去对待，不然胎教太多，宝宝也会累的。

# 十分钟干货分享

开始备孕以后，虽然心理上已经做好了要宝宝的准备，可是工作上的压力一点儿没减轻，生活中该处理的事情也是一大堆，身体仍然处于"打仗"的状态。长此以往，夜晚睡眠质量也不高，这样不仅不利于备孕，也不能及时排净身体毒素。那么，怎样拥有好的睡眠质量呢？

### 首先是要放松心情

不管平时压力有多大，都要在睡眠时间放松自己，紧张的心情并不能解决问题，一切问题都应该在自己头脑清晰的时候处理，而不是要时刻处于高压状态。

**注意**

电热毯可以产生很强烈的电磁辐射，所以，备孕爸妈最好不要使用电热毯，如果必须使用，应在睡觉前打开电热毯预热，睡觉时关掉。

### 其次，掌握自己睡眠习惯

每个人的睡眠习惯不一样，有的习惯在安静的环境下进入睡眠，有的喜欢听着舒缓的音乐进入梦乡，或者是点上自己喜欢的熏香，这些小习惯都有助于睡眠。

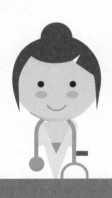

## 医生私房话

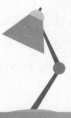

其实并非一定要早睡早起才能保证睡眠充足。睡眠充足的表现是醒来后头脑清晰、精力充沛。如果能够保证每天有相同的作息时间和 8 小时左右的睡眠时间，形成一套属于自己的生物钟，就能做到睡眠充足。至于什么时候入睡，什么时候起床，完全可以根据自己的具体情况设定。

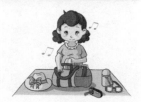

## 快乐孕育 + 美发、美甲的危害

爱美是每个女人的天性，就连要做妈妈的女人也不可避免。但是不正确的爱美不仅不会让自己散发健康的美丽，还会给未来宝宝的健康造成不良影响。

### 美发

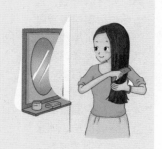

一些女性在备孕期间也会去美容院做定期的美容美发护理，虽然说正规美容院都会有安全的消毒杀菌措施，但是也没有非常确凿的科学依据可以断定这些化学物品就是安全的，所以有许多女性在孕期头三个月都会选择不染发。

当然，只有当染色剂接触到头皮时，才会被吸收到人体中，所以如果能够只在头发外层而不是从里到外将头发整体都进行染色，则会将潜在危害的风险降低一些。但是，要不让染色剂接触到头皮恐怕很难，而且备孕期是对外界刺激很敏感的时期，此时备孕妈妈若感到不适，那么受孕时机就要往后推。

### 美甲

也有的备孕妈妈说，在孕期涂抹指甲油或进行美甲彩绘等同样是安全的，那么备孕期美甲肯定也是没有问题的。一般美甲使用的物质在使用时具有溶解性，在没有对此类物质进行安全鉴定的时候，是不能确定它的安全性的。平时每个人所使用的此类物质剂量是非常小的，即使是有副作用，也不足以对人体构成任何威胁。但是在敏感的备孕期，不建议备孕妈妈冒这样的风险。

**美甲的危害**

1. 美甲时去指甲小皮、锉指甲，将指甲上靠近月白处、蒙在指甲上的皮肤锉薄，甚至去除，这对指甲本身也会造成伤害。

2. 指甲表层有一层像牙齿表层釉一样的物质，能保护指甲，成为屏障。表面锉薄后，保护作用减弱，细菌、真菌和微生物很容易侵染人体。

3. 频频美甲，还会使指甲颜色变暗、变灰，最终导致指甲周围指肉红肿流脓。如果感染状况严重，会迅速化脓，形成甲沟炎。

## 拓展延伸 + *如何正确"爱美"*

尽管没有直接证据表明备孕女性染发和美甲对胎宝宝有危害，但是染发剂中含有的福尔马林之类有毒物质会影响身体健康。因此，备孕的女性最好不要烫发、染发。另外，在护发的过程中，也要讲究方法。

| | |
|---|---|
| 护发 | 使用刺激性小的洗发水。如果头发特别油腻可以增加洗头次数，或使用婴儿洗发精来代替成人洗发水。 |
| 简单的发型 | 如果怕梳理的麻烦可以保持短发等易打理的发型，使头发美观而健康。 |
| 面部的保护 | 备孕期间，切勿浓妆艳抹，常规地护理皮肤即可。<br>清洗面部至少一天一次。可选用适合自己皮肤的洁肤乳，避免使用肥皂。因为肥皂粗糙，含碱，不适合面部皮肤。<br>用温和的清洁面膜。可以彻底清洁油性皮肤，清除毛孔污物，干性皮肤要充分保湿，可使用湿润霜，保持皮肤的水分，防止干燥斑的出现。 |

**孕典**

指甲油：指甲油中普遍含有"酞酸酯"，长期使用很可能导致流产和胎宝宝畸形。这种无色无味的油状液体可通过皮肤、呼吸道及消化道进入人体，积蓄在脂肪组织里，不易排出。如果人体内残留浓度高，会危害肝、肾、心血管和生殖系统，进而影响人体内分泌功能。

68

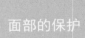

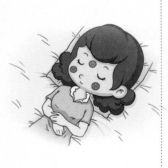

| | |
|---|---|
| 肌肤的防晒 | 在出门前可以使用防晒霜，涂于皮肤的暴露部位，以防太阳紫外线的损害。另外要涂上润唇膏，保护嘴唇，避免干燥，防干裂。 |
| 手和脚的护理 | 备孕期间，最好不要留长指甲，尽量剪短且要保持清洁。晚上可以采取温水泡脚或洗澡，洗完澡后再用护脚霜等按摩足部，这对解除疲劳很有帮助。另外，要经常剪脚趾甲，但不要剪得太短，和肉平齐即可，否则会向内生长。 |

**孕典**

甲沟炎：指甲除游离缘外，其余三边均与皮肤皱褶相接，连接部形成沟状，称为甲沟。甲沟炎多因甲沟及其附近组织刺伤、擦伤、嵌甲或拔"倒皮刺"后造成。虽然慢性的甲沟炎并不会影响怀孕以及胎宝宝，但是指甲的疼痛并不好受，也会影响心情，不利于轻松备孕。

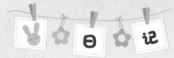

为了让自己既拥有一个健康可爱的小宝宝，又不失去美丽的容颜，我并没有放弃孕期皮肤保养。由于香熏和精油可能导致流产；美白产品对胎宝宝也有危害；彩妆又大多含铅。因此我选了一些孕妇专用或婴幼儿专用的护肤品，并且每天用防妊娠纹油轻轻地按摩腹部、腿部等易出现妊娠纹的部位。这样，我的皮肤还不错，产后基本恢复如初。

69

## 十分钟干货分享

爱美是女人的天性，备孕期的女性当然不会例外的想去保持美丽。因为在备孕期，很多备孕妈妈因此会更多地注意仪容整洁，有的还特别注重美容护肤。不过，基于安全性考虑，有几种美容是备孕妈妈不要轻易尝试的。

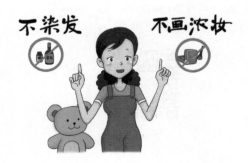

不染发　　不画浓妆

1. 脸上出现闭口粉刺，应注意清洁。一些女性皮肤较为敏感，会对新的化妆品产生过敏，所以备孕期不要更换以往常用的护肤品，以免皮肤不适应。遇到皮肤问题应该去找皮肤科的医生寻求帮助，不要盲目用药。

2. 一些功能性的护肤品以及抗衰老的产品不适合在备孕期使用，备孕期做好补水保湿工作即可。

3. 备孕妈妈不应该涂指甲油，并尽量少用口红。指甲油、口红都会对人体产生直接接触，不适合备孕妈妈使用。

4. 去医院作检查时，尽量不要化妆。因为化妆品可掩盖备孕妈妈的脸色，影响医生的正确判断。

5. 备孕妈妈应该禁止烫发，最好在怀孕的头三个月前禁止染烫。

**注意**

为了自己将来的宝宝能够健康的成长，妈妈无论付出什么都会是值得的。如果因工作或者其他原图必须要进行化妆，备孕妈妈要选择纯植物的化妆品，或者找医生进行咨询。

医生私房话

女性在备孕期也是爱美的，但是要注意方法。有些妈妈觉得脸油就会刻意多洗脸，或者用清洁力过强的洗面奶，因为洗脸次数多或用清洁力过强的洗面奶会损伤面部角质层，使皮肤变得敏感，应使用专为准妈妈设计、性质温和的洗面奶是最好的选择。这些产品一来对肌肤刺激小，二来洗完后感觉滑滑的很滋润，在肌肤表面拉起了一层保护膜，能抵御外界环境的侵蚀。

**Secret Garden - The promise**

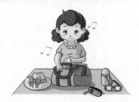

 **快乐孕育** + 药物的危害

大家都知道怀孕期的女性有很多药都是不能吃的，但是在备孕期，药物也不能乱使用，所以备孕期的夫妻要对此进行详细的了解。

## 备孕期不注意使用药物会造成哪些危害呢？

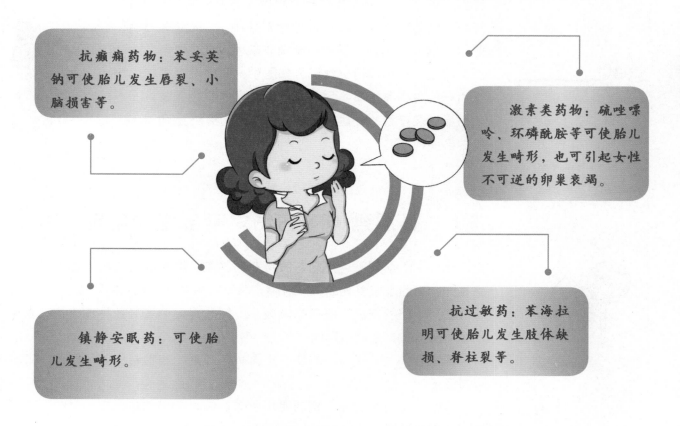

抗癫痫药物：苯妥英钠可使胎儿发生唇裂、小脑损害等。

激素类药物：硫唑嘌呤、环磷酰胺等可使胎儿发生畸形，也可引起女性不可逆的卵巢衰竭。

镇静安眠药：可使胎儿发生畸形。

抗过敏药：苯海拉明可使胎儿发生肢体缺损、脊柱裂等。

此外，备孕期男方若在受精时错误用药可导致胎宝宝体重减轻，新生儿死亡率增加。

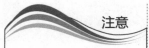

**注意**

停药三个月后再考虑怀孕应注意排卵期同房，不要吃辛辣刺激食物为好。

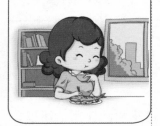

**注意**

妊娠早期被认为是药物致畸作用的敏感期。受精卵 3～8 周为胚胎期，从第 4 周起，胚胎的器官开始发育，而这一时期孕妈妈往往感受不到怀孕的症状，此时使用药物易干扰胚胎组织细胞正常分化。

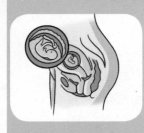

那么备孕期该如何服用药物才能避免对胎宝宝的危害呢？

首先，使用避孕药的夫妻，如果是口服复方短效避孕药，停药后可立即怀孕，因为此避孕药中第三代孕激素含量低，不影响子代的生长和发育，而长效避孕药内含激素剂量与成分有很大的不同，应在停药后 6 个月后再怀孕。因为服用紧急避孕药会对生育有一定的影响，而紧急避孕失败而怀孕的话，有可能造成孕妇流产或使胎儿发生畸形，从优生角度看，一般不建议保留胎儿。

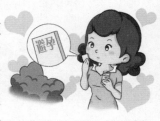

其次，激素类药物、某些抗生素、止吐药、抗癌药、安眠药等，都会对生殖细胞产生一定程度的影响。有长期服药史的女性一定要咨询医生，才能确定安全受孕时间。

在计划怀孕期内需要自行服药的女性，一定要避免服用药物标识上有"孕妈妈禁服"字样的药物。

如果在不知孕情的情况下服了药，先不要急着终止妊娠。因为在怀孕期间也有相对服药安全期（停经前 3 周胚胎未形成以前危险相对较小），况且有些 A 类和 B 类药物对胚胎的影响非常小。这时你需要做的是，将用药情况详细告知医生，医生可以根据用药的种类和性质、用药时胚胎发育的阶段、药物用量以及疗程的长短等来综合分析是否有终止妊娠的必要。

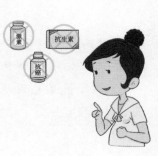

##  拓展延伸 + 药物对胎宝宝的危害

除了在备孕期不可以随意服用药物，在孕期更要对药物的使用进行严格控制。在胎宝宝发育的不同时期，服用药物对其有不同的影响。

在受精卵着床前期服药影响较小，除非母体中毒导致早期流产，否则不会对胎宝宝产生过多影响；

受精后 2～8 周为胚胎期，是器官形成期，药物若伤害了胚胎，重则可导致流产，轻则致畸；

器官发育阶段：在这期间服用致畸药物可造成相应器官的畸形，并可造成多发性畸形。

## 胎儿器官发育时间表

神经系统 15 ~ 26 天

心脏 20 ~ 40 天

眼 24 ~ 39 天

四肢 24 ~ 46 天

外生殖器 36 ~ 55 天

妊娠 9 周以后进入胎宝宝期，中枢神经系统及生殖系统进一步发育，多数器官已形成，药物的反应主要不是致畸而是毒性反应。

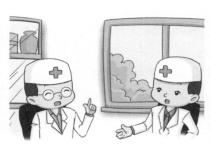

如果因生病而必须用药时，应在医生的指导下，选择对胎宝宝无影响或影响最小的药物，便可避免不良后果，也可以在医生指导下使用一些平补中药或是食疗的方法。

此外，在一次不成功的妊娠之后，不要在短时期内再次怀孕。不仅是备孕妈妈的身体复原需要时间，在体内药物、毒素没有完全排除的时候怀孕也不利于胎宝宝的健康成长。

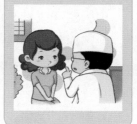
73

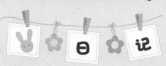

## 孕妈妈经验分享

我是多囊卵巢综合征患者，经过 3 年治疗才有幸怀孕，只重视营养补充，没有注意妊娠知识的掌握，忽视了孕期浮肿现象，最后不得不流产。现在想起来好后悔，劝孕妈妈一定要多一点妊娠知识，出现异常现象要及时就诊。

## 十分钟干货分享

除了在备孕期用药要谨慎之外，还有很多事情是需要备孕爸妈格外注意的：

## 受孕前半年要完全停止服用避孕药

口服长效避孕药的准妈妈，最好在停药 6 个月后再怀孕。因为口服长效避孕药中的雌激素和孕激素会对胎宝宝性器官产生一定的影响，在此期间可用避孕套进行避孕。如果口服复方短效避孕药停药后可立即怀孕。放置宫内节育器的在取出后，应等 2～3 次正常月经后再受孕。如服用避孕药失败怀孕，或怀孕后又服用了避孕药，应尽早去医院检查，听取医生建议是否继续妊娠。

## 不要在受孕前接触放射性物质和剧毒性物质

如果在怀孕前透过视，或接触过剧毒物质，比如农药、生化品、涂料或在有害气体的环境中工作、生活过，无论是准爸爸还是准妈妈，都必须在完全脱离接触性放射性物质和剧毒性物质环境后的 3～6 个月以上才可受孕，因为生殖细胞对 X 线和剧毒物质的反应非常敏感，如果这些物质在体内没有消除干净，极易生出畸形胎宝宝。

## 不要在早产、流产或清除葡萄胎后立即受孕

如果刚刚经历过一次不成功的妊娠，造成了早产或流产，那么至少要等 3 个月后再怀孕。因为流产或早产后子宫内膜受到创伤，需要 3 个月左右的时间恢复，如果立即受孕，容易再度流产而形成习惯性流产。如果怀的是葡萄胎，那么在清除后，至少要定期随访两年，在这段时间内尽可能不要受孕。

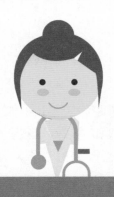

医生私房话

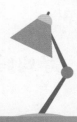

有很多备孕女性有这样的疑问"经常服用避孕药会不会对身体有伤害，以后不能要孩子了？"其实，目前短效避孕药非常安全，几乎无副作用。市面上的短效避孕药有很多药厂生产，主要分为国家免费发放的、自费药品、国产药进口药。

# 第二篇　怀孕了

生命的种子已经开始在妈妈体内生根发芽，孕妈妈踏上了孕育生命的路程。10 月怀胎的过程中，有辛苦有忐忑，但更多的是奇妙与甜蜜。对新生命的期盼，对未来生活的期许，幸福的憧憬将充盈整个孕期。

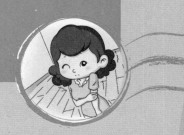

孕妈妈为了提供胎宝宝生长和发育所需要的各种维生素，就必须摄入比没怀孕时更多富含维生素的食物。如果不增加维生素的摄入量，不仅影响孕妈妈的健康，还会影响胎宝宝的生长发育。

## 主要维生素摄入

| | 作用 | 富含食物 | 注意事项 |
|---|---|---|---|
| 维生素A： | 维生素A有保护皮肤、细胞膜，增强对细菌的抵抗力的作用。 | 动物性食物：动物肝脏、蛋黄、牛奶、干酪以及鱼类等。植物性食物：胡萝卜、南瓜、菠菜、甜椒、柑橘、西红柿等。 | 维生素A不足，胎宝宝骨骼发育不良，也容易患夜盲症，严重不足时还可能造成流产。 |
| 维生素B： | 维生素$B_1$：促进糖质代谢，助消化吸收和通便。维生素$B_2$：促进乳汁分泌，促进发育；维生素$B_{12}$：有助于造血和肝功能发育。 | 维生素$B_1$：谷类、荞麦面、花生、豆类山芋和动物肝脏等；维生素$B_2$：牛奶、蛋类、青菜等；维生素$B_{12}$：动物肝脏等。 | 缺维生素$B_1$：可能出现浮肿、脚气、神经炎，甚至流产；缺维生素$B_2$：胎宝宝发育不良；缺维生素$B_{12}$：贫血。 |
| 维生素C | 肾脏、卵巢、胎盘等组织贮藏有较充足的维生素C时，能够很好地维持激素的分泌，促进胎宝宝骨骼生长和造血器官的发育，使胎宝宝能抵御感染，并能促进铁质的吸收。 | 主要是新鲜的水果和蔬菜，如柠檬、柑橘、芹菜、西红柿、甜椒、菜花、菠菜、白菜、豆芽菜等，此外还有动物肝脏等。 | 维持妊娠的激素分泌不充分，就会造成胎宝宝发育不良，而导致死胎、早产、流产等，还会影响孕妈妈的身体健康。 |

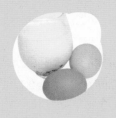 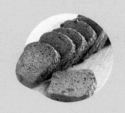 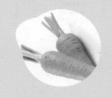 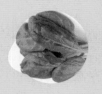

| | 作用 | 富含食物 | 注意事项 |
|---|---|---|---|
| 维生素D | 能帮助钙的吸收，是孕妈妈不可缺少的营养物质。 | 鱼干、鲱鱼、蛋黄、黄油、冬菇等。 | 要获得足够的维生素D，需要进行日光浴。维生素D不足会引起胎宝宝骨骼软化症、佝偻病，使胎宝宝发育不良。但维生素D摄取过多又会导致中毒症，还会产生食欲不振、呕吐等症状。 |
| 维生素E | 是维持孕妈妈怀孕期间所需的黄体激素不可缺少的物质。 | 牛肝、兔肉、蛋、黄油、白菜、菠菜、花生等。 | 缺少维生素E会发生胎盘发育不良，引起流产。 |
| 维生素K | 促进血液正常凝固。 | 卷心菜、紫菜、菠菜、胡萝卜、白菜、西红柿、肝、鱼、蛋、豆酱等。 | 维生素K不足，就会出现分娩期大出血，新生儿也有可能发生出血。 |
| 叶酸 | 叶酸是胎宝宝中枢神经系统发育所必需的，尤其是在妊娠最初数周内更为需要。 | 植物性食物：菠菜、芹菜、菜花、土豆、莴苣、蚕豆等。水果类如梨、柑橘、香蕉、柠檬以及坚果类等。动物肝脏、肾、蛋类、鱼类等。 | 叶酸摄入不足时，对细胞分裂与增长产生影响，更为严重的是导致胎宝宝神经管畸形，如神经管闭合不全、无脑儿、脊柱裂等。但大量服叶酸也有不良反应，所以应在医生指导下合理服用。 |

# 第一章 孕1月（1～4周）

怀孕第一个月的时候，很多孕妈妈还意识不到自己已经怀孕了。这时候怀孕初期的症状就显得尤为重要。怀孕了，首要的一点就是经期推迟，其次，有的孕妈妈会出现感冒发烧的症状，还有的孕妈妈会嗜睡。那么到底如何确定怀孕以及怀孕后到底有什么其他症状呢？一起来看一下吧。

## 第一节 怀孕了，是男宝宝还是女宝宝

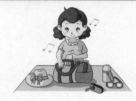

| 学习任务 ▷ | 学习怀孕第一个月时胎宝宝和孕妈妈的身体变化。 |
| --- | --- |
| 怀孕重点 ▷ | 了解怀孕第一个月需要注意的事项。 |

### 快乐孕育 + 胎宝宝和孕妈妈的身体变化

受精成功之后，尽管在子宫内膜上着床的胚芽很小，但是它正以极快的速度生长着——胎宝宝正式在妈妈子宫内安家落户了。但是刚开始怀孕的时候，孕妈妈是没有感觉的，但在这貌似平静的日子里，无论是胎宝宝还是孕妈妈，生理上都在发生着本质的变化。

胎宝宝的身体变化

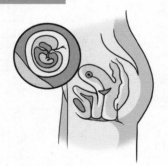

实际上受精卵在孕3周才开始形成，在孕4周完成着床，此时羊膜腔才形成，但体积很小，B超还看不清妊娠迹象。

➕ 怀孕第1周时：处于怀孕准备阶段。

➕ 怀孕第2周时：卵细胞发育成熟，迎来排卵期。

➕ 怀孕第3周时：受精卵形成。

➕ 怀孕第4周时：受精卵在子宫内着床，羊膜腔形成。

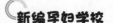

刚怀孕1个月，在身体外形上，孕妈妈并没有太大变化，在身体内部却在慢慢的发生一些改变：

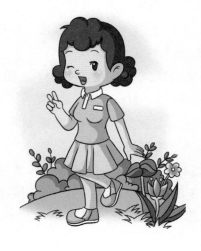

卵巢开始分泌黄体激素；

乳房稍变硬，有胀感

乳头颜色变深并且变得很敏感

乳晕扩大，颜色加深

怀孕1个月了，但是怀孕月份是怎么确定的呢？计算怀孕是按照月经周期来计算的，也就是说月经的第一天，同时也是孕妈妈怀孕的开始。通常以月经周期为28天来说，女性下次月经开始往前数14天为排卵期，排卵期的这几天是决定女性是否成功怀孕的关键时期。

虽然说受精成功，但是这时的孕妈妈是感受不到自己怀孕。一般情况下，大概在怀孕后的35天，也就是受精成功后的第5周时，孕妈妈才会有所感受。

所以，当备孕妈妈察觉到自己的经期推后了，不妨做一个妊娠测试，并计算一下从最后一次月经到现在的时间，就可以知道自己怀孕的具体时间了。

# 拓展延伸 + 胎宝宝的性别

"男孩还是女孩？"这永远都是孕妈妈知道自己怀孕后最想知道的事情。其实在精子与卵子相遇形成受精卵的那一刻就已经决定了胎宝宝的性别。

人类每一个体细胞内均有46条染色体，其中23条来自父亲，另外23条来自妈妈。也就是说，孩子从爸爸妈妈身上各得到50%的遗传物质。

在46条染色体中，只有2条起决定性别的作用，故被称为"性染色体"。

男性的性染色体为XY，女性为XX。胎宝宝从妈妈那儿只能得到X染色体，从父亲那儿可以得到X染色体或者Y染色体。

如果得到X染色体，那么胎宝宝染色体核型就是46,XX，在胚胎第8周的时候就不会出现睾丸发育，所以将来发育成女性。如果从父亲那儿得到的是Y染色体，那么宝宝的染色体类型就是46,XY，在胚胎第8周就可以出现睾丸发育，在第15周完全形成。所以将来发育成男性。

由此可见，染色体Y决定男性性别，具有Y染色体的人就发育成男性。

事实上，孩子从父亲那儿得到X或者Y染色体的机会是均等的，所以发育成男性和女性的机会也是一样的。这种均等分配的原则，使得群体中男性和女性人数保持平衡的状态。

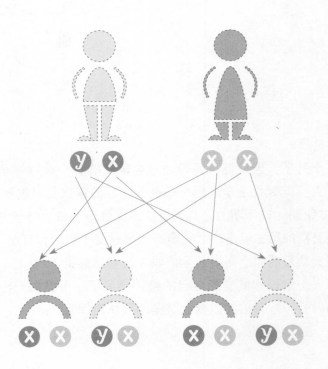

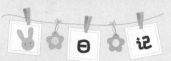

**孕妈妈经验分享**

怀孕前我和丈夫做了身体检查，一切还不错。医生给我们开了叶酸片，嘱咐我们一天一片，每天 400 微克，后来一切都很顺利，前几天用早孕试纸检测了一下，证实是怀孕了，老公很激动，马上就带我去医院检查了，我真的怀孕了，老公都喜极而泣！

## 十分钟干货分享

虽然在备孕期，夫妻双方对于怀孕都做好了心理准备，但是在怀孕初期，不管是准爸爸还是孕妈妈都不会有太多的感觉。孕 1 月是从孕妈妈最后一次月经开始算起，如果第二个月发生月经推迟的情况，那孕妈妈就应该使用试纸或者验孕棒测试一下。

孕 1 个月的胎宝宝从出现到进入孕 2 月会长至 0.2 厘米，重量 1 克左右。

孕妈妈不会出现太多明显的怀孕状况，如嗜睡、恶心、呕吐等早孕反应，但是身体内部的激素水平以及卵巢、乳房会发生变化，孕妈妈细心观察和感受，就会发现胎宝宝的悄悄到来。

胎宝宝的性别形成取决于准爸爸提供的染色体，也就是说在受精卵形成的那一刻，胎宝宝的性别已经决定了，在 15 周之后性别器官发育完整，所以孕妈妈想要准确的知道胎宝宝的性别就要等到 15 周之后。

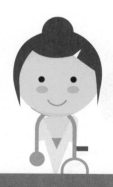

医生私房话

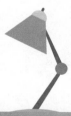

在备孕期间，夫妻双方要随时做好怀孕的准备。刚怀孕的时候，孕妈妈可能会有轻微的不舒服，有时会感到疲劳。计划怀孕的孕妈妈有可能意识到自己怀孕了，但大多数孕妈妈仍然意识不到自己已经怀孕。所以备孕妈妈一定要注意观察自己的身体状况，一旦发现有怀孕的征兆，就不要随便吃药，不要轻易接受 X 射线检查，更不要参加剧烈的体育活动。

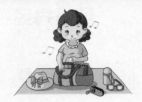

## 快乐孕育＋孕妈妈的饮食

**注意**

大多数怀孕女性在早期都或多或少的出现早孕反应，所以在怀孕初期饮食上要注意以下原则：
选择促进食欲的食物；选择容易消化的食物；想吃就吃，少食多餐；每天补充叶酸400～600微克。

82

　　孕妈妈的饮食营养问题，绝不是孕妈妈的营养加上胎宝宝的营养那样简单，因为随着胎宝宝的发育，孕妈妈的体内也会出现一系列明显的变化。所以，怀孕之后，要着重了解孕期对饮食营养的需求和如何摄取的问题。

　　孕妈妈在怀孕期间，不同的时期有不同的特点，因此，饮食原则也各有侧重。在怀孕期间，要从怀孕的第一个月起提供合理而全面的营养，特别是优质蛋白质的供给，还要适当增加热量的摄入，同时还要保证维生素和无机盐的摄入平衡。

**孕典**

孕早期：孕早期指的是怀孕第一周到十二周末期间。在孕早期，孕妈妈身体状况会有较大的变化，有的孕妈妈开始出现早孕反应（疲劳，乏力，嗜睡，食欲减退，恶心，呕吐等）。

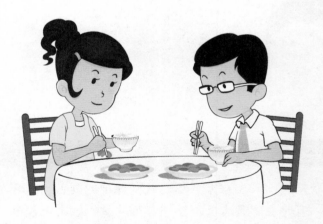

妊娠期是一个较为特殊的时期，因此，在饮食上更有着特殊的要求。对孕妈妈有益的食品可以适当多吃、常吃，但也不可过量。

## 适合孕妈妈食用的食物：

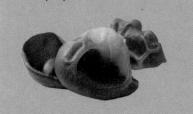

**木耳**

木耳有黑木耳和白木耳两种，有润燥利肠、凉血止血之功效，可滋肾益胃。但在早孕期不要多吃。

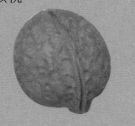

**核桃**

孕妈妈食用核桃仁，可促进胎宝宝骨骼、毛发和神经细胞的生长发育，还可提升孕妈妈自身免疫力。

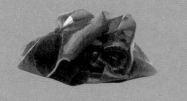

**海带**

海带属海藻类食品，碘的含量非常丰富。妊娠期孕妈妈需要补充足够量的碘元素。

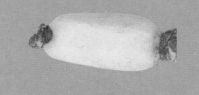

**莲藕**

鲜藕含有大量的糖类和丰富的钙、磷、铁以及多种维生素。以小火煨烂，有安神功效。

**注意**

怀孕早期是补充叶酸的关键时期，能预防胎宝宝的神经管畸形，日常可吃一些富含叶酸的食物，包括芦笋、梨、香蕉、豆类、西兰花、蛋黄、肝、菠菜、草莓、酸奶等。

83

**孕典**

免疫力：从生物学上来讲，是指抵御疾病发展的能力。孕妈妈属于特殊体质的人群，女性怀孕之后免疫力会下降，这就导致很多女性在怀孕初期，除了有常见的怀孕初期症状以外，还很容易发生感冒。

## 拓展延伸 + 不适合孕期的食物

怀孕后孕妈妈虽然要食补，但也有很多食物时不适合孕期食用的。

### 怀孕初期应慎食

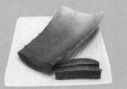

芦荟有兴奋子宫的作用，食用后会引起子宫收缩，造成怀孕初期的流产风险。

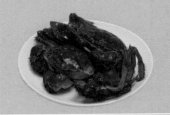

螃蟹性寒，多吃容易导致腹泻，且有活血化瘀之效。建议孕早期的孕妈妈不吃螃蟹。

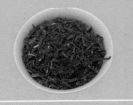

马齿苋既是草药又可做菜食用，其药性"寒凉而滑利"，对于子宫有明显的兴奋作用，能使子宫收缩次数增多、强度增大，导致流产。

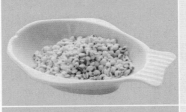

薏米属于药食同源，中医认为其"质滑利"，对子宫平滑肌有兴奋作用，可促使子宫收缩，可能会诱发流产。

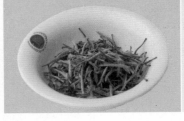

浓茶和咖啡含有大量的咖啡因，它会通过胎盘进入胎宝宝体内，使胎宝宝受到影响。

孕早期是胎宝宝生长发育最重要的时期，因此，合理调配饮食结构，科学的摄入饮食就成为这一时期孕妈妈的重要任务之一。

但是孕妈妈补充营养并非越多越好，适时、适量，营养均衡才是补充的最佳原则。应做到缺什么，补什么，缺多少，补多少，而且要荤素搭配，粗细配合，混合摄入，真正使机体处于营养平衡的良好状况。

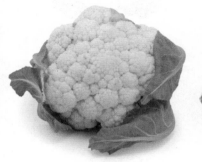 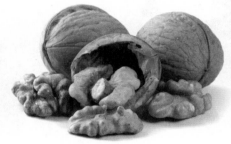 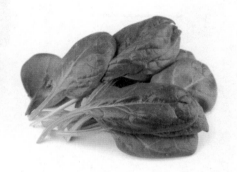

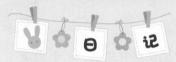

刚怀孕的时候不知道自己怀孕了。那段时间特别嗜睡，而且脾气也不好，动不动就发火，我老公也一直比较让着我，最后我妈妈看不下去了，问我是怎么回事，还让我去医院检查，这才知道自己怀孕了，老公特别开心，整天问我感觉怎么样，有没有不舒服什么的。

 ## 十分钟干货分享

人体所需热能的来源主要是碳水化合物，一般来讲，碳水化合物的总摄入量占总热量的60%～65%。

孕妈妈怀孕之后，母体基础代谢比以往升高，需要母体大量贮存脂肪，加之孕妈妈的活动耗能也高于以往，所以热能需要量比以往相应增加。

一般认为，孕妈妈在整个孕期总计需增加热量8万千卡。世界卫生组织早就根据孕妈妈不同孕期提出不同的热量增加标准：妊娠前期每日需增加150千卡，后期每日增加300千卡。

对于食物的摄取量大致是：

妊娠早期可每天300毫升牛奶加1个鸡蛋；妊娠中、后期再加75毫升牛奶。

此外，孕早期正是胚胎形成、器官分化、初具人形的时期，如果母体内锌含量不足，可影响胚胎发育和形成，引起胎宝宝畸形并容易引起妊娠并发症，所以孕妈妈要注意补充微量元素。

妊娠早期

妊娠中、后期

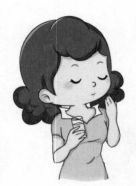

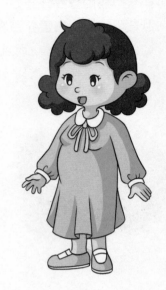

300 毫升牛奶 +1 个鸡蛋

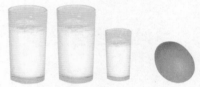

375 毫升牛奶 +1 个鸡蛋

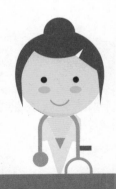

**医生私房话**

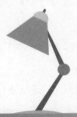

　　孕妈妈为了提供胎宝宝生长和发育所需要的各种营养元素，就必须摄入更多更丰富的食物，所以对于孕妈妈的饮食不可掉以轻心。如果孕早期出现饮食不当，不仅影响孕妈妈的健康，还会影响胎宝宝的生长发育。

# 第三节　孕妈妈要警惕宫外孕

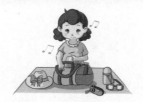

> **学习任务** 　了解什么是宫外孕。

> **怀孕重点** 　学习如何避免宫外孕，以及发生宫外孕了该怎么办。

## 快乐孕育 + 什么是宫外孕

在怀孕过程中也不都是一帆风顺的，如果备孕妈妈出现停经、阴道流血、腹痛下坠等典型症状，那就不一定是怀孕了，有可能是宫外孕。

受精卵在非子宫腔内着床，被称为"宫外孕"，宫外孕是异位妊娠，一般多发生于输卵管功能不全的备孕妈妈身上。如果宫外孕部位破裂出现内出血，会伴有恶心、呕吐、头晕、出汗、面色苍白或有便意感等情况，必须马上到医院进行检查治疗，否则可导致大出血、休克，严重者可危及生命。

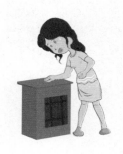

但是由于宫外孕的症状与某些疾病的症状相类似，因此备孕妈妈应注意鉴别，鉴别时可参考：

### 宫外孕与其他疾病鉴别一览表

| 疾病类型 | 宫外孕 | 阑尾炎 | 胆石症 | 肠扭转 | 肠套叠 |
|---|---|---|---|---|---|
| 症状表现 | 出现停经、阴道流血、腹痛下坠等典型症状，如果出现内出血，还会伴有恶心、呕吐、头晕、出汗、面色苍白或有便意等症状，严重者出现休克，危及生命。 | 产生的疼痛是从上腹部开始，逐渐移至右下腹，可伴有发热，右下腹麦氏点有压痛、反跳痛等症状。 | 有胆结石病史，而且多是右上腹痛。 | 突然出现持续性剧烈腹痛、伴阵发性加重，可放射至腰背部，无排气排便。 | 阵发性剧烈腹痛，而且常会大便带血，腹部可见包块。 |

**孕典**

麦氏点：是指沿盲肠的三条结肠带向顶端追踪可寻到阑尾基底部的地方。其体表投影约在脐与右髂前上棘连线的中外 1/3 交界处。麦氏点的压痛及反跳痛是临床上急慢性阑尾炎的重要体征。

## 拓展延伸 + 早孕试纸

很多孕妈妈都知道确认怀孕的时候要使用早孕试纸。早孕试纸是人们设计出来的一种方便女性检测自己是否怀孕的产品。在一般情况下，早孕试纸检测结果有两种：如果在试纸的对照区出现一条有色带（有的试纸显红色，有的试纸显蓝色），表示阴性，说明未怀孕；反之，如在检测区出现明显的色带，则表示阳性，说明已经妊娠。

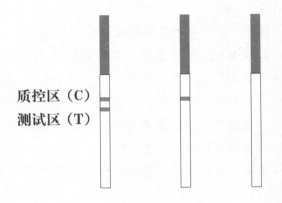

质控区（C）
测试区（T）

怀孕　　　未怀孕　　　无效

质控区是检验该试纸是否正常，只要质控区的线出现了，表示检测区的结果是大致正常的。如果质控区无线，表示该试纸无效，建议更换试纸。

检测区是你的试纸是否有反应。

使用早孕试纸这种检测具有快速、方便、灵敏、特异性高的优点。但早孕试纸只能作为一种初筛检查，不可过分信赖它。

因为早孕试纸只显示阳性和阴性的特征，如果是宫外孕、葡萄胎或绒毛膜癌等，也会出现阳性反应。如果孕妈妈确实是宫外孕的话，HCG 的水平没有宫内孕的值高，尿里可能显示不出来，出现假阴性结果，病人测后就会认为自己没怀孕。很多忽视或根本不知道自己宫外孕的女性，往往由于大量的内出血而导致休克，甚至危及生命。

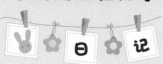
刚结婚的时候因为工作忙不想要小孩，后来工作轻松了一些，想要个小宝宝，好不容易有了早孕反应，我跟老公都很高兴，结果去医院检查的时候医生告诉我们是宫外孕。治疗好了之后又养身体养了很久才怀孕，去医院检查确认了很多次我的心才算是安定下来。

# 十分钟干货分享

预防宫外孕的首要原则是积极防治盆腔炎性疾病，降低慢性输卵管炎的发生率；其次是有输卵管手术史的患者，有妊娠意愿时，要密切监护，在医生的指导下试孕。

## 宫外孕手术后需要注意的问题

1. 日常饮食要以清淡的为主。避免吃辛辣生冷的刺激性食物，水分、优质蛋白、维生素和矿物质等要及时补充。手术后，女性的身体会十分虚弱，若没有及时调理好身体，可能会影响到今后的生活。

2. 保证足够的休息时间。术后一周内病人尽量多卧床休息，不要太过操劳，避免腹部受到压力。

3. 定时回医院复查。患者出院后一个月等月经干净了就可以去医院做 B 超及 HCG 水平复查，根据身体恢复情况，医生会制定下一步的治疗方案。

4. 注意避孕。女性朋友一定要等身体完全恢复、输卵管疾病痊愈后再做怀孕打算。计划外怀孕极有可能再次宫外孕，这是对自己身体不负责任。

5. 注意月经期间的外阴处卫生，防止感染。经期女性本来抵抗力就弱，加上宫外孕手术对身体的影响，很有可能让一些细菌乘虚而入。

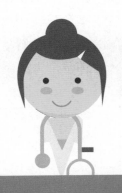

医生私房话

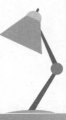

巴赫 - 爱的协奏曲

　　在要孩子之前，女性朋友最好先做全面的身体检查，尤其是盆腔炎、腹膜炎等妇科炎症，以及输卵管发育是否有问题，要先治疗，再怀孕，以免发生意外情况。怀孕之后要尽早去医院检查，在医生的监控和指导下科学妊娠，确保母子健康。

# 我的怀孕日记：孕 1 月

我可能怀孕了（月经推迟、嗜睡、乳房胀痛等）：

_____

_____

_____

我真的怀孕了！（去医院检查、验孕棒）

_____

_____

_____

家人的心情：

_____

_____

_____

我最关心的事情（胎宝宝的健康、我的身体状况等）：

_____

_____

_____

我为怀孕做了哪些事（孕前准备）：

_____

_____

_____

最后一次的月经时间（我的预产期）：

_____

_____

_____

我的生活方式（早睡早起、饮食健康等）：

_____

_____

_____

我的工作：

_____

_____

_____

# 第二章 孕2月（5～8周）

怀孕两个月的时候，孕妈妈的身体变化开始明显，乳房胀痛、尿频、便秘等。这时也是胎宝宝成长比较重要的时期，孕妈妈要在饮食上多加留意，尤其是常年节食的孕妈妈，一定要及时补充营养，以保证胎宝宝和自身的营养供给。

## 第一节 孕妈妈的身体开始发生变化

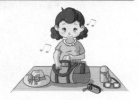

学习任务 > 了解怀孕2个月的时候孕妈妈和胎宝宝的身体情况。

怀孕重点 > 学习如何缓解孕妈妈的早孕现象。

### 快乐孕育 + 孕妈妈和胎宝宝的身体

怀孕第二个月的孕妈妈，一定感到身体出现了许多比较明显的变化。乳房发胀、尿频，有的还出现了便秘以及早孕反应，而此时胎宝宝也初显身形，手脚伸展，心脏开始搏动。

胎宝宝的身体变化

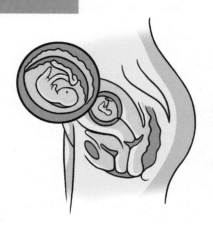

➕ 怀孕第5周时：此时胎宝宝相当于一粒苹果种子，其中大脑占据最大的一块地方，心脏也开始跳动。

➕ 怀孕第6周时：脸部开始发育，心脏已经开始划分心室，手和脚的地方变化也日益明显，此时胎宝宝看起来像是一个蝌蚪。

➕ 怀孕满7周时：胎宝宝皮肤是半透明状，但四肢开始从鹅掌形变化，手指和脚趾更容易分辨出来。

➕ 怀孕第8周时：原有的小尾巴消失了，一个宝宝的形象日渐清晰。心脏和大脑已发育的非常复杂，牙和腭开始发育，耳朵也在继续成形。

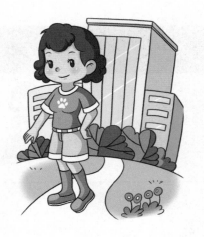

**怀孕第 5 周时**

孕妈妈的身体分泌大量孕酮，并且出现"尿频"的症状，以及心跳加快的现象。

**怀孕第 6 周时**

此时孕妈妈的身体变化为阴道和会阴部位皮肤的颜色开始呈现紫色，乳房也在增大、变软。

**怀孕第 7 周时**

此时孕妈妈的身体代谢速度比平时加快 25%，心脏跳动也比平时更加用力。

**怀孕第 8 周时**

孕妈妈的消化系统变得缓慢，导致便秘的产生。也变得容易出汗。

**注意**

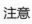

孕妈妈出现早孕反应，应避免过激运动、节食或长途旅行；并慎用药物，检查是否有宫外孕。

 **拓展延伸 + 孕妈妈的饮食**

孕 2 月是胎宝宝生长的关键时期，所以此时孕妈妈提供的营养充足与否非常重要。尽管此时孕妈妈身体可能会出现种种不适反应，难以摄入多种食物，但是，还应尽最大努力摄取必需的营养元素，以满足胎宝宝所需的各种营养。

1. 食物的摄取要丰富、有营养

怀孕期间孕妈妈需要摄取丰富的营养物质，只有这样才能满足自己及胎宝宝的营养需求。这些物质包括蛋白质、铁、钙及各种营养素和不饱和脂肪酸等。

2. 多吃含蛋白质丰富的食物

孕妈妈怀孕初期最需要的营养就是蛋白质。因为这时孕妈妈所摄取的蛋白质中，50%要供给胎宝宝；15%要供给胎盘等胎宝宝附属物的形成。同时孕妈妈自己也由于子宫和乳房变大，血液量增加而需要大量的蛋白质。

众所周知，宝宝的聪明来源于大脑发育，而大部分脑细胞则都是由蛋白质构成的。因此，要想生个聪明、健康的宝宝，孕妈妈一定要摄取足够的蛋白质。

3. 吃点杂粮

除了吃各种肉类、鱼类食物外，孕妈妈还要多吃杂粮，比如米类、面类、豆类等食物。让饮食多样化，营养来源也多样化，不要只吃单一食物。

**孕典**

蛋白质：如果蛋白质长期缺乏，就要影响到母体的新陈代谢，为此，将会引发一系列的问题，出现浮肿、血压升高等症状，极有可能患上妊娠高血压，进而造成分娩困难，分娩后体力的恢复最终影响母乳的分泌。所以蛋白质摄取是非常重要的。但还要掌握一个"量"的问题，如果蛋白质摄取过量，就会导致体重的迅速增加。

## 孕妈妈经验分享

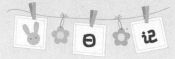

我们家在准备要二胎的时候就开始对大宝进行"洗脑"，告诉他有个弟弟有多好，有个妹妹又有多好，到后来我真的怀孕了，大宝竟然比我和老公更开心，终于有个弟弟或者妹妹陪他一起玩了。

## 十分钟干货分享

怀孕进入第二个月，此时孕妈妈身体会发生一些明显的变化，而胎宝宝也会"做出"一些举动来彰显自己的存在。

怀孕第二个月，胎宝宝较小，所以孕妈妈的腹部不会出现什么变化，主要的身体变化就是乳房。

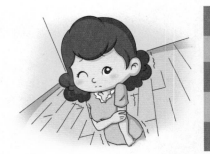

乳房增大

伴有胀痛感

乳头、乳晕色素加深变黑

出现尿频、白带增多症状

腰腹部酸胀

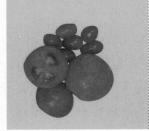

有对身体变化比较敏感的孕妈妈开始出现早孕反应，如头晕，乏力、食欲不振、喜酸食物或厌恶油腻，恶心等。

进入孕2月是胎宝宝大脑发育和身体生长的重要时期。两个月的胎宝宝可以长到3厘米，重量可达到2～4克，五官轮廓基本成型，身体骨骼处于软体状态，但是身体、手足、头部可分辨出来，脑、脊髓、心脏、胃肠、肝脏等内部器官初具规模，内外生殖器的原基能辨认，但从外表上还分辨不出性别。

医生私房话

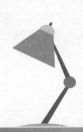

纯音乐 – 卡农

胎宝宝满两个月的时候已经初具人形。此时胎宝宝卵巢或睾丸开始形成，但是在外表还辨不出性别；五官完整，手足初长成，所以身体显得较长，皮肤薄而透明，血管清晰可见。

在这个阶段，大部分孕妈妈会出现白带增多、尿频、腰腹部酸胀等现象。此时由于雌激素与孕激素的刺激作用，还会出现乳房增大、乳房胀痛，有时还会有刺痛或者是抽动的感觉。有的孕妈妈还会出现头晕、全身乏力、嗜睡、流涎、恶心、呕吐、喜欢吃酸性食物、厌油腻的早孕反应。

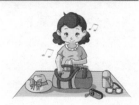

**学习任务** 〉 了解孕妈妈早期穿衣的禁忌。

**怀孕重点** 〉 学习挑选适合孕妈妈衣物的方法。

## 快乐孕育 + 孕妈妈的衣着

　　进入孕二月，孕妈妈还处于兴奋状态，想要做好最好的准备来迎接宝宝的到来，也会想要改变现在，换一个全新的面貌，那么就在穿衣打扮上来开始吧。

　　怀孕早期，孕妈妈的服装应以宽松、舒适、整洁、大方为主。怀孕以后，胎宝宝在母体内不断生长发育，会使孕妈妈的体态逐渐变得腹圆腰粗；另外，随着孕妈妈本身和胎宝宝所需氧气增多，呼吸通气量也会增加，因而孕妈妈的胸围也会增大。宽松一些的衣服会让孕妈妈感觉舒服。

　　但要注意，宽松并不等于稀松，不能一味地追求宽松而把自己装扮得松松垮垮。应该自己感觉舒服，又能给他人以整洁大方之感。得体的服饰不仅可以掩饰怀孕后体形的变化，还可愉悦心情，能够抵消一些孕期不良反应，这对孕妈妈及胎宝宝身心健康十分有利。

　　一般来说，夏季容易出汗，应选择吸汗、凉快的衣料，如真丝、麻绸、纯棉细布等材料，款式要穿胸部有褶和下摆宽大的短衣服。服装的立体轮廓最好呈上小下大的Ａ字形。衣服的颜色应素雅、明快。也可穿背带裤，不要穿束腰的连衣裙。冬天的衣服要既防寒又轻便，如羽绒服或棉织的衣服。

## 拓展延伸 + 孕期皮肤护理

　　怀孕后，由于体内激素水平的变化，孕妈妈会发现身体各方面都发生了

### 孕典

早期胎教：在怀孕两个月时，孕妈妈自身虽然感觉不大，但胎宝宝正在进入快速的发育阶段。此时的胎宝宝已经基本具备了"人"的一切素质，孕妈妈和准爸爸一定要在感情上确立母子同安的观念，把握好这个阶段与胎宝宝的交流，这就是早期胎教。

97

### 注意

千万不要为了美观而束腰以及穿特别紧身的衣服，这样会影响呼吸和血液循环，甚至会引起下肢静脉曲张和限制胎宝宝的活动，造成胎宝宝发育不良的严重后果。

明显的变化，连皮肤也变得比以前敏感起来。有些孕妈妈还会出现妊娠痒疹、丘疹性皮炎，甚至面部出现妊娠斑（蝴蝶斑），这到底是怎么回事呢？

皮肤因为受到孕激素的影响，使得皮肤的底层缺乏滋润，再加上孕妈妈要提供营养给体内的胎宝宝，导致孕妈妈本身出现缺水的现象，从而导致有些孕妈妈的皮肤变得特别粗糙和敏感；有些孕妈妈受到孕激素的影响比较小，所以不会有明显的变化。

还有，孕期皮肤变化还有可能是血热的关系，长痘，粗糙，用孕妈妈专用化妆品也过敏。这种情况下，孕妈妈别担心，多喝点水，多吃水果，注意皮肤保湿，多睡觉，一般在 4 个月之后会有所好转。

下面，也为各位孕妈妈介绍一些孕期护肤的方法，让孕妈妈整个孕期"孕"味十足，孕妈妈赶紧学起来吧。

1.清洁是基础。孕妈妈可以用冷水或者温水洗脸，最好要选择温和的弱酸性洗面奶，是对皮肤伤害最小的；洗完脸后使用毛巾轻压脸庞，将水吸干，避免伤及表层皮肤。

2.补水少不了。化妆水有调理皮肤和供给角质层水分的作用，干燥的秋季需要更加滋润的化妆水。目前市场上也有很多专门为孕妈妈设计生产的护肤品，化学成分添加的少，对孕妈妈皮肤伤害也小。

3.适当多饮水。多吃新鲜蔬菜和水果，必要时也可服用一些维生素 $B_2$ 等，以防皮肤干裂。孕妈妈长待的室内也要维持一定的湿度，最好在室内放置一个空气加湿器，或在室内放一盆水，增加空气湿度。

在孕期因为身体激素的变化皮肤容易发生很多问题，所以孕妈妈更要注意保养。不过，基于孕妈妈特殊的生理状况，在美容护肤时不要使用功能性化妆品，做好补水保湿工作，掌握必要的孕妈妈美容常识，才能让孕妈妈保持在怀孕前所具有的良好肤质。

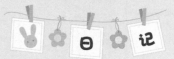

**孕妈妈经验分享**

听闺蜜说她怀孕的时候都有穿防辐射服，所以我怀孕之后老公就买了防辐射服给我。也有朋友说防辐射服不能完全隔绝电磁辐射，但是可以有效减少人体电磁辐射的吸收，总之能对宝宝好就可以了。

# 十分钟干货分享

　　怀孕后因内分泌旺盛及负荷的加大，孕妈妈很容易出汗，因此选择衣物要尤其慎重，那么如何选择衣物能让孕妈妈更舒适呢？

　　1. 内裤最好穿稍微肥大一点的短裤。一是怀孕后，孕妈妈腹部逐渐变大，再继续穿三角内裤既不舒服，也容易着凉；二是妊娠期容易出汗，阴道分泌物增多，穿三角紧内裤不利透气和吸湿，容易发生妇科炎症。

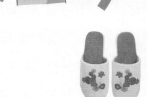

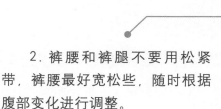

　　2. 裤腰和裤腿不要用松紧带，裤腰最好宽松些，随时根据腹部变化进行调整。

　　3. 怀孕期间选择文胸要根据乳房大小选择适中号码、纯棉质地的。怀孕期乳房会逐渐膨胀，假若乳罩过紧，就会造成泌乳障碍与乳头凹陷，不利于哺乳。

　　4. 穿软底布鞋或旅游鞋。因为怀孕后，孕妈妈的腹部一天天隆起，并且体重增加，穿高跟鞋势必造成行走时的不稳，容易摔跤。另外，穿高跟鞋会使腿和脚部肌肉处于紧张状态，不利于下肢静脉回流和血液循环。

　　此外，怀孕期间，孕妈妈更要注意皮肤的清洁和滋润，每天早晚用温水各洗 1 次脸，洗干净后抹上常用的润肤霜。还要经常洗头发，保持头发清洁。

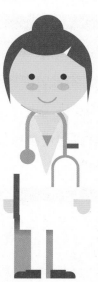

## 医生私房话

　　在怀孕期间，孕妈妈不要随意更换化妆品，也不要为了遮盖脸上出现的色斑、黑斑而化浓妆。怀孕期间皮肤变得特别敏感，如果使用了以前没有使用过的化妆品，会导致过敏。另外，化浓妆不但对皮肤刺激性强，而且还会使皮脂腺分泌受阻，产生粉刺。孕妈妈在使用化妆品时，还要注意以下几种化妆品不宜使用：口红、染发剂等。

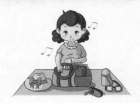

**学习任务** ❯ 了解那些事情容易引发孕妈妈流产。

**怀孕重点** ❯ 预防流产需要做哪些准备工作。

## 快乐孕育 + 引发流产的因素

　　孕早期最让孕妈妈担心的就是流产了。妊娠早期是最容易流产的时期，流产症状与月经很相似，如果孕妈妈不知道自己已经怀孕了，阴道有流血现象时，就极有可能把流产误认为是来月经了，这是很危险的。因此，如果月经推迟，阴道有出血、腹部疼痛等症状，就存在流产的危险，应马上去医院接受检查。

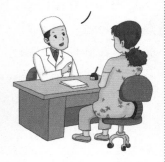

100

　　那么，容易引发孕妈妈流产的因素有哪些呢？

**年龄：**

　　高龄女性怀的宝宝更容易出现染色体异常，从而导致流产。

**遗传基因缺陷：**

　　夫妇任何一方有染色体异常可传于下一代，染色体异常的胚胎容易发生早期自然流产。

**全身性疾病：**

　　妊娠期患全身性感染、高热可引起子宫收缩，导致流产。

**子宫和子宫颈缺陷：**

　　子宫畸形（如子宫发育不良、双子宫、子宫纵隔等）、子宫肿瘤均可影响胚胎着床和发育而导致流产。宫颈重度裂伤、宫颈内口松弛可导致胎膜早破而发生晚期自然流产。

**有出生缺陷史或遗传疾病：**

　　曾经生过有出生缺陷的宝宝，或者孕妈妈（或其伴侣）有家族遗传疾病史，容易引发流产。

### 孕典

染色体异常：当父母中有任何一方染色体有异常的情况，受精卵就会受到干扰，而受精卵异常是早期流产的主要原因，在妊娠前两个月的流产中，约有80%是由于精子和卵子有某种缺陷，以致使胚胎发育到一定程度而终止。

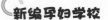

## 某些传染病：

如果孕妈妈患有流行性腮腺炎、风疹、麻疹、巨细胞病毒感染、细小病毒感染、淋病、艾滋病病毒感染或其他传染病，流产的风险会增加。

## 不良习惯：

过量吸烟、酗酒，过量饮咖啡、吸食海洛因等毒品，均可引起流产。

## 免疫功能异常：

妊娠类似同种异体移植，胚胎与母体间存在复杂而特殊的免疫学关系，使胚胎不被排斥。若母儿双方免疫不适应，则可引起母体对胚胎排斥而致流产。

## 接触的有毒素的环境：

接触铅、砷、甲醛、苯等一些化学物质以及大量的辐射或吸入麻醉剂，都会使流产几率增加。

## 创伤刺激：

严重休克，子宫创伤（如手术，直接撞击，性交过度）亦可导致流产；过度紧张、焦虑、恐惧、忧伤等精神创伤也有引起流产的报道。

# 拓展延伸 + 预防流产

在预防流产的方面，孕妈妈要做到以下几点：

睡眠要充足，必须保证每天有 8～9 个小时的睡眠时间，中午也尽量午休 1 小时左右。

做家务要量力而行，应将清扫洗手间和阳台、重体力劳动等托付给丈夫或其他人去做。

**注意**

对孕妈妈来说，在怀孕初期，最危险的事情莫过于宫外孕与流产，而发生这两种情况时孕妈妈都会发生腹痛、阴道流血，因此，如果孕妈妈一旦发现腹痛或阴道流血，需及时就医。

**注意**

怀孕 4～7 周时，有比较敏感的孕妈妈开始出现早孕反应，如果孕妈妈因食物摄入过少而导致营养缺乏，胎宝宝的营养就更加缺乏，营养缺乏严重时胚胎就容易殒坠。

101

尽量少接触家用电器产品，比如微波炉、电磁炉、吸尘器等。尽量少用电脑，如果必须要用，每星期不超过 20 小时。看电视要保持 2.5 ～ 3 米的距离。

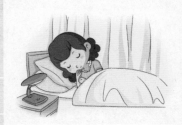

避免搬运重物，不可过度劳累，外出次数也应尽可能减少。

避免做激烈运动，比如爬山、游泳、开快车等。

避免去人多的地方，以防感染上流行性感冒、风疹等感染性疾病。

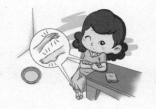

不要长时间站立。因为长时间站立会加重腰部和背部的承受力，有可能导致子宫收缩。上班时，也尽可能进行适当休息。

避免与猫、狗等宠物接触，以免感染弓形虫，最好把这些宠物送给别人或暂时寄养在朋友家中。

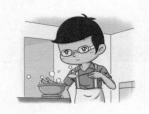

远离烟酒，准爸爸注意不要在家吸烟。

禁止性生活及长途旅行。

## 孕妈妈经验分享

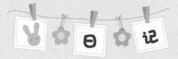

已经是怀孕第 2 个月了，我最近变得没有什么胃口。以前最爱吃的菜，现在也提不起什么兴趣。不过我变得很喜欢吃酸的、辣的和重口味的的东西。除了爱吃重口味东西，我还整天觉得没精神。做什么事情都不起劲，工作效率极度低下，这让我十分郁闷。听同事说，我这种情况是十分正常的，都是孕激素引起的。

## ♥ 十分钟干货分享

怀孕前3个月是胎宝宝发展的关键时期，因为80%的意外事件就发生在前3个月。根据医学数据，在受孕成功后，有 50% 以上的受精卵无法最后诞生可爱的婴儿，而是经历生化妊娠、流产、胎停、胎死等各种情形，其中大部分是染色体的问题，就在自然进程中淘汰掉了。

为了避免流产的情况出现，孕妈妈要在生活上多加注意：保证睡眠质量、避免过度劳累、不做激烈运动等。

此外，还要注意因早孕反应引起的营养缺乏，孕妈妈要根据自己的反应特点制订相应的饮食计划。如早晨起床前吃点东西，使胃里不致太空，这样就可以缓解不适症状。对气味反应强烈的孕妈妈，应尽量避开对自己敏感的气味和食物，以免失去食欲。

一般来说，肉味、油腥味最容易引起不适反应，孕妈妈要少进厨房，少看这些食品，丈夫及家人也要给予充分的理解和体谅，必要时还应来点善意的谎言，让她吃点肉类食物，补充一下营养。要掌握营养和量的均衡问题，不能因这些食物合自己口味就无所顾忌，要知道，只有摄入的营养丰富、均衡才会对自己及胎宝宝有利。

**注意**

如果蛋白质长期缺乏，就要影响到母体的新陈代谢，为此，将会引发一系列的问题，出现浮肿、血压升高等症状，极有可能患上妊娠高血压，进而造成分娩困难，分娩后体力的恢复也会下降，最终影响母乳的分泌。

103

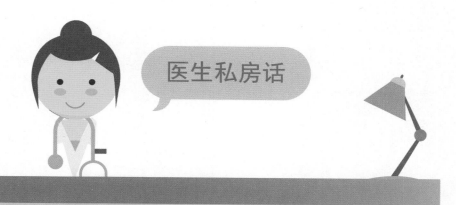

医生私房话

怀孕期间，良好的饮食习惯不仅对孕妈妈有好处，对胎宝宝也有极大的好处。他们发现，对吃不太感兴趣，常吐奶、消化吸收不良的宝宝，妈妈在怀孕时的饮食状况也不太好，偏食、挑食、饮食没规律。所以，如果孕妈妈希望自己的宝宝出生后吃出健康，吃出营养，从现在起就要养成良好的饮食习惯。

# 我的怀孕日记：孕 2 月

我的身体变化：

_____

_____

_____

胎宝宝的变化：

_____

_____

_____

我的衣着：

_____

_____

_____

我最想吃的食物：

_____

_____

_____

我不能接受的食物：

_____

_____

_____

准爸爸做了哪些事：

_____

_____

_____

最让我记忆深刻的事：

_____

_____

_____

_____

_____

# 第三章 孕3月 (9~12周)

怀孕3个月属于孕早期，这时的孕妈妈能够比较明显的感觉出全身不舒服，腹部胀痛，皮肤也变得粗糙，忧郁、烦闷不时袭来，食欲也有所减退。这一时期如果不加注意，也容易引起流产。妊娠3个月时，子宫内的胚胎已发育成为胎宝宝，其所需要的氧气和营养，已经不是通过皮肤吸收，而是经由胎盘自母体获得。

## 第一节 你的早孕反应严重吗

| 学习任务 > | 了解孕3月的胎宝宝和孕妈妈身体变化。 |
| 怀孕重点 > | 了解早孕反应的程度需不需要就医。 |

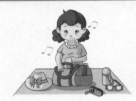

### 快乐孕育 + 孕妈妈的身体变化

怀孕第3个月无论对孕妈妈还是胎宝宝来说，变化都是比较大的。胎宝宝在这个月长出了手指和脚趾，会在孕妈妈毫无察觉的情况下发生胎动，此时孕期还属于孕早期，需要提防流产。

胎宝宝的身体变化

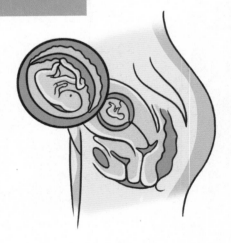

➕ 怀孕第9周时：胎宝宝的身长2厘米，视网膜开始生成，面颊、下颌及耳廓已发育成形，颜面更像人脸了。

➕ 怀孕第10周时：胎宝宝的身长4厘米，形状像扁豆荚，此时双眼移动到脸部中央，肠胃到达最终位置。

➕ 怀孕第11周时：胎宝宝的身长6厘米，颌部逐渐成形，颈部长度增加，外部生殖器明显，牙齿胚胎开始形成。

➕ 怀孕第12周时：身长9厘米，软骨组织进一步成形，肝脏具有造血功能，男胎和女胎的区别开始出现。

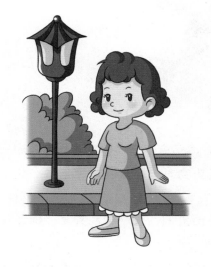

**怀孕第 9 周时**

阴道排泄物增多，一般为无色或者白色，无异味；腰部变粗，乳房更加敏感。

**怀孕第 10 周时**

子宫长大，约有一个橙子大小，由于孕激素的刺激，皮肤会更加干燥或者出现斑点。

**怀孕第 11 周时**

子宫几乎占据整个骨盆，乳房变化开始加快，附近的静脉呈青色，腰部继续变粗。

**怀孕第 12 周时**

孕妈妈肋部、臀部和腿部变得丰满，子宫也将逐渐上升离开骨盆，进入腹部。

107

 **拓展延伸 + 早孕反应**

进入孕 3 月，孕妈妈的早孕反应逐渐明显。乳房胀痛，乳晕颜色变暗，会出现头晕、心跳加快、腹部和腰部酸胀、阴道分泌物增加等症状。

**注意**

孕期皮肤粗糙、乳房增大，是由孕激素、雌激素变化所致，属于正常现象。

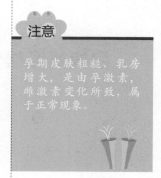

孕吐是早孕反应中孕妈妈最难熬的一种，一般按呕吐的程度分为三种情况：

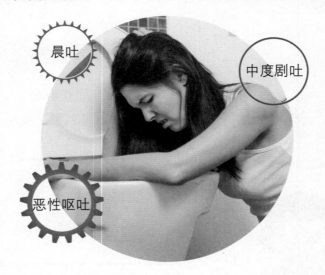

晨吐

中度剧吐

恶性呕吐

1. 晨吐：怀孕早期最常见的一种情况，在清晨可有恶心或轻度呕吐，但是不会影响到日常生活。

2. 中度剧吐：恶心呕吐加重，且不局限于晨间，但经药物对症治疗及饮食指导，如吃流质或半流质及低脂饮食，适当休息，症状可以得到缓解。

3. 恶性呕吐：持续恶心呕吐，导致酸中毒及电解质平衡失调，或肝功能异常，而需住院治疗以控制代谢紊乱，但是发生恶性呕吐的概率不高，约为 3% ~ 4%。

对于轻度孕吐的孕妈妈来说，不需特殊治疗。让孕妈妈放松心情，不要思虑过重，多食用易于消化的食物，避免高脂肪的食品，或者服用维生素 $B_1$、维生素 $B_6$、维生素 C 以及小剂量镇静剂等，孕吐症状就会有所缓解。

如果孕妈妈发生严重呕吐或伴有脱水、酮症，那么就需要立即就医治疗。治疗妊娠剧吐的关键是早期正确的诊断，并根据病情做相应的检查，排除糖尿病酮症酸中毒、慢性胃炎、食道炎、肠炎、急性病毒性肝炎、消化道梗阻，颅内病变等内外科疾病导致的恶心呕吐。

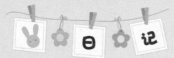

**孕妈妈经验分享**

日记

我刚怀孕那会早孕反应比较大，吃什么吐什么，那一段时间瘦了好几斤，朋友都笑话我说："别人怀孕都长胖，就你怀孕还减肥。"唉，真是有苦难言。好在孕吐时间持续不长，不到一个月就结束了，医生说孕吐时间长短跟个人体质也有关系，我孕吐时间说不上长，也不短了。

# 十分钟干货分享

孕 3 月，胎宝宝身形初现，大脑发育加快，并且胎宝宝的卵巢或睾丸开始形成。而此时的孕妈妈怀孕症状越发明显，除了早孕反应之外，由于孕激素和雌激素的刺激，皮肤粗糙、乳房增大，有时还会出现腹部胀痛的症状。

随着身体出现越来越多的不适，孕妈妈的心理也开始发生各种各样的变化。

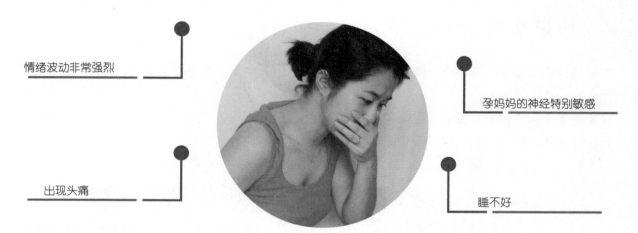

情绪波动非常强烈

出现头痛

孕妈妈的神经特别敏感

睡不好

在这种情况下丈夫及家人就要给予充分的理解，及时进行疏导和宽慰，让孕妈妈能够理解和感到温暖。但孕妈妈自己也要有意识地打消这些担心与顾虑，以平和的心态面对生活。

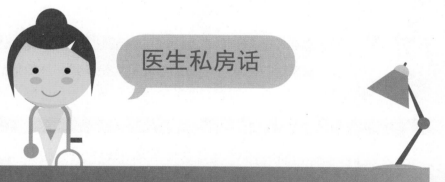

医生私房话

钢琴曲 — 菊次郎的夏天

妊娠剧吐的孕妈妈在诊断明确后及时给予个体化处理，帮助孕妈妈安全度过不适的孕吐期，一般情况下是不会影响宝宝的正常生长发育的。而一些妊娠剧吐患者在经过治疗后，病情仍不见好转，体温升高达 38℃ 以上，心率每分钟超过 120 次、持续性黄疸或蛋白尿，这时候，为了孕妈妈安全着想，医生会建议考虑终止妊娠。

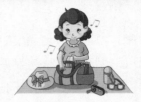

| 学习任务 | 了解孕吐反应的原因。 |
|---|---|
| 怀孕重点 | 学习如何缓解孕吐。 |

## 快乐孕育 + 哪些孕妈妈会孕吐

有的孕妈妈会疑惑，有的孕妈妈孕吐的非常厉害，也有的孕妈妈整个孕期都不会出现孕吐，这是为什么？

其实并不是所有孕妈妈都必须出现孕吐的。医学研究发现孕吐跟孕妈妈对激素的适应性有关，体质比较敏感的孕妈妈，因无法承受激素的变化会出现孕吐。

**在怀孕期间，有以下情形之一的孕妈妈会更容易产生孕吐**

**● 1 怀有双胞胎或多胞胎**

通常怀双胞胎的孕妈妈会有更高浓度的 HCG、雌激素和其他激素，所以症状比其他人更严重。但是，这并不是绝对的，也有些怀双胞胎的孕妈妈只有轻微恶心或根本没有感觉。

**● 2 上一次怀孕时恶心或呕吐的孕妈妈**

一般来讲，上次怀孕出现孕吐可能是孕妈妈体质敏感，比较容易会出现孕吐，所以二胎的时候出现孕吐的可能性比较大。

**● 3 口服避孕药时会恶心或呕吐**

这与身体对雌激素的反应有关，在怀孕期间因为雌激素的升高，孕吐也会比严重。

**● 4 家里妈妈或者姐妹会孕吐**

这说明家里有怀孕会孕吐的遗传基因，如果你的妈妈或姐妹有严重的孕吐反应，那么你发生这种情况的可能性也比较大。

**● 5 曾患有偏头疼、晕车的孕妈妈**

容易晕车的孕妈妈也会更容易发生孕吐，特别是身材较为瘦小的孕妈妈。

### 孕典

孕吐：怀孕后，在激素的影响下，胎盘会分泌大量绒毛膜促性腺激素，抑制胃酸的分泌，大大降低消化酶的活性，减少胃肠蠕动，从而影响孕妈妈的食欲和消化功能，出现呕吐症状。

**拓展延伸 + 预防孕吐**

孕吐是生物界保护腹中胎宝宝的一种本能。在怀孕初期，有的比较粗心的孕妈妈意识不到自己已经怀孕了，为了不让妈妈吃得太多，活动得太多，所以胎宝宝就使孕妈妈的身体分泌大量激素，增强孕妈妈孕期嗅觉和呕吐中枢的敏感性，以便最大限度地将有毒素的食物拒之门外，确保胎宝宝的生长发育。所以，有理论认为孕期孕吐除了体现激素的增长之外，是为了提示孕妈妈减少一些食物中的有害物质，以减少对胎宝宝健康的影响。

**那么能帮助孕妈妈预防及缓解孕吐的方法有哪些呢？**

| | |
|---|---|
| 饮食疗法： | 1. 忌食辛辣温燥的食物<br>辛辣温燥的食物，会增长体内燥热，从而使孕妈妈上火，引起口舌生疮，大便秘结，或痔疮发作等情况。这对于处在孕吐期的孕妈妈来说，是雪上加霜。所以孕妈妈在孕期内应慎食韭菜、大蒜、辣椒、胡椒、茴香、酒等。<br><br>2 禁食生冷、坚硬食物<br>生冷、坚硬的食物易损伤脾胃，影响消化功能，生冷之物还易致瘀血阻滞等，不利于宝宝的生长。而且生冷的食物还可能携带病菌，不注意的话会刺激到子宫收缩导致流产，还有就是细菌、病毒干会扰器官的正常分化和发育，可能引起胎宝宝畸形。 |
| 心理疗法： | 一般情况下孕吐是不需要特意治疗的，主要是靠孕妈妈自身的调节，要知道，孕妈妈心理上的放松比任何治疗都管用。<br><br>如果孕妈妈因为心理压力过大而妊娠反应也会相应加重的。趁着孕期时间比较空闲，与其每日担惊受怕，不如多与朋友交流一下育儿经验，跟妈妈谈一谈儿时趣事，放松心情，迎接宝宝的到来。 |
| 药物治疗： | 患上妊娠剧吐的孕妈妈表现为反复呕吐，闻到饭的味道，或者看到食物等都会呕吐不止。由于严重呕吐和营养摄入不足，使得孕妈妈身体机能损耗，出现皮肤干燥、身体消瘦、眼窝凹陷，或者是孕妈妈连续 24 小时吃什么吐什么，这种情况就需要求助医生，进行药物治疗了。一般情况下，可以在门诊治疗，医生会建议服用维生素 $B_6$、维生素 C、乳酸钙等，让孕妈妈减缓孕吐症状。 |

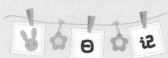

## 孕妈妈经验分享

进入孕3月，孕吐就一天比一天严重，开始不停地恶心，不停流口水。随身装的纸都被拿来擦口水了，记得有天老公开车带我去兜风，我完全只记得，吐口水，擦口水，吐口水，擦口水。我妈妈和婆婆都分享了她们的孕吐经历，婆婆说当时她吐的扶墙走路，没几天后我跟婆婆苦笑说，妈，我现在也只能扶墙走了。但是，过了前3个月，身体就一天比一天好了。

## 十分钟干货分享

体质敏感的孕妈妈会更容易发生孕吐。怀孕时，孕妈妈体内多种激素分泌量会明显增加，同时，肠胃也会变得脆弱，那些体质比较敏感的孕妈妈一时适应不了这些身体的变化，孕吐就会比较严重，而那些对激素反应没有那么敏感的孕妈妈则不会产生孕吐，或者孕吐症状比较轻。

孕妈妈的情绪与孕吐反应有关，面对孕吐既来之则安之，积极调整的孕妈妈孕吐症状比较轻。除了孕妈妈本身的情绪之外，家庭、社会环境因素等，对孕妈妈过于关心或不关心等不利因素均会给孕妈妈带来情绪上的不良刺激，造成心理应激，加重孕吐反应。

孕吐是要求调整饮食的信息。孕吐常常会迫使孕妈妈对日常饮食做出调整，以适应腹中宝宝生长发育的需要。营养学家主张孕妈妈的饮食应以"喜纳适口"为原则，尽量满足其饮食的嗜好。应忌食油腻、油炸和不易消化的食物，绝对禁止饮酒和吸烟。鼓励孕妈妈多喝水，多吃水果、蔬菜。

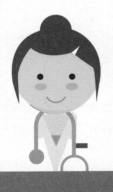

医生私房话

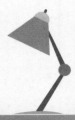

很多孕妈妈表示，服用维生素 $B_6$ 能缓解孕吐，那把维生素 $B_6$ 当成止吐的良药长期服用是不是可以呢？其实，维生素 $B_6$ 是治疗"孕吐"的传统方法，有的孕妈妈确实是在服用维生素 $B_6$ 后孕吐得到缓解，但是长期服用 $B_6$ 的话会给孕妈妈带来严重后果。比如胎宝宝会产生 $B_6$ 依赖症等，任何药物或食物都应当适当服用为佳。

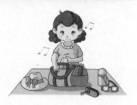

学习任务 ▶ 了解怀孕 3 个月的孕妈妈有哪些不适反应。

怀孕重点 ▶ 学习帮助孕妈妈减缓痛苦的方法。

## 快乐孕育 + 孕妈妈的不适反应

怀孕进入第三个月，孕妈妈的身体变化开始明显起来：

### 1. 皮肤粗糙、乳房增大

　　大部分孕妈妈感觉自己的皮肤变得粗糙，没有光泽，甚至用手轻轻挠一挠时还往下掉皮屑；乳房增大许多，有一种沉甸甸，摸起来发硬、发疼的感觉，同时还能摸到一些肿块。乳晕与乳头颜色加深，乳晕扩大。

### 2. 腹部胀痛

　　随着子宫逐渐增大，孕妈妈会感到下腹部胀痛，腰背酸痛，双腿不仅麻木，而且紧绷胀疼，全身乏力，以上这些都是比较正常的现象。但如果疼痛的同时还伴有出血，就必须到医院诊治咨询。由于疼痛不舒服使孕妈妈的神经变得敏感，那么，保持平和的心态是非常重要的。

### 3. 出现忧郁和头疼现象

　　随着身体出现越来越多的不适，孕妈妈的心理也开始发生各种各样的变化，种种顾虑导致她无端猜疑。这个时期，孕妈妈的神经特别敏感，情绪波动非常强烈，很多时候会因一点小事而大动肝火，使丈夫及家人感到莫名其妙。与此同时有的还出现头痛、失眠等现象。

### 孕典

孕激素：由于孕激素变化所致，孕妈妈身体会发生明显变化，像皮肤粗糙、乳房增大等，这属于正常现象。但要对皮肤和乳房精心呵护。皮肤干燥症状严重时，需要认真护理皮肤，比如做好补水工作，每天早晚按摩脸部皮肤，多喝水，保持充足的睡眠等。

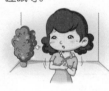

### 问诊

下腹痛时要到医院检查，首先要排除病态因素，如流产、膀胱炎、子宫肌瘤等。如果不是这些因素，那么，孕妈妈下腹痛，有可能是增大的子宫拉扯了两侧固定子宫位置的圆韧带所致，属于正常现象。

113

### 4. 出现眩晕现象

这一时期孕妈妈有时会出现眩晕现象，尤其是上卫生间忽然一站，或猛一转身、一抬头时就感到头晕目眩，甚至站立不稳。这种现象称之为"体位性低血压"，是由于循环系统一时难以向大脑供血造成的。孕妈妈尤其应当注意动作幅度不要过大。

## 拓展延伸 + 缓解不适

随着怀孕症状的变化，孕妈妈在逐步适应的同时也要适当改变自己的生活规律，以便让孕期进行的更顺利。

**1. 适当延长睡眠时间**

妊娠初期，睡眠时间可以比平常延长 1～2 个小时，晚上睡觉最好不要超过 11 点，早晨最好在 9 点以前起床，中午小睡片刻，时间不宜过长，约 1 小时。

**2. 适当做些家务**

做家务，在某种程度上也是身心的一种自我调解。妊娠初期，孕妈妈由于时常恶心呕吐，休息不好，吃不好，因此身心处于疲惫状态，这时会对家务感到厌倦。不过，越是这样，越应及时料理家务，权当做身体运动。适当做些家务，既做了运动又转移了注意力，缓解心理压力。但要注意不应过度劳累。

**3. 保持个人卫生**

妊娠期间孕妈妈要保持好个人卫生，因为怀孕后汗液和分泌物增多，易于疲劳。若要缓解疲劳，应当坚持洗澡。夏季最好每天都洗，冬季每周应不少于 2 次。另外平时也应勤换衣服，把自己梳洗得清清爽爽、干干净净。但值得注意的是，洗澡的时间不宜过长，10～15 分钟。

**孕典**

黄褐斑：黄褐斑的形成是由于妊娠以后黑色素增加的缘故，一般在分娩以后色斑就会变淡，甚至逐渐消失。但需注意的是，妊娠期间以及产后，孕妈妈的饮食中要少放酱油，不要吃得太咸，这样有利于黄褐斑的减轻与恢复。

**注意**

散步还可刺激脚下诸多穴位，调理脏腑功能，保健养生。同时，可促进睡眠，改善消化、吸收和排泄功能。

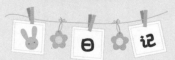

**孕妈妈经验分享**

我怀孕后，在医生的指导下每天都进行盆底肌肉锻炼，很简单也不累，可收获很大，漏尿现象很少发生，生产也很顺利。因为做盆底肌肉锻炼很方便，一般的场合都可以做，所以，只要想起来就可做 10 分钟左右，产后也要做，这样可以使身体更快恢复。

**十分钟干货分享**

　　孕 3 月是胎宝宝生长发育的关键时期，也是孕妈妈身体变化比较明显的时期。怀孕 3 个月的时候，女性的子宫正在扩充并开始积压膀胱，怀孕后随着子宫的逐渐增长，膀胱的空间会减小，所以怀孕后孕妈妈会时常有尿意；

　　因为体内激素的变化，很多女性会在怀孕 3 个月会感觉乳房在变化，其乳房有增大、悸动或刺痛等症状，这是因为乳房正在发育长大。也有增多的血液供应乳房，静脉将变得更加明显。乳头也会增大并变得更加雄健，乳晕会变黑并向周边扩充。

　　还有的孕妈妈会出现晕厥，这是因为孕酮扩充血管平滑肌使血液流到腿部，此外，更多的血流到子宫，这会引起低血压，导致晕厥。

**此时孕妈妈应注意：**

　　1. 不要让空调风直接吹到身上。在炎炎夏日吹空调很容易着凉，孕妈妈如果长时间待在有空调的屋子里，就会感到皮肤发紧；如果让风直接吹到身上，特别是小肚子感到凉，子宫就很容易收缩，有引起流产的危险。因此，孕妈妈在空调风很强烈的商场或其他地方的时间最好不要超过 2 个小时。

　　2. 不要过度弯腰。 如洗头时不要把脸盆放得过低，避免过度弯腰；要捡东西是要缓缓蹲下，上身保持挺直，以免挤压腹部发生危险。

　　3. 长时间站立，或者长时间坐汽车和火车要隔一段休息一下，感到疲劳时要进行适当休息，而且要尽早告诉周围的同事和朋友自己已经怀孕了，以便得到一些照顾。

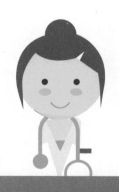

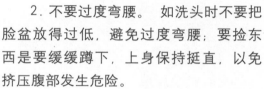

**医生私房话**

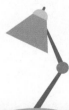

　　怀孕初期，孕妈妈的身体还处于强烈的妊娠反应时期，因此应避免长途旅行。但也不能总是闷在家里，这样对身体也不好。孕妈妈应适当地到近郊及公园去旅行或游玩，呼吸新鲜的空气，可以有效地调整情绪，缓解妊娠反应。如果必须进行长途旅行时，最好先向医生咨询，在确认身体允许的情况下再出行。

# 我的怀孕日记：孕 3 月

我的身体变化：

_____

_____

_____

宝宝的变化：

_____

_____

_____

我的早孕反应：

_____

_____

_____

缓解早孕反应的办法（饮食、休息等方面）：

_____

_____

_____

饮食变化：

_____

_____

_____


建档历程：

_____

_____

_____


我记忆最深的事：

_____

_____

_____

_____

_____

# 第四章　孕 4 月（13～16 周）

妊娠 4 个月是一个相对比较平稳的阶段，大部分孕妈妈已经基本度过了妊娠反应期，发生流产的危险相对较少；胎宝宝的生长和发育正在快速进行，人的外形已完全具备。

## 第一节　适合孕妈妈的运动有哪些

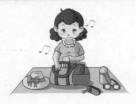

**学习任务** 了解怀孕 4 个月的时候孕妈妈和胎宝宝的身体变化。

**怀孕重点** 了解一些孕妈妈适合的运动项目。

### 快乐孕育 + 孕妈妈的身体变化

怀孕 4 个月时胎盘发育基本完成，流产的危险性相应降低了，早孕反应过去，性器官分泌物增多，孕妈妈的心情开始变得舒畅，此时胎宝宝的重要的身体器官已经形成，并且功能不断完善。

**胎宝宝的身体变化**

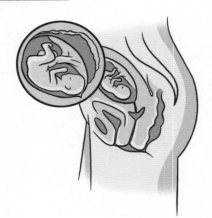

➕ 怀孕第 13 周时：胎宝宝指纹、指甲、声带和乳牙的根开始生长出来，此时身长约 10 厘米，体重约 25 克。

➕ 怀孕第 14 周时：胎宝宝的声带生长完成，生殖器持续发育，消化腺体趋于完整，身长约 12 厘米，体重约 28 克。

➕ 怀孕第 15 周时：胎宝宝的骨骼开始坚硬，可以看见血管，胎毛覆盖整个身躯，此时身长约 14 厘米，体重为 50 克。

➕ 怀孕第 16 周时：胎宝宝的胳膊和腿都发育完成了，关节也开始活动，不断地吞入和吐出羊水，此时身长约 16 厘米长，体重约 80 克。

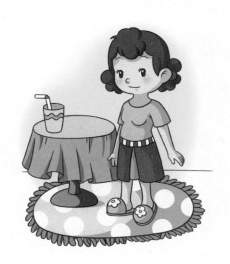

**孕妈妈的身体变化**

**怀孕第 13 周时**

脸上和颈部出现斑点；面部皮肤颜色可能会变暗，乳头和乳晕颜色变深。

**怀孕第 14 周时**

早孕反应开始消失，子宫会增大到小西瓜大小，身体需要更多供血给子宫，促进胎宝宝的发育。

**怀孕第 15 周时**

腹部隆起，饭量开始增加；孕激素软化和扩张血管，使血管能够承受新增血流量。

**怀孕第 16 周时**

子宫和胎盘不断生长，羊水体积增加；孕妈妈排尿的次数增多，肾脏承担更繁重的工作。

虽然早孕反应在逐步消失，但是随着胎宝宝的逐渐长大，子宫位置开始上移，孕妈妈的腰背痛得越来越厉害，尤其是当长时间保持同一种姿势，或者以不固定的姿势干活时，腰背牵扯地更加疼痛。为了使疼痛能够得到缓解，孕妈妈可适当增加运动量，以促进血液的流通。

**拓展延伸 + 适合孕妈妈的运动**

妊娠 4 个月正是运动的极好时机，比如在天气好的时候到户外散步、

**孕典**

妊娠纹：妊娠纹的出现因人而异，有的准妈妈一点儿没有，而有的却很明显。一般来说，体重突然增加的情况下容易出现妊娠纹，妊娠纹属正常生理现象，产后颜色会逐渐变浅，但不会完全消失。

119

做妊娠操或简单的体操等，事实证明，妊娠中期进行适当运动有诸多好处。

1. 增加腿肌、腹壁肌、心肌的力量

2. 增强神经系统和心肺的功能

3. 调节情绪、缓解压力，促进新陈代谢

4. 对胎宝宝的大脑发育有利，使更聪明

5. 有利于促进分娩

肺活量的增强不但使孕妈妈的呼吸变得深沉，而且还有益于胎宝宝的氧气供给。由于血管的容量扩大，血液循环加快，对身体细胞的营养，特别是对心肌的营养有良好的作用。

无论散步或是做体操，地点一定要选好，最好是在花草茂盛、绿树成荫的公园或是清洁僻静的街道，这些地方空气清新，氧气浓度高，尘土和噪音少，置身于这样宜人的环境中，心情一定会更好。

运动时间
1. 空气质量好的天气
2. 清晨或傍晚
3. 最好丈夫陪伴在身边
4. 散步时间在半个小时以内
5. 每天最多两次

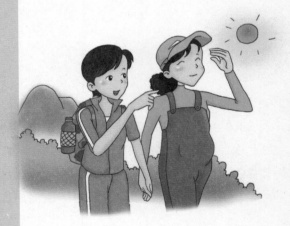

散步时有丈夫陪伴既可以增加夫妻间的交流，又有安全保障。

此外，在孕妈妈增加运动的同时，不要忘记，妊娠期间身体容易出汗，而且分泌物也增多，容易受病菌感染，因此要勤洗澡，勤换内裤。

**孕典**

胎动：胎宝宝在母体内发育到一定时期，就会手舞足蹈，这就是胎动。孕妈妈能感觉出胎宝宝妊娠第4个月末，有的准妈妈会感觉到胎动，第一次胎动通常发生在妊娠第18～20周，第一次胎动非常轻，就好像肚子里有某个东西紧缩了一下，如果不注意也许就会忽略过去。

**注意**

准妈妈不能为了消除妊娠纹而用力按摩，这样会造成子宫收缩。也不能胡乱涂抹软膏或者化妆品。因为含有类固醇成分的产品会通过皮肤进入体内，对胎宝宝产生不利影响。

**重点**

游泳是一项比较好的有氧运动，适合孕妈妈作为锻炼活动。但要选择卫生条件好、人少的室内游泳馆，游泳时间也要控制在1小时以内，以不感到疲劳为度。

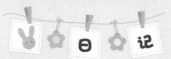
怀孕差不多四个月了，最近胃口好了很多，而且吃了挺多晚上还会有饿的感觉，去产检的时候，胖了6斤，医生笑眯眯地说："这个月胖太多了，控制点。"然后也建议我做一下运动，比如游泳、散步、体操，我觉得散步比较适合我，就坚持下来了。

##  十分钟干货分享

怀孕四个月的时候，孕妈妈生理上的变化较大：精力旺盛，乳房膨胀，食欲增加，由于消化系统功能减弱，容易发生消化不良及便秘。情绪上的感觉：情绪波动有所减少，已经习惯怀孕的变化，可能出现暂时记忆力减退。外表皮肤的变化：皮肤变黑，多发生在雀斑、胎记等颜色较深部位。这就是"妊娠斑"，不必担心，分娩后会自行消退。

孕妈妈可就近参加一些孕妈妈学习班，通过学习既可以充分了解有关怀孕、生产的各种知识，消除怀孕期间的不安与恐惧，也有助于顺利分娩；同时还能与许多像自己一样的孕妈妈进行交流，吸取经验，互相勉励，建立信心和勇气。另外，还可以购买有关孕产保健类的书籍。无论是参加孕妈妈学习班或是阅读有关孕产保健类的书籍，都是一种锻炼，既锻炼了体力，又锻炼了心智，只有懂得孕产的有关知识，心中有数，才会懂得调理和保健，能胸有成竹，其乐融融地迎接小天使的到来。

121

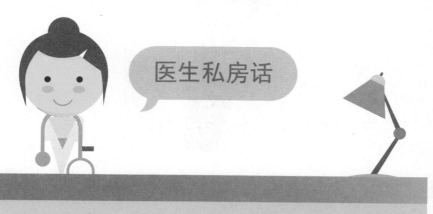

医生私房话

钢琴曲 - 神秘园之歌

孕4月是刚刚开始能够感知到胎动的时期。这个时候的宝宝运动量不是很大，动作也不激烈，孕妈妈通常觉得这个时候的胎动像鱼在游泳，或是"咕噜咕噜"吐泡泡，跟胀气、肠胃蠕动或饿肚子的感觉有点像，没有经验的孕妈妈常常会分不清。此时胎动的位置比较靠近耻骨联合。

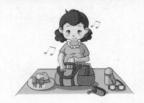

## 快乐孕育 + 不适合孕妈妈的工作

进入孕4月，早孕现象逐步消退，小腹微微鼓起，并不阻碍孕妈妈的行动。此时是整个孕期中最轻松的一段时光。很多职场孕妈妈在这段时间也坚持在工作岗位，但是有些工作并不适合处于孕期的孕妈妈。

职业女性怀孕后就不能像以前那样不管不顾，争强好胜了，因为你不仅要对自己负责，还要对腹中的胎宝宝负责，对于一些不适宜怀孕的工作要及时调离，以免对胎宝宝造成不必要的伤害。一般职业女性应回避的工作有以下几种：

**孕典**

电磁辐射：电磁辐射对胎宝宝而言，会阻止其早期细胞分裂，甚至造成细胞死亡，同时还会阻止胎盘的正常发育。科学表明，1～3个月为胚胎期，受到强电磁辐射有可能导致流产，也可能造成胎宝宝肢体缺损或畸形；4～5个月为胎宝宝成形期，电磁辐射可能损伤中枢神经系统，导致胎宝宝智力低下；6～10个月为胎宝宝成长期，其主要后果则是免疫功能低下，出生后体质弱，抵抗力差。

接触有刺激性物质或有毒化学物质的工作。

震动或冲击能波及腹部的工作。

受放射线辐射的工作。

经常抬举重物的工作。

高度紧张、不能适当休息的工作。

在室温过高或过低的地方作业的工作。

频繁上下楼梯的工作。

长时间站立的工作。

远离别人、独自一人进行的工作。

此外，从事化工行业的女工经常会接触某些化学毒物，有些化学毒物会对母婴健康造成严重危害，尤其会对胎宝宝造成极大的伤害，极易造成婴儿先天畸形等疾病。所以怀孕后的职业女性不宜从事某些化工行业。

# 拓展延伸 + 工作中的注意事项

白领女性工作的写字楼里环境优雅、舒适、远离风吹日晒，但正是这种装修精美，设备先进的现代化写字楼，却存在着诸如辐射污染、光污染、病菌污染等污染源。白领女性怀孕后，最好暂时调离工作岗位，如果实现不了，还继续在写字楼里工作，就要采取一些必要的防范措施，尽量降低这些对自己的不利影响。

## 电脑辐射的防范措施

电脑是写字楼里不可或缺的自动化办公工具，但它给人们带来信息、带来快捷、带来方便的同时，也给人们带来一定的危害。电脑开启时，显示器散发出的电磁辐射，对细胞分裂有破坏作用。对怀孕早期的孕妈妈来说，这种破坏作用会损伤胚胎的微细结构。在怀孕中、后期可适当延长操作电脑的时间，因为胎宝宝的基本发育已经完成，电脑对胎宝宝危害也会相应减小，但这并不意味着完全没有危害，除了必须完成的工作外，上网浏览，聊天室，电子游戏之类的乐趣，都应该忍痛割爱，暂时让位给你腹中的宝宝。

## 电话的防范措施

电话在写字楼里是一项使用频率最多，最容易传播疾病的办公用品。据测试，电话听筒上 2/3 的细菌可以传给下一个拿电话的人。如果办公室里有人患感冒，或是如厕后未把双手洗干净，疾病就会在办公室里蔓延开来，很可能殃及你和腹中的宝宝。所以最好的办法，你拥有一部独立的电话机。如果没这个条件，就尽量减少打电话的次数，或者勤快一点，经常用酒精擦拭听筒和键盘，实在不放心，就多花点通信费，用自己的手机进行对外联络。

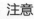

**注意**

很多孕妈妈不知道孕期适不适合继续工作，其实，孕妈妈一切正常，工作环境比较安静，工作强度不是很大，如果上班的时候出现不适状况，如头晕、恶心呕吐、乏力等，建议马上请假，在家休息。如果经过休息之后症状还没有消退，那么最好去医院就诊。

**注意**

职场孕妈妈面对着的是更大的竞争和挑战，因此，烦躁、不安、惊喜、忧愁、生气等情绪时刻伴随着她们，这些因素往往会对胎宝宝产生不良影响。

## 复印机的防范措施

操作过复印机的人都知道，复印机在启动时，释放出的气体会使人发生咳嗽等症状。对于正在怀孕的女性来说，这种有毒气体会给胎宝宝的发育带来不利的影响。如果你的办公室里有一台复印机，可以跟同事商量，把它放在一个空气流通比较好的地方，并要避免日光直接照射，这样一来，有毒气体对人的危害就会大大减小。工作上你除了尽可能地减少与复印机打交道的次数外，还要尽量避免呆在正在开启的复印机旁边，必要的时候让同事帮你复印。

## 空调的防范措施

炎热的夏天待在写字楼的中央空调房间里，看似凉爽宜人，很舒适。岂不知，空调对人体会有一定的伤害，可能会出现头昏，疲倦，心情烦躁的现象，而且特别容易感冒。这是因为空调使得室内空气流通不畅，负氧离子减少的缘故。

因此，担负着母婴健康责任的孕妈妈，要特别小心。工作中尽量每隔两三个小时到室外活动一下，呼吸一下新鲜空气。并要定时开窗通风，排放毒气。

## 孕妈妈经验分享

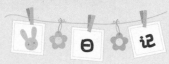

我怀孕4月的时候，孕吐反应还是比较严重，但是作为一个工作狂，我仍然坚持在工作岗位上。有一次，一个大客户来公司开会，我是主讲人，开会前，我抚摸着肚子说："宝宝啊，今天对妈妈来讲是很重要的一天，你要乖乖的啊。"然后就进入了会场，两个小时的会议完美结束宾主尽欢。当时同事过来祝贺我的时候，我心里想：都是我家宝宝乖啊！

## 十分钟干货分享

在工作中，孕妈妈需要注意的事项包括：

### 不要长期使用电脑

如电脑周围会产生低频电磁场，孕早期长期使用电脑可以影响胚胎发育。另外，长时间以固定姿势坐在电脑前，骨盆和肛提肌也会劳损，有可能影响正常分娩。如因工作必须使用时，每天最好不要超过 4 小时。

### 避免辐射性较强的工作

### 远离噪声

噪声对孕妈妈的危害是很大的，因为噪声刺激下丘脑，影响垂体－卵巢轴，使胎宝宝及新生儿身体的神经系统发育有影响。如果孕妈妈长期处于噪声之中，就会出现心跳加快，心情烦躁、记忆力下降、血压升高，休息不好等症状，这样势必给胎宝宝大脑发育带来一定影响。

放射线，一般包括 X 射线、Y 射线、p 射线以及电子、中子等粒子的放射线。这些射线对人体会造成不同程度的损害和影响。孕妈妈如果接受放射线过量，可能会引起胎宝宝小头畸形、新生儿生活能力低下、造血系统障碍和神经系统缺陷。所以，怀孕期间尽量不要做射线检查，尤其不要透视，如果不得不做时，应用铅围裙保护好腹部，一年中最好不超过 2 次。

此外，如果孕妈妈发现有出血现象，或者感到下腹部疼痛，并有紧绷、坠胀的感觉，应当立即去医院进行检查。为了及时发现出血，怀孕后最好穿浅色的棉质内衣，这样，只要有一点儿出血就能马上发现，而且透气性好。

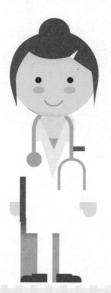

## 医生私房话

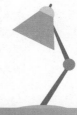

怀孕、分娩是对女性身体的一个巨大考验，职场女性由于身体素质不同、所从事的工作也不同，因而怀孕前的身体状况也各有差别。因此，怀孕前要对自己的身体作一个全面检查。另外，有些特殊的职业和工种也会对怀孕造成不利的影响，如果准备怀孕，最好在怀孕前 1 年调离原工作岗位。

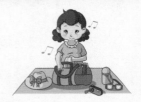

## 快乐孕育 + 胎教的作用

胎教已经成了孕期出现频率最高的一个词汇，不少孕妈妈和准爸爸把胎教看得分外重，强度大而且什么也不想落下，便拼命给自己加码，结果却适得其反。

其实，过分胎教的结果不仅给自己造成了巨大的压力，而且对胎宝宝不一定真有效果，甚至会适得其反。正确的胎教应该是一种有效的调节剂，首先要使孕妈妈从郁闷变为神怡，焦虑不安变成心静如水，让美好的心情贯穿于整个妊娠过程当中。胎教关键是看孕妈妈和准爸爸们持什么样的态度。

胎教对胎宝宝的健康发育具有重要作用，但这种作用也是有限的，所以，在实施胎教时，不要陷入为胎教而胎教的误区。

当胎宝宝在孕妈妈的身体里"扎根"那一刻起，二者就时刻保持心与心的接触。在实施胎教时，无论采取哪种方式，其主要目的都是让胎宝宝每一天都能得到充足的母爱。当然也包括保证给胎宝宝提供一个最安静舒适的生长环境，让其摄取丰富的营养等。

因此，作为孕妈妈要使用爱的语言，充满爱的心情，向胎宝宝传递爱的信息；作为准爸爸为了让胎宝宝得到完整的爱，也要以温柔的爱心来对待与呵护自己的妻子，共同参与科学的胎教。

一般来说，孕妈妈在怀孕的 4 个月前就应做好胎教的准备工作，可以按孕妈妈的生活作息时间安排胎教：

### 安排胎教的时间

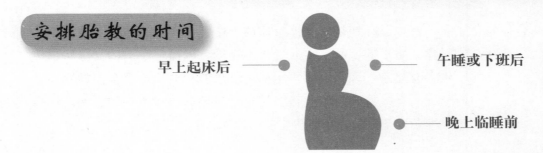

早上起床后

午睡或下班后

晚上临睡前

5个月后，胎宝宝的记忆力开始起作用，也能够记得孕妈妈的声音了，这时可以开始实施音乐胎教，每日2次，每次3～5分钟为宜。7个月以后，胎宝宝不仅具有了看东西的能力，还能对外部声音作出反应，并且开始逐步感受到妈妈的情绪，所以怀孕7个月后可以逐步正规、全面地实施胎教课程，具体时间安排以每日3次，每次5～10分钟为宜。

## 拓展延伸 + 胎教的注意事项

为了开展胎教，孕妈妈们需要了解具体的常见胎教需要注意的内容：

 抚摸胎教

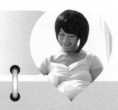

抚摸胎教主要是通过孕妈妈腹壁，将孕妈妈和准爸爸轻轻抚摸或轻轻拍打的外界刺激传达给胎宝宝。在实施抚摸胎教时，应注意胎宝宝的反应类型和反应速度。如果胎宝宝的反应是用力挣脱或者用蹬腿，就表示对抚摸的刺激不高兴；如果胎宝宝的反应是轻轻蠕动，就可以继续抚摸。

值得注意的是，抚摸的动作不宜过重，以免引起胎宝宝的不适和反感。此外，宫缩出现过早的孕妈妈不宜使用抚摸胎教的方法。如果抚摸胎教配以轻松愉快的音乐，效果更好。

 语言胎教

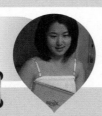

在实施语言胎教的时候，还要尽量做到语言胎教的"视觉化"，也就是要将鲜明的图画、文字变成影像印刻在脑海中，尽量将所讲的内容形象地传达给胎宝宝，有研究发现，如果每天进行"视觉化"的胎教行为，就会使传达给胎宝宝的信息逐渐增强。这样，孕妈妈和准爸爸在与胎宝宝的感觉与思考可达到最充分的交流。实施语言胎教时，首先，要保持平静的心境并保持注意力的集中，其次，在选择胎教书籍时应尽量广泛。如果某天没有太多的时间，也不要敷衍了事，哪怕只是选择一页图画，也要将故事的内容仔细、生动地传达给胎宝宝。

实施语言胎教的过程也是孕妈妈和准爸爸净化自己的过程，平时生活中应避免讲脏话、粗话和吵架，应以优美的语言充实、丰富、美化自己的生活，不断增强自己语言文学的修养，以使胎宝宝感受父母之间和谐的情感和父爱母爱的伟大。

注意

准爸爸也要参与语言胎教，平时要养成与胎宝宝交流的习惯，至少一天要有4次。比如起床后说"早上好"，出门时说"爸爸走了"，睡觉前道"晚安，祝宝宝做个好梦"等。说话时要贴近孕妈妈的腹部，语调要亲切温柔。

127

## 音乐胎教

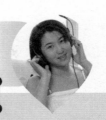

**注意**

不同的胎教方法，具体的开始时间是不一样的。语言胎教在怀孕6个月以后可以开始，音乐胎教在怀孕2个月的时候就可以开始了，光照胎教则需要在胎宝宝9个月的时候进行。

尽管实施音乐胎教时，音乐的节律性振动对胎宝宝的大脑具有一种良好的刺激，可以促进其大脑发育，但有不少实际问题应引起孕妈妈和准爸爸的注意。

首先，在乐曲的选择上，应以优雅、舒缓、悦耳动听，并有节奏感的轻音乐曲。由于人的大脑有左右两半球，左半球承担着语言、计算、分析等功能，而右半球能感受音乐的刺激，左右分工各自主宰不同的功能。

其次，在实施音乐胎教时，不要思考任何问题，并尽量保持全身放松和心情舒畅，采取半卧式坐在沙发或躺椅上静静欣赏。如果夏季天气太热，孕妈妈感到疲劳或情绪波动较大，可以选择一些舒缓、轻柔、欢快的轻音乐，以减轻燥热情绪，给胎宝宝以安宁感，使其心律平稳。

音乐胎教时间不可过长，一般掌握在5～10分钟较为适合，而且最好反复聆听，才能造成适当的有效刺激。

## 孕妈妈经验分享

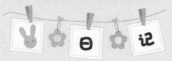

怀孕4个月以后，我的肚子渐渐地鼓了起来，并且开始感觉到了胎动。"孩子在肚子里睡得可香了！"我们就这样对怀孕、对胎宝宝产生了实在的感觉。我把上班时遇到的事情、和朋友一起谈论的话题、观看电影或演出以后的感受等经历全部讲给胎宝宝听。到了晚上还会给胎宝宝讲童话故事。我的丈夫很有爱心，他每次准时回家后，都将手放在我的肚子上为胎宝宝朗读童话书。每次一听到丈夫的声音，我的心境都会变得舒适而平和起来。

## 十分钟干货分享

孕 4 月就可以开始胎教工作了。在胎教开始之前，要提前做好准备工作：

| | |
|---|---|
| 1. 制订好胎教计划 | 　　在为胎宝宝做胎教之前一定要先制订好计划，切不可盲目进行训练。计划中最好要有固定的胎教时间、科学合理的胎教方法和胎教工具等。 |
| 2. 多种胎教方式结合 | 　　随着幼儿教育越来越受到重视，胎教的方式也日新月异。孕妈妈可以根据自己的实际情况，选择适合自己和宝宝的胎教方式，并且可以多种方式相结合。比如：音乐胎教、艺术胎教、情绪胎教等。 |
| 3. 提前备好胎教工具 | 　　一些胎教工具如：播放机、碟片、磁带等，如果有需要，应该在胎教进行前提前备好。以免胎教中需要时手忙脚乱，影响胎教计划。 |
| 4. 勤写胎教日记 | 　　十月怀胎，对孕妈妈来说既紧张又兴奋。即将与肚子里的宝宝见面时，心中一定有很多话想对宝宝说吧。这时候准妈妈们就可以准备一个胎教日记本，把每天胎教的过程、自己想对宝宝说的话都写在上面。这也是给宝宝准备的一份珍贵礼物。 |

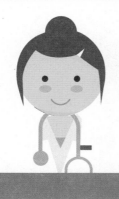

医生私房话

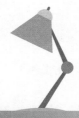

　　虽然胎教对宝宝的生长发育有益，但并不是随时随地都可以进行。以下有几点注意事项需要孕妈妈们注意：

　　每天固定时间进行胎教，让宝宝养成规律的生活习惯；提供胎宝宝良好的环境，良好的环境是最天然、最有用的胎教，比起外界的刺激更利于宝宝的生长发育；如果在胎教进行过程中，宝宝突然胎动频繁，就说明他不喜欢，这时候应该暂停施教。

# 我的怀孕日记：孕4月

我的身体变化：

_____

_____

宝宝的变化：

_____

_____

胎动了，我的心情：

_____

_____

生活习惯的改变：

_____

_____

开始胎教的准备：

_____

_____

## 产前检查

检查项目：

_____

_____

我的疑问：

_____

_____

医生的回答：

_____

_____

宝宝的第一张照片：

# 第五章 孕5月 (17～20周)

妊娠5个月时胎宝宝的活动更加明显和频繁，孕妈妈已经可能清楚地感觉到胎动，对孕妈妈来说进入孕中期是相对稳定平和的时期，可以进行短距离的旅游，进行游泳、瑜伽等运动。

## 第一节 5个月的胎宝宝适合哪些胎教

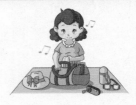

| 学习任务 ▷ | 怀孕5个月的孕妈妈和胎宝宝身体变化。 |

| 怀孕重点 ▷ | 适合5个月胎宝宝的胎教。 |

### 快乐孕育 + 孕妈妈的身体变化

进入孕5月，胎宝宝通过胎盘吸收必需的氧气和养分。胎宝宝在羊水里怡然自得很活跃，会把头一摇一晃的，不停地伸缩胳膊，还伸脚踢腿的。将脐带抓起来又放下，就像在玩玩具一样，孕妈妈可以开始跟胎宝宝进一步互动了。

胎宝宝的身体变化 ▶

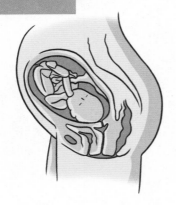

➕ 怀孕第17周时：胎宝宝出现褐色的皮下脂肪，脊柱里的神经纤维开始被白色脂肪所包裹；听觉器官开始发育，此时胎宝宝身长约18厘米，重约150克。

➕ 怀孕第18周时：胎宝宝骨骼轮廓清晰可见；心脏开始收缩活动，循环系统进入发育状态，身长约20厘米，重200克。

➕ 怀孕第19周时：胎宝宝腿部生长幅度明显，可以做出蹬踢的动作；脑部和脊髓继续生长，此时胎宝宝身长约22厘米，体重约250克。

➕ 怀孕第20周时：胎宝宝眼睛可以动了，但还是闭着，手心和脚底出现纹路；舌头上的味蕾已经发育，此时胎宝宝身长约25厘米，体重约320克。

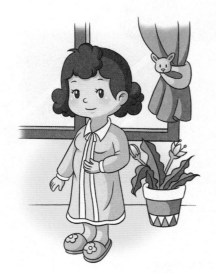

**怀孕第 17 周时**

下腹部开始迅速隆起,卵巢会分泌激素,让韧带、关节更松软以适应子宫的增长。

**怀孕第 18 周时**

子宫仍在生长,大概处在耻骨与肚脐之间的位置;孕妈妈皮肤和发质有明显改善;腰部和肩部出现痛感。

**怀孕第 19 周时**

孕妈妈心脏跳动频率不会加快,但是每次跳动输送的血量增加;孕妈妈臀部和腰部逐步丰满。

**怀孕第 20 周时**

孕期过半,子宫继续长大,几乎到达肚脐;色素沉淀明显,有些孕妈妈乳房开始分泌初乳。

133

从胎宝宝心脏跳动的频率,就可以判断出他的生长发育状况。定期产检中,医生都要对孕妈妈进行胎宝宝心脏跳动检查(听胎心)。而进入孕 5 月,胎动已经开始频繁,但是有规律可循。

## 拓展延伸 + 适合 5 个月胎宝宝的胎教

怀孕中期是胎教的最佳时期。因为这时正是胎宝宝大脑锥体细胞剧增、神经元树突分支增加、细胞间建立突触联系形成网络的高峰期。在这种时候给胎宝宝适当的刺激如触摸、声音、光照等,能建立更多的传递信息的

**注意**

这一时期胎宝宝的生长速度较快,变化比较明显,以后的 5 个月身长的增长将会变慢,体重的增加会更迅速。

突触，使大脑神经网络更丰富，使胎宝宝出生后的记忆容量更大，思维更敏捷。

进入孕5月，大多数孕妈妈会正式开始给胎宝宝进行胎教了。

适合17～20周胎宝宝的胎教为：

**饮食胎教**

可以选择促进胎宝宝骨骼生长的食物，摄取纤维可以预防孕妈妈便秘。

蔬菜水果中含有大量的维生素及矿物质。蔬菜里含有大量的纤维素，可促进肠胃蠕动，有利于大便的畅通，既可满足孕妈妈食欲又不至于长胖。

**运动胎教**

可以进行适当的运动，平躺姿势不要持续太长时间。

每天进行适度的运动，选择1～2种适合自己的运动项目，不要经常变换，锻炼的强度以心率＜140次／分为宜；锻炼时间最好选择在早晨9～10点；下午3～4点。

**按摩胎教**

可以进行缓解肩背、腰部和头部疼痛的按摩。

孕妈妈和准爸爸可以通过抚摸的动作配合声音，与子宫中的胎宝宝沟通信息。这样做可以使胎宝宝有一种安全感，使孩子感到舒服和愉快。

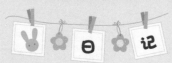

**孕妈妈经验分享**

去产检的时候，听医生说，怀孕第5个月，就要开始胎教了。这时候，胎宝宝开始处于生长发育阶段，但是5个月的胎宝宝还很小，所以现在来说最好的胎教方式就是抚摸他，让他感受到你浓浓的母爱。但是注意了，不要抚摸太多了，有时会有反效果的啊。

## 十分钟干货分享

怀孕 5 个月末，胎宝宝的身长为 18 ～ 27 厘米，体重在 250 ～ 300 克，医生还可以分辨出胎宝宝的头、背、肩、臀等各处的位置。全身生出毳毛、头发、眉毛、指甲齐备。头的大小相当于鸡蛋，约占身长的 1 / 3，从头到脚的比例开始匀称了。

胎宝宝全身生出毳毛

长出头发 眉毛较淡
指甲齐全

头的大小相当于鸡蛋
约占身长的 1 / 3

从头到脚的比例开始匀称

胎宝宝皮肤表面的皮脂腺开始分泌胎脂。胎脂是奶油状的白色脂肪，主要作用是保护胎宝宝的皮肤，分娩时充当润滑剂，帮助胎宝宝顺利从产道娩出。这个时期是胎宝宝感觉器官发育的顶峰时期，视觉、听觉、味觉、嗅觉等各类感觉器官的神经细胞得到全面发展。

经过这个时期，胎宝宝将会具备人体应有的全部神经细胞，之后神经结构也更为复杂。所以此时给胎宝宝进行胎教的时候，要选择恰当的时间与方法。

而怀孕第 5 个月的孕妈妈，妊娠反应已经完全消失，食欲依然不减，虽然腹部已隆起，但不会影响行动，身心正处于一个相对安定时期。

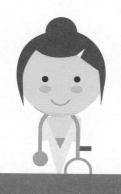

医生私房话

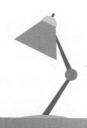

对胎宝宝进行胎教，无论是音乐胎教还是触摸胎教，或是语言胎教，爸爸妈妈一定要本着优美动听、轻柔舒缓、慢声细语的原则，特别是在进行音乐胎教时，切忌把随身听、录音机放在肚子上，让胎宝宝直接"听"音乐，会严重损害胎宝宝的听力神经，造成新生儿出生后先天性耳聋。正确的做法是，让录音机的传声器离肚皮 10 ～ 15 厘米，不要直接放在肚皮上，音量不要超过 85 分贝。

钢琴曲－安妮的仙境

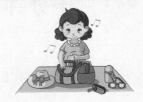

| 学习任务 ▷ | 了解孕妈妈在孕中期需要补充哪些营养元素。 |
| 怀孕重点 ▷ | 了解孕期孕妈妈身体变化以及孕检项目。 |

## 快乐孕育＋孕妈妈的营养需求

　　进入孕 5 月，孕妈妈早孕反应都已经结束，这时候孕妈妈会恢复胃口，但是也不能大吃大喝，避免出现过度进补的现象。孕妈妈在饮食上可以注意以下几个方面：

### 1. 注意钙的摄取

　　妊娠第 5 个月正是胎宝宝的骨骼日渐强健的时期，因此，孕妈妈要注意多吃些富含钙质的食物。奶制品含钙是非常丰富的，无论是牛奶或酸奶，对孕妈妈来说都是食物补钙的最佳选择，而且很容易吸收。还有各种蔬菜，比如白菜、黄花菜、油菜、木耳菜及豆类、鱼类等。摄取钙质的同时最好吃一些蛋白质食品，能提高钙的吸收率。另外维生素 D 不足时，钙的吸收率也很低，因此应该及时补充维生素 D，并科学晒太阳。

### 2. 铁的摄入量不能少

　　人体内 60%～70% 的铁存在于血液中的血红蛋白之中，血红蛋白在运输氧气中起重要作用。怀孕期间，血液量增加，一部分供给孕妈妈，以防贫血；另一部分生成了胎宝宝的血液并开始循环。胎宝宝在自己的肝脏里储存了大量铁，制造红细胞，可以供新生儿使用 6 个月左右。因为胎宝宝从出生到断乳这段时间所需的铁，在胎宝宝时期便储藏在体内，因此，孕妈妈在这个时期应该充分摄取铁质，以满足自己及宝宝的需要。

### 3. 适量补充维生素 A

　　孕妈妈对维生素 A 的需要量比普通人多 20%～60%。尤其是长期坐在电脑旁的白领女性，每天摄取足够的量，才能保证胎宝宝的机体生长和骨骼发育。富含维生素 A 的食物包括：动物肝脏、豆制品、鱼、牛奶、鱼肝油、黄油、蛋黄、海鳗鱼、核桃，以及青菜、大白菜、西红柿、空心菜、胡萝卜、韭菜、菠菜、南瓜，还有各类新鲜水果等。

## 4. 减少脂肪和甜食的摄入量

这一时期孕妈妈应严格控制体重的增长，要想控制体重的增加，主要是控制脂肪和甜食的摄入量。脂肪如果摄取过多，会变成皮下脂肪储存在体内，导致孕妈妈发胖。甜食里包含着许多的热量，热量多了必定会造成肥胖。

孕妈妈在孕期的增重以 12.5 ~ 16 千克为宜。防止肥胖，控制体重是一项长期任务，需要持之以恒，循序渐进，要想合理控制体重，可采取以下措施：

科学饮食。早饭吃得饱，午饭吃得好，晚饭吃得少。之所以提倡晚饭吃得少，就是因为吃过晚饭后人们往往懒于活动，热量容易在体内堆积。对于妊娠期的孕妈妈来说，早饭、午饭都吃好了，晚饭适当少吃点并不影响对胎宝宝的营养供给。

进行适当运动。孕期进行适当运动即可消耗体内热量，又可强体健身，还有助于顺利分娩。

# 拓展延伸 + 孕期检查

除了需要注意补充营养外，孕中期可作一个超声波检查了。

首先，孕妈妈 B 超屏幕上可以看到胎动，这对胎动感觉不太明显的孕妈妈来说是很有必要的。一般来说，经产妇比初产妇，瘦的孕妈妈比胖的孕妈妈感到胎动的时间可能早些。

由于胎动是了解胎宝宝发育状态的指征，所以最好把出现胎动的最早日期记录下来，在定期检查时告诉医生。一般 1 小时有 3 ~ 5 次胎动，如果每天持续出现的胎动突然明显减少，或者连续监测 1 小时后仍然感觉不到的话，那就要马上去医院检查。

● 胎动是有规律可循的：

1. 一般每小时 3 ~ 5 次，12 小时胎动为 30 ~ 40 次。

2. 一天之中，上午的胎动次数较少，下午 6 点以后增多，晚上 8 ~ 11 点胎动最为活跃。

从胎动情况来看，胎宝宝也有自己的睡眠规律，医学上称为胎宝宝生物钟。以上是胎动的普遍规律，还有特殊现象。这种特殊现象与孕妈妈之间的个体差异、孕妈妈周围的环境等有关。

早、中、晚各计胎动1次，每次计数1个小时，3次计数相加乘以4就是12小时的胎动数。如果每日计数3次有困难，可于每天上午、下午或晚上选择一个固定时间，1小时计数1次。

下午1～2点

上午8～9点
晚上20～21点

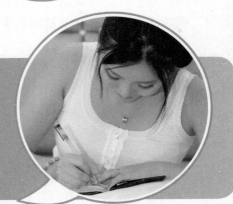

将每天的胎动数字记录下来，并画成曲线，就可以清楚地反映出胎宝宝的发育状况，在定期检查时让医生进行评判。计数胎动时，孕妈妈应采取左侧位，环境要安静，思想要集中，丈夫也可以协助计数。

其次，检测胎宝宝心脏跳动的频率，就可以判断出他的生长发育状况。定期检查中，医生都要对孕妈妈进行胎宝宝心脏跳动检查。近年来，研发出许多能准确地把握胎宝宝的健康状况，帮助胎教，可以听见胎宝宝心跳声的仪器。孕妈妈买到后自己就可以在家进行听胎心。

这种仪器能听到胎宝宝的心跳声，还可以显示的胎宝宝心跳速度，一般来说，正常胎宝宝的心跳数是每分钟120～160次，比成人快。

如果胎宝宝的心跳速度突然减慢，应该立即咨询医生。高危孕妈妈或是有早产危险的孕妈妈，特别要随时观察胎宝宝的心脏跳动次数，遵医嘱到医院进行检查。

最后，通过超声波检查胎宝宝是否患有腹裂、先天性心脏发育异常、脊柱畸形或者其他的几种先天性畸形的检查，并根据检查结果做相应处理。

## 孕妈妈经验分享

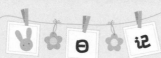

我们在每顿饭吃什么花了很大的心思，在做菜的时候尽量不放调味料，并只选择对身体有益的食物。我在加餐时一般吃用黑豆和黑芝麻做成的点心，偶尔还吃可以补充胎宝宝血气的鲤鱼和鲫鱼。我把重视父亲参与胎教的理论说给丈夫听了以后，他也参与到了胎教当中，不仅戒除了烟酒，还主动承担了许多家务。由于孕妈妈不可以激动，所以我一直注意回避会让自己生气的话语、场面和念头。

## 十分钟干货分享

进入孕中期，孕妈妈在注意膳食平衡的同时，也要注意：

每天不要只吃大米、白面，各种杂粮都要吃。

白面面包虽然口感好，但全麦面包对人体更好。

新鲜的蔬菜、水果每天、每顿都要吃。

每天至少要吃海带、紫菜、鱼、虾、海青菜等海藻类食物中的一种。

少吃多餐，多食易消化的食物。如蛋白类、蔬菜、水果类等食物。身边放一些平时喜爱的小吃，如饼干、瓜子、话梅，感到饥饿或恶心时吃一点儿。

此外，要定期进行产检，产检可以监测胎宝宝的发育情况以及是否患有先天性疾病。进入孕5月，胎宝宝的胎动已经较为明显了。如果胎动在正常范围中，则表示胎盘功能良好，输送给胎宝宝的氧气充足，胎宝宝发育健全，小生命正在子宫内愉快健康地生长着。如果12小时内胎动少于10次，或1小时内胎动少于3次，这往往表示胎宝宝缺氧；如果孕妈妈在一段时间内感到胎动超过正常次数，动得特别频繁，这也是子宫内缺氧的初期表现；如果胎动次数明显减少、停止，应立即去医院。

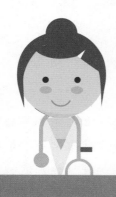

医生私房话

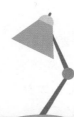

怀孕五个月的时候是整个孕期最轻松的一段时间，所以这一时期是孕妈妈开始给胎宝宝进行胎教的好机会。声学研究表明，胎宝宝在子宫内最适宜听中、低频调的声音，所以在孕妈妈开始给胎宝宝开始胎教的时候，要注意声音的频调，此外，准爸爸的说话声音恰巧是以中、低频为主，所以不要忘记让准爸爸也参与到胎教工作中来。

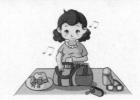

学习任务 ▷ 了解怀孕 5 个月胎宝宝的发育情况。

怀孕重点 ▷ 怀孕 5 个月的孕妈妈会遇到的问题。

## 快乐孕育 +5 个月的胎宝宝

怀孕 5 个月，胎宝宝大脑和脊椎在这一时期得到最大程度的发育，脑发育到了 80%，可以记住更多外部注入的信息；由于肌肉和骨骼的进一步发育，连接肌肉和大脑的运动神经迅速发达，胎宝宝可以按照自己的意志运动；触觉和味觉更加清晰，可以分辨出甜味和苦味，听觉开始发育，听到优美动听的音乐会很安静，听到吵闹、刺耳的声音会很不安和烦躁。所以这个时期开始进行胎教能起到良好的效果。

故事胎教

氧气胎教

视觉胎教

怀孕 5 个月左右，可进行的胎教

**注意**

在寒冷的冬季或者其他不适宜外出的天气，孕妈妈可以打开窗户进行换气，并借助简单的体操运动增加氧气的吸入量。

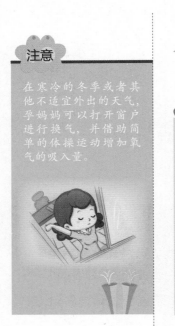

### ① 故事胎教

从胎宝宝的听觉还没发育的孕早期开始准备，到孕中期开始实施故事胎教，让胎宝宝不断接受良性刺激。孕中期胎宝宝的听觉功能发育完毕，此时孕妈妈和准爸爸用温柔的声音为他（她）读一读童话故事可以刺激胎宝宝的脑部，从而达到提升和开发胎宝宝潜能早教能力的功效。此外，孕妈妈和准爸爸共同参与到故事胎教中来，可以让父母与孩子之间的亲子关系更加融洽，也能加深夫妻间的情感。

**氧气胎教**

氧气胎教是要徜徉在大自然中，感受轻松愉悦的心情。有研究表明，大自然中新鲜的空气有利于胎宝宝的大脑发育。郊外、公园、田野、海滨、树林等这些地方对人身心健康大有益处。但是在我们生活的城市室内，每立方厘米却只含40~50个负离子。

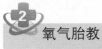
**视觉胎教**

进行视觉胎教可以锻炼胎宝宝的观察能力。通常提到视觉胎教，人们脑海中会浮现孕妈妈欣赏名画的场景，其实系蝴蝶结、十字绣、折纸、陶艺等也都属于视觉胎教的范畴。孕妈妈接触一些五颜六色的事物会刺激视觉神经，这对胎宝宝的视神经、大脑发育起到积极作用。孕中期胎宝宝五官发育逐步完善，此时进行视觉胎教对刺激大脑发育、智力开发有重要意义。

 **拓展延伸 + 怀孕5个月孕妈妈的身体负担**

怀孕第5个月的孕妈妈，妊娠反应已经完全消失，食欲依然不减，虽然腹部已隆起，但不会影响行动，身心正处于一个相对安定时期。

### ● 1. 孕妈妈的不适感会加重

妊娠5个月的孕妈妈食欲正是旺盛时期，体重显著增加，臀部、大腿内侧，胳膊等全身各处开始大量堆积脂肪，胸围与臀围变大。由于不断增大的子宫压迫和往上推挤胃和肠管，呼吸变得困难，胃部胀满，不容易消化，胸口发闷。这一时期孕妈妈的子宫和其他器官的血液需求量比以前增加近2倍以上，因此，心脏的负担开始逐渐加重。

### ● 2. 大部分孕妈妈感觉到第一次胎动

虽然有的孕妈妈在妊娠4个月时就感觉到胎动，但也有相当一部分孕妈妈在第5个月才感觉到第一次胎动。孕妈妈现在要做的是，把胎动的时间记下来，在定期检查时告诉医生。以便根据初次胎动的时间，进一步核对出预产期。

**孕典**

故事胎教：故事胎教法可以激发大脑潜能，用故事的钥匙开启宝宝的智慧，与此同时，利用孕妈妈和准爸爸与胎宝宝的互动，增强亲子情感。进行故事胎教时，孕妈妈可以自己说一些有趣的故事，也可以买胎教故事书进行阅读。

### ● 3. 可能会生痔疮

大部分孕妈妈在妊娠 20 周前后会受到痔疮的困扰，这也说明胎宝宝已经长大了，开始压迫直肠了。直肠受到挤压后，静脉回流受阻，严重有产生淤血，痔疮会凸出到肛门外面，有时还需用手进行还纳，如果孕妈妈还有便秘则更是雪上加霜，肛门部位会又痒又痛，坐在椅子上或者排便时还会出血。因此要保持肛门部位的清洁卫生；多喝水缓解便秘，不要久坐，要适当运动，促进血液循环；向医生咨询，接受适当治疗。

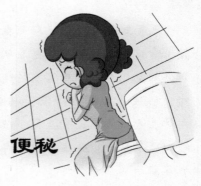

便秘

### ● 4. 分泌物增多

阴道里流出白色或浅黄色的分泌物明显增多，这是由于妊娠中期全身各器官的血液需求量增加，特别是流向阴道周围的血液量增加的缘故，属于正常现象。但如果发现分泌物有异味，颜色呈黄色并且黏稠，有可能是阴道受到了感染，应该注意观察，并及时到妇产科进行诊治，平时要保持外阴清洁，勤换洗内衣，尽量穿棉质内衣，以减少刺激。

142

### ● 5. 乳头颜色变深并伴有刺痛感

随着胎动的逐渐增强，孕妈妈的乳腺越来越发达，乳头和乳晕的颜色加深，皮肤表面的静脉非常明显，乳头周围的乳窦致密坚挺，乳房增大许多。有的孕妈妈挤按乳头时，会有淡黄色的，类似初乳汁的分泌物出来，并伴有刺痛感，这说明身体开始为母乳喂养做准备了。乳房是宝宝出生后的"粮仓"，要格外呵护，不能使她受到挤压，以免阻碍乳腺的发育，影响乳汁分泌，因此，孕妈妈应该使用稍大号的棉质胸罩，每天用温水擦洗乳房，并用手轻提几下乳头，为哺乳做准备。

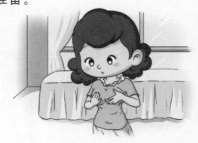

# 十分钟干货分享

| 故事胎教： | 氧气胎教： | 视觉胎教： |
|---|---|---|
| 在给胎宝宝读童话故事的时候，孕妈妈可以把自己想说的话说出来。进行故事胎教的时间一般为30分钟，可以利用睡前半个小时进行。读故事的时候注意要声情并茂以及发音的准确性。 | 进行氧气胎教要量力而行，孕妈妈在身体吃不消的时候坚持进行散步反而会造成伤害，此外还要注意持之以恒，运动量不求过大，但是坚持下来才会对胎宝宝有益。进行氧气胎教要注意自身的平衡性，还要注意不要在过度炎热的天气中散步，以防引起身体不适。 | 在胎宝宝视觉发育的特殊时期，利用光源刺激，进而促进视觉器官发育和大脑发育。此外，照射到孕妈妈眼睛里面的光线会对一种激素物质产生调节作用，这导致胎宝宝的眼前也会出现明暗的感觉，这是胎宝宝具备辨别事物明暗的本能。 |

怀孕5个月，准妈妈的身体变化较为明显，此时腰部曲线完全消失。随着子宫的日渐变大，对肺、胃、肾脏的压迫也逐渐增强，准妈妈的呼吸变得粗重、急促，此时弯腰已经很困难了。由于肚子隆起，为了保持身体的平衡，上半身会经常往后仰，腰部、腹部会感到疼痛。由于子宫挤压膀胱和胃，导致小便频繁和消化不良，可能还会有便秘的情况出现。

因此，准妈妈更要做一些适当运动，促进全身血液的流通，缓解全身的不适，并通过骨盆运动加强骨盆部位肌肉的韧性。

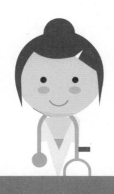

医生私房话

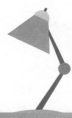

怀孕5个月的胎宝宝对外界已经有一定的感知能力，在怀孕5个月的时候，准妈妈可以为胎儿做的胎教有：胎儿体操，主动轻抚腹部，将耳机音量调到适度放几分钟左右欢快乐曲；每天早、晚与胎儿打招呼，"宝宝，早上好！宝宝，晚安！"如此等。这个期间要少量多餐，多吃些含铁多的食物，如猪、牛、鸡等的肝脏及海藻等绿色蔬菜，注意不要贫血。

# 我的怀孕日记：孕5月

我的身体变化：

_____

_____

宝宝的身体变化：

_____

_____

我的心情记录：

_____

_____

我最关心的事情是：

_____

_____

胎教：

_____

_____

## 产前检查

检查项目：

_____

_____

_____

我的疑问：

_____

_____

_____

医生的回答：

_____

_____

_____

检查结果：

_____

_____

_____

# 第六章　孕6月 (21~24周)

第6个月的胎宝宝，脸形更加清晰，已完全具备人的模样，但全身都是皱纹，皮肤表面长出白色胎脂。肠胃和肾脏发挥功能，会吞吐羊水、排泄尿液，通过听诊器可听出胎宝宝心音。这一时期的孕妈妈，有的脚踝出现水肿，有的腿部出现静脉曲张。孕妈妈饮食要更丰富，营养齐全，最好少食多餐。

## 第一节　预防孕期合并症，早发现、早治疗

| 学习任务 ▷ | 了解孕6月的孕妈妈和胎宝宝的身体变化。 |
| --- | --- |
| 怀孕重点 ▷ | 学习孕期合并症的相关知识。 |

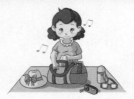

### 快乐孕育 + 孕妈妈的身体变化

孕6月的胎宝宝能够做反复的吞咽动作，消化器官逐渐得到发育。通过吞咽羊水，吸收到水和糖，剩余的部分进入大肠排泄出去。这一时期胎宝宝的胎脂分泌逐渐增多，厚厚地堆积在眉毛的上边，使眉毛异常柔软。

胎宝宝的身体变化

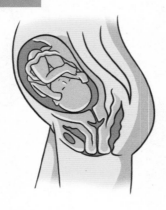

➕ 怀孕21周时：胎宝宝不是单纯吞咽羊水，他会从羊水里吸收点水分，消化系统也逐渐发挥作用；胎宝宝身长约26厘米，体重约360克。

➕ 怀孕22周时：胎宝宝眼和睫毛开始发育，眼睛也已发育，手指甲也长了出来；此时身长约27厘米，体重约450克。

➕ 怀孕23周时：听觉逐渐发达，嘴唇更加分明和丰满，皮肤上有许多皱纹，汗毛的颜色开始加深；身长达约28厘米，体重约520克。

➕ 怀孕24周时：胎宝宝肺部血管开始发育，头部显得体积较大；胎宝宝的身长约30厘米，重约630克。

146

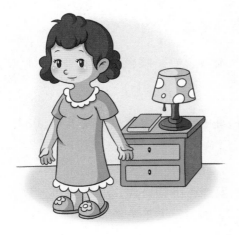

**怀孕第 21 周时**

孕妈妈的皮肤越来越干燥，特别是腹部隆起处，还会发痒，同时，体内血液增加，孕妈妈会比平时更容易感到热。

**怀孕第 22 周时**

孕吐症状几乎完全消失，胃口逐渐恢复；腹部的妊娠纹可能会开始出现；由于腹部隆起，给背部产生压迫，容易背疼。

**怀孕第 23 周时**

腹部明显变圆，臀部、面部和手臂变得丰满；偶尔会发生腹部疼痛或者拉伸疼痛。

**怀孕第 24 周时**

腹部隆起，会有行动不便的情况；乳晕更加突出。

147

随着孕周的增加和胎宝宝的长大，孕期合并症也相应增加，为预防孕期合并症，从怀孕中期开始，孕妈妈不仅要定期进行产检，还要针对自身的身体状况进行全面系统地、定期地、连续地进行化验分析、营养监测和营养评价，切实做好预防保健工作。

**胎动次数**

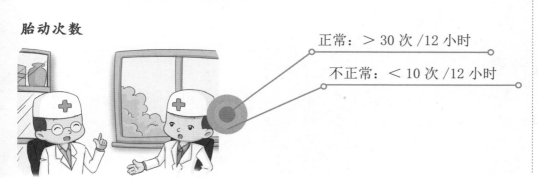

正常：＞30 次 /12 小时

不正常：＜10 次 /12 小时

**孕典**

孕期合并症：在未孕之前或妊娠期间发生的非妊娠直接引起的疾病称为妊娠合并症。妊娠终止，疾病也不一定随之消失。常见影响较大的妊娠合并症有心脏病、慢性高血压病、糖尿病、肝炎、贫血等。

# 拓展延伸 + 孕期合并征

为了预防孕期合并症，孕妈妈在日常生活中要注意以下几个方面：

1. 观察胎动

正常胎动，每小时不少于 3 次，孕妈妈可于早、中、晚各测 1 小时胎动数，相加总数再乘以 4 等于 12 小时胎动数，记胎动时要安静，不要边做事边监测边记录，这样容易漏记，如果胎宝宝连续胎动，只记一次，如果胎动＞ 30 次 /12 小时为正常，说明胎宝宝有较好的储备力，胎动 <10 次 /12 小时，说明胎盘功能低下，胎动过快过慢，均提示胎宝宝宫内缺氧。

2. 如果孕期出现头痛、眼花、心慌、气短、阴道流血流液、发热咳嗽、腹痛等症状，要及时到医院就诊。

3. 孕期注意营养均衡，合理饮食，适度运动，每天保证 8 小时的睡眠，避免长时间的站立与步行，不宜盆浴及过热的热水浴，注意口腔卫生，不要乱服药。

如果确认孕妈妈患有孕期合并症，那么要正确估计孕妈妈能否继续妊娠。心功能Ⅲ～Ⅳ级，有过心衰史、活动风湿、肺动脉高压等均不宜妊娠，应在妊娠 12 周内行人工流产。

可以妊娠者应从妊娠早期开始进行产前保健检查，除查产科情况如胎位、胎心外，根据心脏情况，安排孕妈妈的工作与生活，避免感冒，纠正贫血，预防和治疗早期心力衰竭，并提前入院待产。

分娩期。心功能Ⅰ～Ⅱ级可选择阴道分娩，而心功能Ⅲ～Ⅳ级可选择剖宫产为宜，临产后保证供氧，安静，减少屏气，必要时阴道手术助产，产后抗生素预防感染。心功能Ⅱ级以上不宜哺育婴儿。凡属不宜妊娠者，产后严格避孕。

## 孕妈妈经验分享

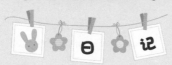

我怀孕时，就买了点棉布自己亲手为小宝宝做衣服，我一边做着衣服，一边告诉腹中小宝宝布上的各种图案，还特意去请教会刺绣的姐妹，刚开始不是很熟练，一不小扎到手了，我哎哟了一声，小宝宝竟然动来动去，我告诉他没事了，他就慢慢安静下来，感觉好开心啊。

## 十分钟干货分享

研究表明，从 6 个月起，胎宝宝在子宫里不仅有感觉，而且还能对妈妈相当细微的情绪、情感差异做出敏感的反应。可以通过在肚子里听到的声音产生高兴或者不高兴的心情，不满意时也会发点小脾气。同时胎宝宝还不喜欢温度急剧变化和过大的心理压力，所以这个时候妈妈要保持心情愉快，尽量舒缓紧张情绪，注意休息。

而孕妈妈在这一时期呼吸变得粗重，易出汗，有时稍动一下也会气喘吁吁。这是由于子宫向肺部上升，压迫肺部的原因。由于这一时期子宫上升近 20 厘米，腹部明显隆起。膨胀的子宫妨碍血液循环，压迫静脉，导致浮肿或静脉曲张，甚至产生痉挛。孕妈妈的体重比孕前增加了 5 ~ 6 千克，经常感到下半身疲劳和腰、背部疼痛。因此，睡前最好用温水泡一下腿脚，并按摩小腿，或者多活动一下疼痛的大脚趾，都可起到一定的缓解作用。

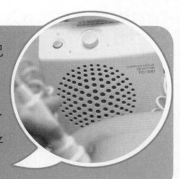

　　定期到医院检查是非常重要的一件事情，准爸爸要学会为妻子记数胎动、听胎心，学会定期测量血压、测宫高、腹围，做好家庭监护。

　　警惕孕妈妈出现妊娠期糖尿病、缺铁性贫血、妊娠高血压等疾病。丈夫还要有意识地陪妻子一起参加孕妇学校，或上准爸爸学习班，了解分娩的有关知识以及母婴护理知识，以便妻子分娩后能够得到很好的护理。

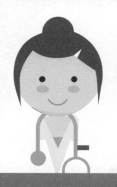

医生私房话

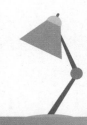

**给爱丽丝**

　　到了孕中期，孕妈妈对准爸爸的依赖会越来越严重。此时准爸爸应该尽自己所能陪伴在妻子身边，帮助孕妈妈保持平和的情绪，并在生活上照顾她的习惯，调整孕妈妈的饮食，并和孕妈妈一起做好胎教工作和孕期检查工作，在孕妈妈感到不适的时候，及时送去医院。

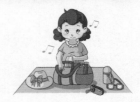

学习任务 >> 了解孕中期孕妈妈的身体状态。

怀孕重点 >> 了解孕中期孕妈妈的用药禁忌。

 **快乐孕育**+ 适合孕妈妈的运动

　　怀孕中期孕妈妈的身体已能充分适应怀孕状态，食欲增强，身心舒畅正是运动的大好时期。通过适当的运动能调节神经系统，改善睡眠状况，增强心肺功能，有效缓解由怀孕带来的呼吸急促症状，同时有助于食物更好消化，促进腰部及下肢血液循环，减轻腰酸、腿疼症状。

1. 适合的运动强度

　　在没有特殊情况下，最好每天进行适度的运动。

① 选择 1 ~ 2 种适合自己的运动项目，不要经常变换锻炼项目。

② 锻炼的强度以心率 <140 次／分为宜。

③ 时间不宜过长。

④ 运动场所要宽敞、安静、空气新鲜。

⑤ 锻炼时最好有丈夫及家人陪同。

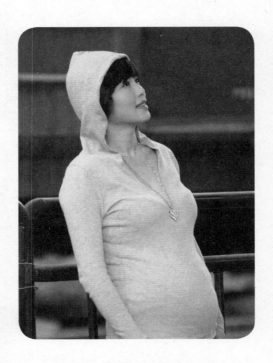

锻炼时间最好选择在早晨 9 ~ 10 点；下午 3 ~ 4 点。如果是夏天，下午锻炼的时间可适当推后。

**孕典**

户外运动：孕期进行户外运动可缓解水肿因怀孕而引起的头晕；能够改善睡眠状况；防止孕妈妈因缺钙而引起的抽筋；能够增强腹肌力量，防止因腹壁松弛而造成的胎位不正及难产；可缩短产程，防止产道撕裂、产后出血；有助于胎宝宝骨骼的发育。

## 2. 适宜的锻炼项目

步行：只要自身和周围条件允许，可在每天上午、下午的任何时间在空气流通的地方步行，既可多吸收 25％ 的氧气，又可增加阳光中的紫外线照射，促进身体对钙、磷的吸收，这是孕妈妈整个孕期最理想的运动。

游泳：游泳是怀孕中期最好的锻炼方式之一，水的浮力能把整个人托起，并轻柔地抚摸你身体的每一部分，在水中孕妈妈可尽情地舒展身体，既不会太疲劳，又不觉得身体的笨重，还可有效地缓解背部、腰部的疼痛，减轻水肿。

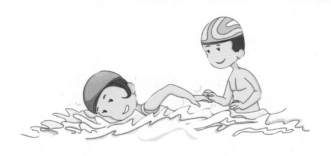

 **拓展延伸 + 用药的禁忌**

进入孕中期，孕妈妈需要注意的事项也越来越多，尤其在用药方面。有些人认为，妈妈的胎盘能保护成长中的宝宝不受母体内有害因素的影响。事实上妈妈消化吸收的所有东西都能在一定程度上以某种方式进入子宫内，从而影响她所孕育着的小生命，胎盘保护并不能很全面。

药物能像氧气、二氧化碳、氯化钠、水一样透过胎盘，并经胎盘和胎宝宝脐静脉进入下腔静脉以及肝脏、心脏，进而分布全身。胎宝宝肝脏因发育不全，非常脆弱，几乎没有什么解毒功能，更难以抵挡致畸药物的猛烈袭击，这样往往会造成严重的后果。

适宜的体重，有益日后分娩，而慢跑能增加热量消耗、燃烧多余脂肪，是孕期控制体重的好方法。慢跑前，准妈妈应注意先排空膀胱，并换上宽松舒适的衣服。慢跑过程中，出现不舒服的状况，随时可以停下来休息。

**孕典**

孕期感冒：感冒对正常人来讲很普通，但是对于孕妈妈来说确是很麻烦的一件事。鉴于孕妈妈不适合用药的情况，初期感冒可以采用非药物疗法，如穴位按摩、推拿等并多喝水；若感冒较重并伴有高烧者，可用物理降温法，如用酒精擦拭身体，在额头、颈部放置冰块等。

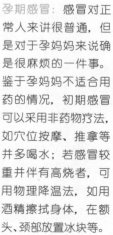

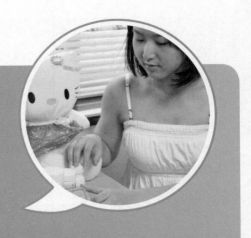

因此，妊娠期间孕妈妈绝对不能随意用药。具体忌慎用的西药类有，主要作用于中枢神经系统、植物神经系统、心血管系统、血液系统、消化系统、泌尿及生殖系统、影响生长代谢及体液调节、抗寄生虫、抗恶性肿瘤等药物。中草药类有解热药、清热药、祛风湿药、理血药、理气药、消导药、涌吐药、泻下药、收涩药、化痰止咳平喘药、芳香开窍药、驱虫杀虫截疟药等。中成药有消热泻火剂、祛暑剂、祛湿剂、祛风湿剂、温里回阳剂、活血调经剂、泻下剂、开窍通关剂、治风剂等。

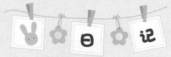

我怀孕 6 个月的时候就什么都不想干了，整天除了吃饭睡觉就给宝宝胎教，幸好老公比较疼我，家务活什么的他都做了，也会劝我多出去走一走，说这样对宝宝好。然后我就让老公陪我每天去散步，晚上睡觉前也让老公给宝宝说一会话，那是我很美好的回忆。

 **十分钟干货分享**

运动能促进人体血液循环和新陈代谢，减缓腰腿酸痛等不良症状，对于孕妈妈来说，可以预防和减少肢体水肿。此外，运动在增强了孕妈妈体质的同时，也锻炼了身体的肌肉组织，其中腹肌的充分锻炼能够减少因腹壁松弛而造成的难产。孕妈妈的全身肌肉组织的锻炼也都有助于自然分娩。

对胎宝宝来说，适当运动能促进胎宝宝大脑发育。孕妈妈运动增加了血氧含量，促进大脑释放出来内啡肽等有益物质，传递给胎宝宝，对胎宝宝成长有益；另外，运动可以促进羊水循环，刺激胎宝宝全身，利于大脑发育。

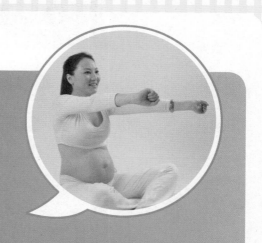

　　此外，孕妈妈运动的同时，相当于胎宝宝也在运动，这样能够有效减少胎宝宝患肥胖症的概率。运动可以促进胎宝宝呼吸系统、感觉系统以及各个器官的发育，促进宝宝身体健康成长。

　　由于孕妈妈身体逐渐笨重，大腹便便，在孕妈妈进行锻炼的时候，要在专业人员的指导下，或者家人的陪伴下进行，以免发生意外。

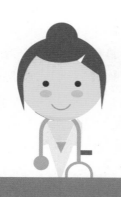

## 医生私房话

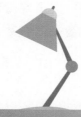

　　孕妈妈自身的特殊性决定了其必须挑选合适的运动方式，否则非但不能起到良好的效果，更有可能会伤害母体和宝宝健康。孕妈妈可以做瑜伽、游泳，也可以跳一些慢舞。这些运动可以帮助孕妈妈增强自身的柔韧性，在运动之前，身体应当处于较为放松的状态。

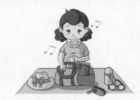

> **学习任务** 准爸爸要学习的相关孕期知识。

> **怀孕重点** 了解准爸爸能为孕妈妈做的事情。

## 快乐孕育 + 准爸爸需要注意的事项

怀孕不是一个人的事情，面对腹部逐渐隆起的妻子，准爸爸需要做的事情也多起来。妻子怀孕，丈夫更要担负起护理职责，帮助妻子顺利地度过妊娠期。

### 1. 让妻子心情愉快

让怀孕的妻子心情愉快，这是丈夫为妻子做的最重要的事情。妻子心情好了，对胎宝宝的发育也有好处。丈夫要主动分担家务，让妻子有更多的时间做自己愿意做的事情。给妻子买喜欢的衣物和爱吃的食物。与妻子共同将居室装扮得更合理、更温馨、更舒适。经常陪着妻子到外面散步，做些适量的运动。讲些幽默风趣的笑话逗妻子开心，经常播放些轻松的音乐等。

### 2. 夫妻生活要有节制

作为丈夫要懂得一些孕期知识，在妻子妊娠的前3个月和妊娠的后3个月，禁止过性生活，以防流产、早产、胎膜早破和宫内感染。在怀孕中期，过性生活时也要注意，不可过频。关心妻子和胎宝宝的健康，是丈夫的责任和义务。

### 3. 督促和陪同妻子进行检查

妊娠期间，要尽可能陪妻子到医院做产检，特别是有妊娠高血压疾病、心脏病、贫血等合并症以及前置胎盘等危险情况，要遵照医嘱增加检查次数。及时疏导妻子的恐惧心理，给妻子以勇气，让妻子感到不管在任何时候，任何情况下你都和她在一起。

## 4. 经常与腹中的胎宝宝对话

不要以为腹中的胎宝宝什么也感知不到，就忽视与胎宝宝对话和交流，最新的研究成果证明：胎宝宝容易接受低频率的声音。美国的优生学家认为：胎宝宝最喜欢听爸爸的声音，需要爸爸的爱抚。你把手掌按放在妻子的腹上，隔着肚皮抚摸胎宝宝，胎宝宝对爸爸的手掌的移位动作会做出积极的反应，在抚摸胎宝宝的同时还可以给他唱歌、讲故事、说笑话，对胎宝宝说："爸爸爱你。"胎宝宝时期就得到爸爸爱抚的宝宝，出生后就特别喜欢让爸爸抱，好像与爸爸有一种与生俱来的亲近感。

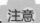

**注意**

研究证实，父亲的年龄也会影响到怀孕以及胎宝宝的健康。35岁以上的女子和40岁以上的男子所生的孩子，基因变异的几率大大增加。55岁以上的男子生育的孩子患出生缺陷的可能性是年轻人的2倍。

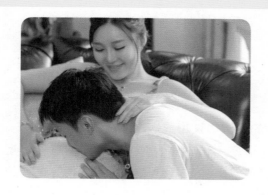

 **拓展延伸 + 准爸爸应该做的事**

在孕期，准爸爸不适合做的事情包括：

 **错误的做法：对妻子的外形进行负面评价**

随着孕龄的增加，孕妈妈的体形会越来越臃肿；再加上体内激素的变化，容颜也不似以前那样娇艳动人。有些准爸爸便会在此时口无遮拦地对妻子的外形进行负面评价，例如，说"哎呀，你怎么越来越胖了"或是"亲爱的，你没有以前漂亮了"。

注意，这是非常错误的做法！原本怀孕后，很多女性就会对自己的身材和容貌充满担忧，担心自己会变胖变丑，而准爸爸的负面评价无疑会让孕妈妈的心情陷入更深的忧虑和抑郁中。所以，虽然准爸爸可能只是"有口无心"，但是在精神特别脆弱敏感的孕期，会让妻子对于你的评价"耿耿于怀"。严重时，还可能诱发妊娠期抑郁症。

**孕典**

孕期性生活：正常情况下，怀孕4个月后的健康准妈妈，可以进行适度的性生活。怀孕可分为孕早期、孕中期、孕晚期三个阶段，孕早期、孕晚期应禁止性生活，孕中期适当性生活，各个阶段夫妻双方应当相互理解体谅，保证母子平安健康。

155

156

 **正确的做法：孕期甜言蜜语不可少**

从孕妈妈穿不上从前牛仔裤的那天起，准爸爸就需要时不时地夸赞她的美丽，但不能敷衍，否则会让孕妈妈感到你并不是真心地夸赞。寻找孕妈妈身上的＂闪光点＂，比如她的微笑、眼睛、大肚子或是她的勇气，对孕妈妈进行由衷的赞美，让孕妈妈始终感到自己是美丽的。

**错误的做法：不分场合抽烟**

吸烟有害，但有些准爸爸即便妻子怀孕了，还是无法控制烟瘾，不分场合地＂吞云吐雾＂，这是非常有害的。有研究表明，被动吸烟比直接吸烟更可怕。因为被动吸烟者吸入的致癌物质比吸烟者高出5倍。此外，烟草中含有多种可使染色体和基因发生变化的有害成分，对于孕早期的胚胎危害最大。

 **正确的做法：试用戒烟产品或室外抽烟**

为了家人和自身的健康，建议准爸爸戒烟，可以使用戒烟产品，如吃戒烟糖或使用戒烟牙膏。如果实在忍不住要抽烟，那建议到室外或走廊上抽，避免让家人抽二手烟。

**错误的做法：对孕产保健知识一无所知**

有些准爸爸认为怀孕是妻子的事，自己没有必要了解太多的孕产保健知识。这种想法是十分错误的。因为，妻子怀孕后，无论是生理还是心理，都会发生很大的变化，情绪也会变得更易波动，如果准爸爸掌握了一定的孕产保健知识，就能帮助妻子更好地认识这些变化，对她进行及时的鼓励、安慰和关怀，从而给予妻子更好的照顾和帮助。

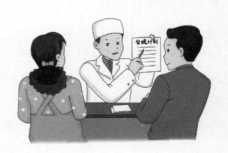

**正确的做法：和妻子一起参加产前知识讲座，多学习产前保健知识**

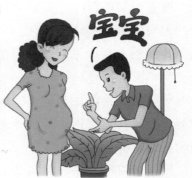

很多医院会举办产前学习班，建议准爸爸和孕妈妈一起去参加；此外，准爸爸也可以通过网络和书籍等途径来学习。懂得孕期保健知识的准爸爸还可以帮助孕妈妈进行助产保健操的练习，以利于顺利分娩，同时也能使孕妈妈在临产前更有信心。

 **错误的做法：仍把厨房工作全权交给孕妻**

很多家庭的厨房工作都是由女性来承担的，甚至怀孕后，丈夫也没有分担相应的工作，依然让妻子在厨房中忙碌，这种做法也是需要纠正的。因为燃气中所释放的二氧化碳、一氧化碳、二氧化硫等有害气体要比室外空气中的浓度高很多；更重要的是，在释放的粉尘和煤烟中，含有非常强烈的致癌物，若厨房通风不良，则有害气体的浓度更高，对人体的危害也更大。

 **正确的做法：保持厨房良好通风，尽量由准爸爸担当厨房工作**

为了孕妈妈和胎宝宝的健康，建议由准爸爸来担当厨房工作，并且同时要在厨房内安置排风扇或抽油烟机，保持厨房良好的通风，避免有害气体过度密寨。

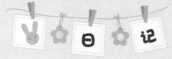 **孕妈妈经验分享**

我刚怀孕的时候老公就表现出一种超常的兴奋，具体表现为整天对着我平坦的小腹说好多话，所以我经常嘲笑他。到了后来，我开始给宝宝胎教的时候，我老公就跟着我一起，给宝宝讲故事，抚摸宝宝，胎动的时候他俩互动可好玩了。结果宝宝出生后果然跟爸爸比较亲。

 ## 十分钟干货分享

到了怀孕中期，妻子已度过了妊娠反应期，食欲好转，胃口大开，丈夫要为妻子做科学的饮食计划，准备可口的饭菜，做到合理搭配，平衡膳食；怀孕期要注意监测妻子的体重，丈夫应关心胎宝宝的发育和妻子身体的变化，耐心倾听妻子的诉说；进入怀孕中期后要时常趴在妻子的腹部感受胎动，并对胎宝宝说话，通过腹壁触摸胎宝宝，不仅可以增进与妻子感情，而且可以促进胎宝宝的大脑发育和语言发育。

由于孕妈妈身体逐渐笨重，大腹便便，丈夫要注意不要让妻子弯腰提重物、高处取东西、打扫门窗等，要承担起平时琐碎的家务，给予妻子更多的细致的关爱，帮妻子系鞋带、洗脚、多承担力气活和日常家务。

定期到医院检查是非常重要的一件事情，丈夫要尽可能陪妻子去做产前检查，学会为妻子记数胎动、听胎心，学会定期测量血压、测宫高、腹围，做好家庭监护。注意警惕妻子出现妊娠期糖尿病、缺铁性贫血、妊娠高血压等疾病。丈夫还要有意识地陪妻子一起参加孕妇学校，或上准爸爸学习班，了解分娩的有关知识以及母婴护理知识，以便妻子分娩后能够得到很好的护理。

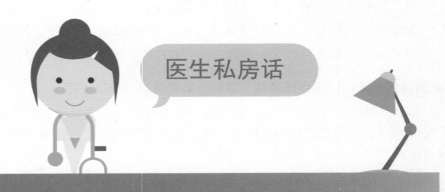

医生私房话

妻子怀孕后在身体、心理以及体力与体态上都会发生很大变化。如果准爸爸未掌握一定的孕产保健知识，就不会帮助妻子正确认识这些变化，采取恰当的对策照顾妻子，不利于妻子和胎宝宝顺利度过孕期。而且，妻子在怀孕后心理变得敏感，感情变得脆弱，常会处于不安、焦虑等不良情绪中。如果准爸爸不学习一些孕产保健知识，就不会正确理解妻子的这些生理及心理变化，及时给予关怀和安慰，使她们的心里有底。另外，懂得孕产保健知识的准爸爸，会在孕期积极协助妻子练习助产保健操，有助于妻子顺利分娩。而且，在妻子临产时会很有自信，能够镇定地帮助妻子战胜恐慌，顺利分娩。

# 我的怀孕日记：孕 6 月

我的身体变化：

_____

_____

_____

宝宝的身体变化：

_____

_____

_____

我怀孕的感受（心理和身体）：

_____

_____

_____

我为迎接宝宝做的准备：

_____

_____

_____

我的运动记录：

_____

_____

_____

准爸爸的改变：

_____

_____

_____

家人的关心：

_____

_____

_____

我对分娩方式的选择：

_____

_____

_____

# 第七章 孕7月（25~28周）

满7个月后属孕晚期，这一时期如果不注意极容易流产。有许多孕妈妈提问："为什么怀孕7个月出生的宝宝不容易存活？"这是因为，7个月时胎宝宝还没有完全具备在体外生活的适应能力，这时出生虽能有浅浅的呼吸和哭泣，但在一般条件下很难存活。因此，孕妈妈在这一时期需格外加以注意。

## 第一节　孕7月，宝宝早产了怎么办

| 学习任务 ▷ | 了解孕7月的胎宝宝与孕妈妈的身体变化。 |
| 怀孕重点 ▷ | 学习如何预防早产。 |

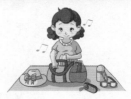

## 快乐孕育 + 孕妈妈的身体情况

　　7个月的胎宝宝大脑继续发育成熟。有研究发现28周左右的胎宝宝开始做梦了，此时胎宝宝大脑活动在这时是非常活跃的，大脑皮层表面开始出现一些特有的沟回，脑组织快速增殖。

　　怀孕7个月的孕妈妈马上就要进入孕晚期了，这时由于腹部迅速增大，孕妈妈会出现疲劳，脚肿、腿肿、痔疮、静脉曲张等这些状况都使人感到不适。

胎宝宝的身体变化

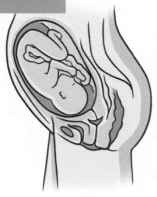

➕ 怀孕第25周时：胎宝宝大脑发育已进入一个高峰期，味蕾生长完毕，身体变胖；此时胎宝宝的身长约31厘米，体重约750克。

➕ 怀孕第26周时：胎宝宝开始呼吸，并能对外界的抚摸做出反应；脸部和身体逐渐向新生儿模样靠近；胎宝宝的身长约32.5厘米，体重约950克。

➕ 怀孕第27周时：视网膜继续发育，内耳的神经连接已经完成；眼皮已能够分开，胎宝宝会眨眼了；此时胎宝宝身长约34厘米，体重约1 000克。

➕ 怀孕第28周时：体重成倍增长，头发变长；大脑组织数量明显增加，胎宝宝会做梦了；此时身长约35厘米，体重约1150克。

孕妈妈的身体变化

**怀孕第 25 周时**

孕妈妈周身血管继续膨胀，血液中携带的大量氧气会使孕妈妈皮肤变得光洁；此时子宫有足球那么大。

**怀孕第 26 周时**

怀孕 26 周时：由于子宫越来越大，孕妈妈会出现眩晕、疲劳的现象，同时，子宫的增长在不断挤压胃部空间，饭量开始减小。

**怀孕第 27 周时**

孕妈妈睡觉时可能会有一些逼真的梦境，这是很正常的；规律的胎动越来越明显。

**怀孕第 28 周时**

腹部妊娠纹变得分明；腹部、臀部和大腿内侧都变得更加丰满；乳房血管更加突出。

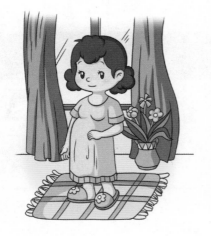

162

　　7 个月的胎宝宝已经成形，虽然现在产下胎宝宝不会有太大的危险，但是对胎宝宝以后的生长发育会造成影响，所以此时孕妈妈最该防范的事情就是早产。诱发早产有多种原因，如果孕妈妈发生身体不适，应及时就医。

## 拓展延伸 + 预防早产

　　准妈妈如果一旦发生先兆流产，首先应去医院查明原因，根据医生的诊断结果和建议进行保胎，切不可根据自己的理解盲目保胎，乱吃保胎药物，这是不科学的，也是相当危险的。因为导致流产的原因很多，如胚胎发育不良、受精卵染色体异常、孕妈妈全身性疾病、孕激素分泌不足、孕期碰撞或跌跤等。

**孕典**

早产：1961 年世界卫生组织大会倡议，凡妊娠满 28 孕周（196天）至 37 孕周（259天）间分娩的定为早产。在此期间出生体重为 1 000 ~ 2 499g，身体各器官未成熟的新生儿为早产儿。准确计算胎宝宝的孕龄比胎宝宝身长、体重更为重要。

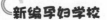

早产的发生有多种原因，只要注意观察，发现身体出现不适或异常时及时进行调整和解决，就可以有效预防早产的发生。不过当准妈妈劳累过度时也有可能发生早产，因此，准妈妈要从以下几方面加以注意。

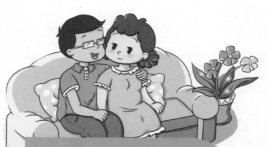

保证充分的休息和睡眠。

当身体状态不佳时，应适当休息，情况严重时要及时到医院检查。

不要从事压迫腹部的劳动，比如洗衣服、弯腰取东西、系鞋带等。注意不要提重物。

保持乐观心态，放松心情，要从积极的方面对待怀孕期身体所出现的不适。出现抑郁症的症状时，及时向医生咨询。

对于那些在孕前喜爱的剧烈运动的孕妈妈要毫不犹豫地放弃，因为孕期从事剧烈运动会导致子宫收缩，引发早产。不过孕妈妈体操等轻微地运动既可以使心情舒畅又可以增进体力，应该坚持。

**孕典**

脑细胞：胎宝宝的意识萌芽大约发生在怀孕第 7 ~ 8 个月的时候，此时胎宝宝的神经管道与新生儿几乎同样进步，一旦大脑捕捉到外界的讯息时，就会穿过神经管道，将此讯息传达到胎宝宝身体的各部位。因此，这一时期父母要对胎宝宝进行各种胎教，促使胎宝宝的脑细胞快速健康地发育。

163

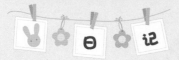

## 孕妈妈经验分享

已经是怀孕第七个月了，心里老是觉得时间过得不够快，希望一个阶段一个阶段的赶紧过了。整天看买回来的孕产书，学习相关的知识。也开始准备宝宝出生时候的用品，开始问以前同事要她家小宝穿过的衣服，每天都想去逛母婴店，最喜欢去那里买东西，估计店里的员工都认得我了。

# 十分钟干货分享

妊娠进入 7 个月的胎宝宝的皮肤褶皱较多，脸部看起来像个小老头儿，曾经透明得能够看到血管的皮肤现在开始泛出红光并逐渐变得不透明，这说明胎宝宝的皮肤已经开始发生质变，开始长肉了。全身的毳毛顺着毛根的方向形成倾斜的纹理。男胎的睾丸还未降至阴囊内，女胎的小阴唇、阴核已清楚地凸起，神经系统发育进一步完善，同时躯体快速生长，逐渐填满整个子宫。

此时应注意预防早产现象的发生。在中晚期妊娠，敏感的孕妈妈可以感到子宫收缩，这种无固定间歇时间，持续时间不规律的宫缩，并不是真正将要临产的宫缩，而是子宫的生理表现，或称为无痛性宫缩。

当有规律宫缩出现，子宫颈口进行性扩张至 2cm，属早产临产。如果规律宫缩不断加强，子宫颈口扩展至 4cm 或胎膜破裂，则早产将不可避免。

## 要预防早产应该从以下几个方面进行

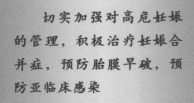

切实加强对高危妊娠的管理，积极治疗妊娠合并症，预防胎膜早破，预防亚临床感染

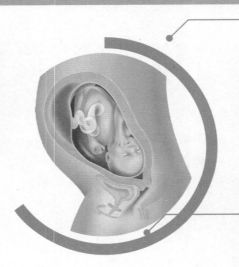

宫颈内口松弛者应于妊娠 14 ~ 16 周行宫颈内口环扎术。

定期产前检查，指导孕期卫生，对可能引起早产的因素应充分重视

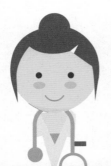

医生私房话

故乡的原风景

早产是导致围生儿发病和死亡的重要原因。虽然早产仅占分娩总数的 5% ~ 15%，但早产儿死亡占非畸形新生儿死亡的 3/4。早产儿因器官发育不成熟或免疫功能欠完善，常出现呼吸窘迫综合征（RDS）、支气管肺发育不良、呼吸骤停、慢性肺病等常见病。所以要定期做孕检，避免早产的发生。

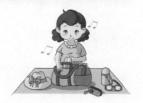

## 快乐孕育 + 孕妈妈的不适反应

妊娠期间难免会出现一些妊娠反应，特别是进入妊娠中、后期，孕妈妈好像感觉到全身到处都不舒服，其实，这里面不舒服的地方有的是存在的，但有的却是心理作用，而且妊娠反应的程度因人而异。一般来说，这些妊娠反应会在分娩后逐渐消失，孕妈妈不必过于担心。为了使孕妈妈能够比较轻松地度过妊娠中、后期，在此我们介绍一些常见的妊娠反应的保健和预防措施。

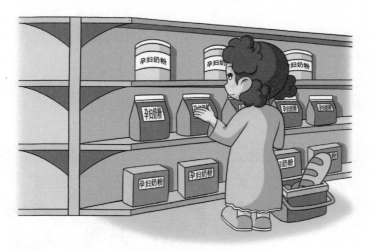

**注意**

缓解腰背痛，做法是：准备3个大小不同的坐垫，最大坐垫地尺寸与座椅同大，当做第一个坐垫，其上放着第二大的坐垫，最后，将最小的坐垫放在顶端，3个坐垫呈"金字塔"状。3个坐垫加起来的高度10～12厘米最佳。让臀部坐在最高点的地方，然后背脊挺直，下腹紧缩。

165

### 1. 腹部发痒

从妊娠中期开始，孕妈妈的胸、腹部开始瘙痒，皮肤上还长出一些粗糙的、凹凸不平的小包。

发生这种现象的原因目前还不太清楚，但一般认为是胎盘分泌的激素影响肝脏功能而引起的一种现象，但要到医院进行肝功化验，了解胆汁酸的水平，除外妊娠期肝内胆汁淤积这一病理情况。采取的措施是，勤洗澡，保持身体的清洁，尽量穿手感好的棉质衣服。症状严重时，应向医生咨询，并接受治疗。

166

注意

为了避免产生皮肤问题，孕妈妈在孕期仅使用补水化妆品，即可保持皮肤的清爽通透。

### 2.腰痛

由于生活方式、身材、体重、肌肉状态等的不同，腰痛的程度也因人而异。采取的措施，一是平时保持正确的姿势；二是睡硬床垫，睡觉姿势应采取左侧位；三是多散步，以加强腰背部的柔韧度；四是多休息，少拎重物；五是看电视时让椅背与坐垫呈120度角，让身体稍微后仰，坐在沙发上腰后面垫个小靠垫；六是避免长时间保持一个姿势，避免腰背部受凉。如果腰背痛持续不能缓解，一定要去医院进行诊治。

### 3.四肢浮肿、抽筋和疼痛

到妊娠中期，有时手会突然抽筋，伸手伸不直。手腕、脚腕、胳膊、腿等部位出现浮肿甚至疼痛。一般在天气炎热的情况下，尤其是早晨起床后到整个上午这段时间症状更为严重。缓解措施是，穿宽松的衣服、轻便的鞋子，并且最好不要佩带像戒指这类的首饰。坚持有规律地运动，按摩四肢，减少盐分的摄取量。

### 4.静脉曲张

静脉曲张是妊娠期的普遍现象，轻者只发生在腿部，重者不仅是在腿部，外阴部和肛门等部位会出现静脉曲张。这是由于日渐增大的子宫，压迫静脉致使血液流动不畅，在某些地方堆积成血管曲张，血管曲张使静脉扩大变粗，就形成了静脉曲张。缓解和预防措施是，平时不要长时间站立，不要保持同一种姿势，休息时腿部稍微垫高，配合按摩来减轻症状。另外，注意不能过度肥胖。

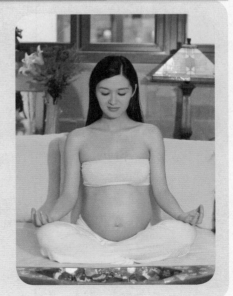

# 拓展延伸 + 孕妈妈的皮肤问题

除了身体变化，孕妈妈的皮肤也会发生较大的改变。

1. 有的孕妈妈会长出青春痘。大部分人以为青春痘只有青年人才会长，岂不知，妊娠中的孕妈妈也长起了青春痘，这是因为怀孕时受激素的影响，皮脂腺分泌量增加、毛孔阻塞、细菌滋生的缘故。

2. 还有的孕妈妈会长出蜘蛛痣。这是孕期激素的作用在皮肤上形成的一种改变，没有痛痒感觉。这是因为孕妈妈血流增加，使那些原来看不见的血管分支显现出来，像红色的小蜘蛛那样有多条腿（不同于肝病时出现的蜘蛛痣），有些还形成网格状，突出在皮肤表面，有些长在巩膜（白眼球）上，如果分娩时过度用力，可使这些蜘蛛痣进裂，导致巩膜下出血。蜘蛛痣的消失很慢，分娩后很长时间都会存在。

3. 有些孕妈妈身上会长一些像疣一样的赘生物。常发生在手臂内侧，颈部褶皱处，胸部乳罩与皮肤的摩擦处等。之所以出现皮肤赘生物，是由于皮肤表层细胞的增生活跃所致。如果孕妈妈时常按摩这些部位，勤洗澡就可有效地减少这些赘生物。

这些皮肤问题一般在产后会得到缓解，孕妈妈不用过于担心，放松心情，注意饮食健康。其实，怀孕后皮肤如何变化与怀孕前皮肤的类型关系密切，比如说，原来皮肤色深的，变化不明显；原来皮肤较白的，皮肤斑点更明显。但这只是一时的现象，分娩后很快就会恢复到孕前的样子，因此，孕妈妈不必过于担心。

167

## 孕妈妈经验分享

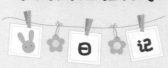

我怀孕的时候一直没什么反应，孩子也没折腾我，就是胃口大了一些，生下来的宝宝有4千克。我闺蜜就不一样了，她怀孕的时候出现了好多不适症状，生了宝宝后过了好长时间才恢复好，这可能也是跟每个人的体质不同有关系吧。

# 十分钟干货分享

妊娠8个月的准妈妈，子宫越来越大，肚子也越来越紧绷，肚脐变浅，几乎与周围一样平，有时甚至突出来，由于皮肤被撑大，有的孕妈妈会长出妊娠纹。

对于妊娠纹的预防，在孕前就要注意锻炼身体，经常做按摩，增强皮肤的弹性。同时也要注意营养，多吃富含蛋白质、维生素的食物，增加皮肤的弹性。

进入妊娠后期，为了支撑日益沉重的腹部，肩膀和身体会本能地向后仰，而且肩膀还要承受越来越大的乳房负荷，长时间的牵扯和承载使肩膀因极度疲劳而产生疼痛，越临近分娩，肩膀的疼痛越会加重。

为了缓解疼痛，准妈妈可适当地进行运动，如做孕妈妈操、按摩肩膀等，以改善局部血液循环。另外，由于激素的影响，会导致牙龈出血。而且由于局部血液循环受到一定影响，有痔疮的准妈妈，痔疮会变得更加严重，甚至会发生出血现象。

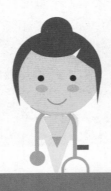

医生私房话

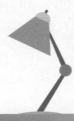

尽管这一时期的准妈妈已经受累不堪，但不能因此而坐着或躺着，因为这样做的结果只会加重症状，使身体更加虚弱，不利于顺利分娩。对身体状况正常的准妈妈来说，妊娠8个月时仍然可以做一些不费力的孕妈妈体操和散步运动。这样可以起到锻炼肌肉，增加肺活量，帮助分娩效果。如果在运动过程中感到腹部紧绷变硬，应该马上停止运动，进行休息。

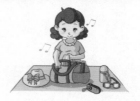

## 快乐孕育 + 如何判别孕妈妈贫血

　　一般来说，健康的成年女性，血红蛋白低于110克／升就可诊断为贫血。而对于孕妈妈来说，由于妊娠期中血容量增加的因素，血液会略微稀释，一般认为低于110克／升为轻度贫血，低于60克／升为重度贫血。

　　贫血对妊娠的影响：妊娠期，不论母体是否缺铁，胎宝宝总是要按他的需求通过胎盘摄取铁，所以轻度贫血时，胎宝宝受到的影响不大，而且铁通过胎盘的转运是单向性的，即使在母体极度缺铁时，也不可能逆转运输，所以胎宝宝缺铁的程度不会太严重。但母体如果重度贫血，胎宝宝发育就会迟缓，甚至会引起早产、死胎、新生儿体重过轻或贫血等危险情况。

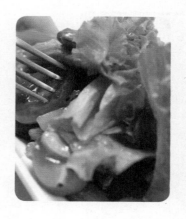

　　缺铁性贫血的原因：妊娠以后，孕妈妈血容量逐渐增加。妊娠晚期容量增加共约1 300毫升。血容量的增加就需要大量的铁，再加上胎宝宝生长和胎盘发育都需要铁，这种生理上的需要据精确统计，仅妊娠期就需要1 000毫克铁。如果饮食上不能均匀地摄取需要量的铁，就会造成贫血。况且分娩时的失血和哺乳期需要的铁都比正常时要多，所以孕妈妈容易患缺铁性贫血。

## 拓展延伸 + 如何预防贫血

既然贫血已经危害到孕妈妈和胎宝宝的健康了，就要及时治疗，但是你知道吗，贫血是可以预防的。

**妊娠贫血的预防：**

1. 为了避免孕期贫血的状况出现，孕妈妈怀孕前就应该积极治疗失血过多的疾病，如痔疮、月经量过多等，以增加铁的储备。

2. 妊娠期应适当增加营养，多食含铁量高的食物，注意充分摄取蛋白质、维生素 $B_1$、维生素 $B_2$ 和其他维生素类的食物。

3. 妊娠 4 个月以后，按医生要求，可每日服用硫酸亚铁 100 ～ 200 毫克，可以达到预防贫血的目的。

如果孕妈妈已发生严重贫血，就应根据贫血的程度决定治疗方案。治疗方法以口服铁剂为主，也可以注射铁剂药物或输新鲜血液纠正贫血。轻度贫血应以食补为主，如动物的肝、心、肾等含铁量高的食物。

对贫血的孕妈妈，要注意确定贫血原因，注意排除地中海贫血等疾病，避免盲目补铁。

此外，爱吃素的孕妈妈更容易贫血。关于贫血有些孕妈妈会陷入一个误区，表示只食用素食补铁也可以。其实，素食品，如红枣、赤豆、血糯米、黑木耳、笋、菠菜、空心菜中确实含铁量较高，但其铁吸收率远远低于动物性食物。

有些蔬菜中还含有很多草酸、植物酸，这些会在胃肠中与铁、钙等结合，影响铁、钙的吸收，人体真正从其中吸收到的铁只有很少的一点。而在妊娠期，孕妈妈和胎宝宝对铁等营养元素的需求量较大，只吃植物性食品来补铁就好比是杯水车薪，血红蛋白仍会继续下降威胁到胎宝宝或孕妈妈的健康。

**注意**

在选择动物内脏等食品时，应购买通过国家检疫的食品，以免食用后出现不良后果。另外，孕妈妈吃动物内脏及血等一定要做熟；吃菠菜时，最好先过一下开水，再炒或拌着吃，这样可以使大部分草酸溶解在水里，减少人体对草酸的摄入。

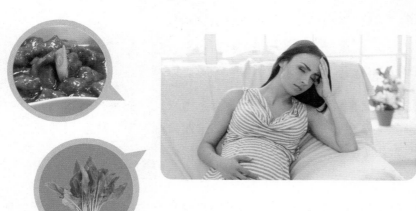

171

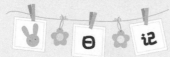
**孕妈妈经验分享**

我曾看到一位孕妈妈生的小宝宝像海豚的样子，后来知道那是因为她怀孕时常吃发芽土豆的缘故。听医生说，土豆中含有一种叫龙葵素的毒素，变青、腐烂、发芽、存储时间长的土豆中含的毒素更多。这种毒素对胎宝宝的影响极大，致畸作用明显。看来怀孕后的饮食一定要多注意安全啊。

# 十分钟干货分享

怀孕中贫血的原因可分为两大类：其一是营养缺乏，这也是大多数贫血的因素，包括铁质及叶酸不足，偶尔也见于维生素 $B_{12}$ 或蛋白质不足；其二是遗传或后天特定的疾病，包括地中海型贫血或其他贫血，及感染造成的贫血。

简单来说，面对不同类型的妊娠贫血，要有不同的治疗方法。

### 缺铁性贫血：

这是孕妈妈贫血最常见的原因。因为在怀孕前准妈妈体内铁存贮量不足，而胎盘和胎宝宝的发育都需要增加血液量，以至铁的供给量要达到孕前的2倍，而且孕妈妈吸收铁质少了，也很容易就引起缺铁性贫血。

### 巨幼细胞性贫血：

巨幼细胞贫血95%是叶酸缺乏，少数因为维生素 B$_{12}$ 缺乏引起 DNA 合成障碍所致的贫血，导致孕妈妈体内红细胞核发育停滞，细胞浆中的核糖核酸无法转变成脱氧核糖核酸，继而大量聚积，细胞增大，形成巨幼红细胞。

### 遗传或后天特定的疾病：

一些遗传性的血液疾病也可能是孕妈妈贫血的原因。父母如果只有一方带有地中海型贫血的基因，则胎宝宝不会有严重的后果。若父母双方都带有隐性基因时，胎宝宝有 1/4 的几率可能得严重或致命的贫血，1/2 的几率和双亲一样带有基因。

若夫妻同时带有同型地中海型贫血的基因，那孕妈妈必须接受绒毛采检或羊膜穿刺或抽胎宝宝脐带血等检验。若证实胎宝宝有重度地中海型贫血，最好施行人工流产，终止怀孕；如果检查的结果表明胎宝宝的基因正常或是属于轻度的地中海型贫血，则可安心地继续怀孕。

缺铁性贫血以及巨幼细胞性贫血就要按照自身的需求进行补铁以及补充叶酸。

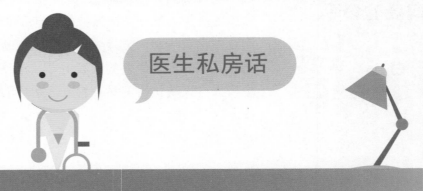

## 医生私房话

由于孕期的特殊性，为了养育胎宝宝，孕妈妈体内循环的血液增加，致使体内红细胞相对不足。尤其是在怀孕中期后，血液更是急剧增加，在怀孕34周左右到达高峰，所以，到了怀孕中后期，一定要及时补铁，不要等贫血了再补。

# 我的怀孕日记：孕 7 月

我的身体变化：

_____

_____

_____

宝宝的变化：

_____

_____

_____

我对宝宝的想法（性别、样貌等）：

_____

_____

_____

我最关心的几件事：

_____

_____

_____

173

## 产前检查

检查项目：

_____

_____

_____

我的疑问：

_____

_____

_____

医生的回答：

_____

_____

_____

检查结果：

_____

_____

_____

# 第八章 孕8月（29～32周）

妊娠8个月的胎宝宝，皮下脂肪增厚，皮肤发红，皱褶仍多，身体较丰满，神经系统变得发达，胎动更加活跃。此时胎宝宝头部朝下，已进入正常位置，在此时期出生的早产儿精心护理是可以存活的。

## 第一节　产前误区知多少

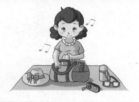

| 学习任务 | 了解孕后期的孕妈妈和胎宝宝的身体变化。 |
| 怀孕重点 | 了解孕期误区有哪些。 |

 **快乐孕育 + 孕妈妈的身体变化**

这一时期的胎宝宝，生殖器官的区别已经比较明显，已能分辨出性别。男宝宝的睾丸向阴囊移动；女宝宝的阴蒂变得比较明显，阴蒂在小阴唇的外侧，分娩之前会进入小阴唇的内侧。胎宝宝的头部变大许多，基本的身体器官和各自功能大部分已经具备，但自行呼吸和保持体温尚有困难。

胎宝宝的身体变化

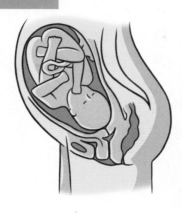

➕ 怀孕第29周：胎宝宝皮下脂肪不断增多，听觉系统发育越来越完善；已经可以感受到的光线刺激，此时胎宝宝身长约36厘米，体重约1 300克。

➕ 怀孕第30周：女胎的阴蒂开始变大，并长出阴唇组织；男性睾丸则从肾脏向阴囊中移动；胎宝宝身长约37厘米，体重约1 500克。

➕ 怀孕第31周：皮下脂肪明显增多，眉毛和睫毛变得更加完整；肺部和消化器官几乎都已形成；胎宝宝身长约38.5厘米，体重约1 600克。

➕ 怀孕第32周：胎宝宝头部、臀部和腿部按适当比例生长，并且开始排尿；头发也长出来了；此时胎宝宝身长约40厘米，体重约1 800克。

第二篇　怀孕了 ◀

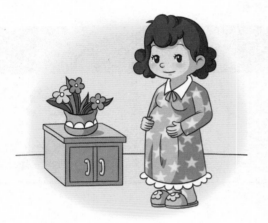

孕妈妈的身体变化

**怀孕第 29 周时**

开始感到疲惫；由于宝宝长大，子宫随着增大，膀胱的空间被挤压，孕妈妈尿频现象会较为严重。

**怀孕第 30 周时**

子宫继续增大，羊水持续增加；孕妈妈会感到呼吸困难；此时孕妈妈的血管将不再扩张，但是血流量会继续增加。

**怀孕第 31 周时**

血液和体液量增加，腿部常常发生浮肿；孕妈妈还会发现自己更爱出汗了，甚至会出现手掌红斑。

**怀孕第 32 周时**

腹部的深色条纹更加明显；乳房在孕激素的刺激下继续增长；孕妈妈常常会有腰部疼痛和肩部酸胀的感觉。

32 周末时，随着胎宝宝的逐渐长大，胎宝宝已经没有自由活动的空间，前期非常活跃的胎动到妊娠第 32 周时明显缓慢。胎宝宝不再翻来覆去大幅度地活动，而是以左右转动脑袋等一些小动作代替，这不是胎宝宝出现了问题，相反，这恰恰是胎宝宝正常成长的表现。

此时胎宝宝已长成了新生儿的模样，四肢和头部大小的比例适中，具备即将出生的婴儿的模样。胎宝宝的头因重而自然朝下，变为正常胎位，身体蜷曲，脂肪继续生长，以脑为主的神经系统及肺、胃、肾等脏器的发育近于成熟。腹壁紧的初产妇此时胎头开始入骨盆。

**孕 典**

掌红斑：掌红斑为多种内脏病变和皮肤病的表现，常见的是胰腺癌转移至肝脏、肝硬化、湿疹、银屑病、毛发红糠疹、类风湿性关节炎和妊娠也会导致掌红斑。妊娠所致掌红斑为雌激素对动脉刺激所致，生产后症状能够缓解。

# 拓展延伸 + 产前误区

进入怀孕后期，很多孕妈妈和准爸爸开始想更多的问题，比如：总感觉不舒服，要不要多做几次产检？要剖宫产还是顺产？

下面为各位孕妈妈总结一下孕后期需要规避的误区：

**误区一：** 怀孕后不能吃药。有的孕妈妈得了感冒、发烧、腹泻、便秘等疾病时，硬撑着不吃药，认为怀孕期间吃药对胎宝宝不好，不能服药。结果病情越来越重，甚至引起严重的后果。这时，可听取医生建议适当服用孕妇可用的B类药物。

**误区二：** 产前检查没用。有很多孕妈妈忽视常规产前检查，有的仅检查了几次，发现正常后就不按时检查了；有的虽然发现有些问题，但总认为不要紧，觉得检查有误，心存侥幸而不做检查等，所有这些都是非常危险和错误的。产前检查的目的，就是为了保证孕妈妈及胎宝宝的健康和安危，认为产前检查没用就是对自己及胎宝宝极端不负责任的表现。

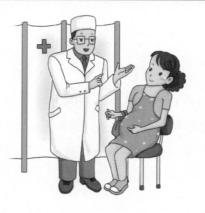

**问诊**

这一时期准妈妈能够感觉到子宫的收缩，一般每天周期性的收缩4～5次，这是分娩的前奏，此时应密切注意子宫的收缩频率，如果发现子宫收缩次数过于频繁，就要引起足够的重视，应到医院接受检查。

**问诊**

此时去医院检查要准备好平时记录的孕检资料、胎动次数、宫缩次数以及宫缩频率等。以便医生更全面的了解孕妈妈和胎宝宝的情况。

177

**误区三：**剖宫产好。不少孕妈妈心理上过分依赖剖宫产。其实，自然分娩是一种创伤小、较安全分娩方式，虽然宫缩时会出现阵痛，但当时咬牙忍忍就过去了，而且产后能很快恢复健康，对体形恢复有益。特别是对宝宝有很大益处，因为自然分娩时，婴儿的大脑受到挤压，这对今后的智力发育会更好。现在，很多医院都开展无痛分娩，可以有效缓解分娩时的疼痛。

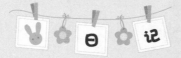

**孕妈妈经验分享**

我是个没耐心的人，刚开始数胎动还感觉蛮好玩的，可时间一长就坚持不下来了。于是我丈夫只好接过这个重任。有一次我丈夫没数胎动就睡觉了，我不忍心叫醒他就对腹中的宝宝说，宝宝啊，你爸爸好懒，你可不能学他，快起来陪我玩一会儿。奇怪的是，宝宝根本就不听我的话，感觉不到一次胎动。我惊叫起来，老公醒了，过来一边与宝宝说话一边抚摸着，一会儿宝宝就开始动了。哦，原来数胎动还能增加与宝宝之间的感情啊。

# 十分钟干货分享

妊娠进入第8个月时，胎宝宝的眼睛已经完全睁开，但眼皮呈浮肿状态。另外，随着脂肪层的生长，胎宝宝的皮肉开始变厚，皮肤呈深红色，胎脂较多，有皱褶，此时胎宝宝面部胎毛开始脱落，但皱纹仍很多，长满全身的胎毛开始渐渐减少，只有肩膀和背部等极少的部位仍然长着胎毛。眉毛和睫毛已经完全长成，头发和指甲也开始慢慢增长。

对孕妈妈而言，随着胎宝宝的逐渐长大，孕妈妈的体重也在迅速增长。这时的胎宝宝体重约为新生儿的 1/3 或 1/2，余下的体重将在剩余的 7 周时间内增长。

这一时期孕妈妈的腹部更显凸出，腹中几乎没有多余的空间，由于胃和肺受到子宫的挤压，孕妈妈会感到呼吸困难，食欲不振。随着临产期的临近，胎头下降进入骨盆腔，子宫底将会自动下滑，这些不适感就会随之消失。

临近分娩，很多孕妈妈会感到焦虑，此时孕妈妈身体会出现种种不适，特别是到了妊娠后期，会出现腹痛现象，对这些腹痛，准妈妈要注意鉴别，发现异常及早去医院进行检查。

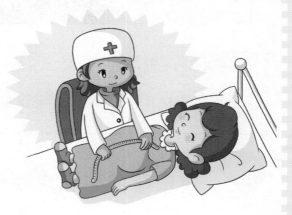

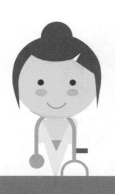

## 医生私房话

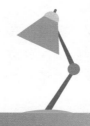

进入妊娠后期，为了支撑日益沉重的腹部，肩膀和身体会本能地向后仰，而且肩膀还要承受越来越大的乳房负荷，长时间的牵扯和承载使肩膀因极度疲劳而产生疼痛，越临近分娩，肩膀的疼痛越会加重。为了缓解疼痛，孕妈妈可适当地进行运动，如孕妈妈操、按摩肩膀等，以改善局部血液循环。另外，由于激素的影响，会导致牙龈出血，平时注意牙齿清洁。

久石让－幽灵公主

179

# 可以开始为母乳做准备了

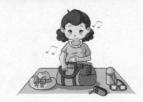

| 学习任务 ▷ | 了解母乳喂养。 |
| --- | --- |
| 怀孕重点 ▷ | 学习母乳喂养需要注意的事项。 |

## 快乐孕育 + 乳房护理

如果决定母乳喂养，那么从怀孕开始，孕妈妈就应该为将来的母乳喂养做好各方面的准备。至于怀孕晚期该做何种准备，这只是一个延续的过程，并不是指在即将分娩时才做这些准备工作，只不过这时尤显紧迫罢了。

保证孕期营养。众所周知，孕妈妈营养不良不仅会造成胎宝宝宫内发育迟缓，而且还会影响产后乳汁的分泌。因此，在整个孕期和哺乳期，孕妈妈都要摄入足够的营养，多吃富含蛋白质、维生素和矿物质的食物，为产后泌乳做准备。

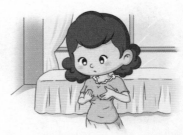

乳房保养很重要。乳房、乳头是否处于正常状态，直接影响产后的哺乳。

产前检查是保证产后有充足乳汁的前提。要想在产后有充足的乳汁，孕期孕妈妈的身体一定要处于良好状态，而维持良好状态的前提保证，就是要定期进行产前检查，发现问题及时诊治和调理，保证妊娠期身体健康及顺利分娩。

了解有关母乳喂养知识。母乳喂养看似简单，其实有很多知识在里面。如果孕妈妈在产前能够充分掌握这些知识，对宝宝及自己都有好处，既可以有充足的乳汁，保证宝宝健康成长，又能增进母子之间的感情。

## 拓展延伸 + 产前计划

妊娠进入 8 个月时，孕妈妈及家人就要着手做一些产前的准备工作了，以免在突然将至的阵痛面前乱了方寸，产前要做的准备工作一般主要有以下几方面：

### 1. 制订详细的分娩计划

进入怀孕后期，孕妈妈及准爸爸就要根据实际情况制订详细的分娩计划，因为这一时期随时会有早产的可能。首先要向医生咨询是否有潜在的危险，是否有可能需要剖宫产、引产的情况。检查和分析孕妈妈的身体状况，了解能否实施妊娠初期计划的分娩方式，比如，是采取自然分娩产方式，还是采取剖宫产的方式，如果必须改变分娩方式，那么究竟应该选择何种方式，也需要进行慎重考虑。

### 2. 记住急救车的呼叫号码

有时候由于分娩提前，必须尽快地将产妇送往医院，如果手头有医院的急救车呼叫号码，就可以在最短的时间内将产妇安全地送到医院。

### 3. 认真做一个经济上的预算

不仅自然分娩和剖宫产需要费用，还有病房的选择、护工的选择等也都需要费用，因此，认真地做一个经济上的预算是非常有必要的。另外还要准备一个待产包，里面放好孕妈妈的身份证，孕期保健（检查）手册等东西。

### 4. 住院物品的准备

要准备孕妈妈住院期间可供换洗的衣物（特别是内衣），产褥卫生巾、被褥，洗漱用具，拖鞋、手纸等，如果不在医院订餐，还要准备保温饭盒等。另外，还要准备胎宝宝的衣服、纸尿裤、包被、奶瓶、喂杯、洗澡盆等，再准备一小罐奶粉，以防孕妈妈乳汁还未到来时填饱肚子。

**注意**

对于孕妈妈的身心压力准爸爸要多加体贴和关心，不仅要给孕妈妈调整好日常生活，更重要的是鼓励孕妈妈要用勇敢、乐观的精神面貌迎接即将出生的宝宝。

**问诊**

一般孕妈妈会在怀孕中期6个月左右分泌乳汁，但是由于乳房发育和性激素分泌有差异，有的孕妈妈会一直没有泌乳的情况，产后才有乳汁，这是正常的，孕妈妈应注意乳房的卫生护理，有疼痛发炎的症状及时找医生。

181

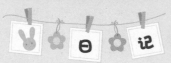
**孕妈妈经验分享**

到了孕晚期，我开始失眠了，醒过来的时候大多是因为脑子太乱，想一些宝宝出生后的事情，老公说我想太多，让我不要给自己太大压力。还有一个睡眠不好的原因就是宝宝越来越活跃，只要他醒着，就一定要把我踢醒，哎，真是甜蜜的烦恼。

## 十分钟干货分享

妊娠 8 个月是一个特殊时期，面临即将分娩的情况，孕妈妈要想顺利地渡过这一时期，生活中的方方面面都要特别注意，具体要注意以下几方面：

### 保证充分的休息和睡眠

休息和睡眠对孕妈妈来说是非常重要的，如果休息和睡眠不好，也容易发生流产和早产。

因此，孕妈妈要避免持续工作或者长时间站立。特别是职业女性，要保证工作 1 个小时后休息 10 分钟左右。如果条件不允许躺着，可以将腿放在另一张椅子上，背靠在椅子上坐好，舒缓身体紧张不适。睡觉采取左侧卧位，在双腿之间夹一个软垫。

### 做好宝宝到来后的准备

选择自然生产或者剖宫产，选择母乳喂养或者人工喂养，自己带孩子还是请月嫂等，都需要提前之制订计划。

### 注意饮食

要严格控制体重，不要吃含糖量高的食品，如饼干、糕点、饮料等。

### 注意卫生

由于白带增多，应注意清洁卫生，最好每天用温水清洗外阴。如外阴部发生糜烂，特别是发生瘙痒时，就要及时到专科医院诊治。

### 做好分娩准备

注意宫缩时间，如果宫缩时间缩短，或者有胎膜破裂，羊水流出的情况出现，应该马上去医院。

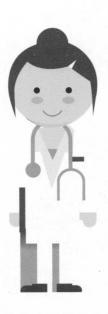

### 医生私房话

即将分娩，尤其是首次怀孕的孕妈妈，会感到分外的紧张。缓解分娩紧张的办法，一是和丈夫或朋友交谈，说出你的不安、恐惧、你所关心的其他问题，你会感觉好一些。最好不要一个人待着，那样容易胡思乱想；二是和丈夫一起在外面吃饭、散步，享受最后的两人时光。最好把空闲时间占满，用丰富的生活转移不安情绪。

学习任务 ▷ 了解孕晚期远行的准备事项。

怀孕重点 ▷ 学习遇到紧急事项的应对方法。

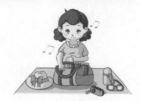

 **快乐孕育 + 孕期出行**

随着分娩的临近，很多夫妻会想要再体验一下最后的二人世界，因此选择外出旅行。但是到了怀孕晚期，随着生理负担的加重，孕妈妈适应环境的能力远不如从前，通常不建议远途出行，如果必须要远行，就需要做好充足的准备。

如果孕妈妈妊娠晚期必须远行，那么准备工作一定要周密，要充分考虑到可能出现的紧急情况，具体应从以下几方面做准备：

**● 最好提前 1 ~ 2 个月动身**

出发前最好随身带些临产用的东西，如纱布、酒精、止血药品等，防止旅途中发生意外事件。

**● 外出最好乘火车**

最好购买软卧，这样会安静些，并能得到充分休息。尽量不要乘汽车，如果必须坐飞机，应事先征得医生的意见。

**● 带上防晕车药物**

必要时遵医嘱服用。因为晕车、晕船造成的恶心、呕吐易诱发子宫的收缩，导致早产。

**● 出意外及时联系工作人员**

如果行进中腹部出现阵痛、阴道出血等分娩先兆症状时，应立即报告车、船上的工作人员，防止危险事情的发生。

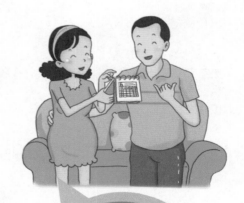

应事先考虑目的地的气候条件，带好必要的衣物，雨伞等物品，以防受凉受寒。

# 拓展延伸 + 分娩准备

孕晚期出行，即使做好了充足的准备，也要了解哪些症状出现表示要分娩了，以便及时做好入院生产的准备。

| | |
|---|---|
| **1. 肛门不自主的想用力，有排便的感觉** | 临床上的评估依据是综合内诊的发现，胎心监护仪上的显示数据和产妇的主观意识。内诊主要是评估子宫颈扩张的程度，子宫颈的长度及厚度，胎位，胎头的位置和是否有破水。胎心监护仪主要是记录胎宝宝心率的变化和子宫收缩的频率以及压力。经产妇的主观意识是她对于子宫收缩的忍受度和便意感。因为经产妇的子宫颈在平常时已有稍许的扩张，所以当明显阵痛时，子宫颈扩张的速度迅速，此时应深吸慢呼，不要用力，尽速到医院。 |
| **2. 见红** | 这是宫颈内口附近的胎膜与该处的子宫壁剥离，毛细血管破裂有少量出血与宫颈管内胎液相混，经阴道排出，若血量少，尚不需入院，继续观察即可。根据统计见红后的 24 ~ 48 小时内就会开始阵痛。电视剧中的很多情节都会以此作为重要的分娩警示，也不是没有一定根据的。 |
| **3. 胎动的次数明显的增加或是减少 50% 以上** | 胎动伴随着孕妈妈怀孕始终，怎么能分辨这是分娩之前的胎动反应呢？怀孕后期因为胎宝宝成长迅速，羊水减少，胎宝宝活动的空间相对的减少了，所以胎动也会明显的减少了。每天固定一个时段数 1 个小时，如果胎动次数都在平均值内就可以放心。 |

**孕典**

孕晚期：孕晚期是指从孕妈妈 28 周开始就算起，直到分娩结束。一进入孕晚期后，胎动强度会逐渐减弱，但由于不少孕妈妈缺乏一定的孕育知识，生怕胎动减弱是由于孩子出现什么问题所致。然而这种担心会使孕妈妈在无形中产生焦虑情绪，这种情绪对胎宝宝的发育极为不利。

**孕典**

分娩：分娩，指的是胎宝宝脱离母体成为独立存在的个体的这段时期和过程。分娩的可分为三个阶段：第一阶段为宫口扩张期；第二阶段为胎宝宝娩出期；第三阶段为胎盘娩出期。

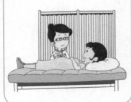

| | |
|---|---|
| 4. 上腹部的压迫减轻了 | 因为胎宝宝头部降入骨盆腔的关系，所以感觉呼吸变得顺畅了，同时饮食的不适也改善了。多数的初产妇会在 36～38 周之间感受到这个变化。 |
| 5. 胎膜破裂 | 羊水是清澈、无色、带有腥味的液体，会持续且不自主的自阴道流出。若发现破水应尽速就医，此时会建议入院待产，然后视子宫收缩的情况给予适当的处置。 |

185

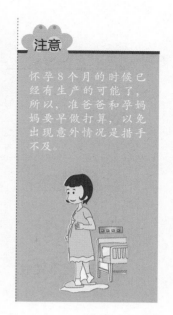

**注意**

怀孕 8 个月的时候已经有生产的可能了，所以，准爸爸和孕妈妈要早做打算，以免出现意外情况是措手不及。

## 十分钟干货分享

有些孕妈妈在临产前，会出现胎膜提早破裂现象，医学上叫胎膜早破。胎膜早破原因有：创伤、宫颈内口松弛、感染、胎宝宝先露部与骨盆入口衔接不好，胎膜发育不良等。

而羊水一旦破裂之后脐带容易脱出，临床上将这一紧急情况称为脐带脱垂。脐带一旦脱垂，孩子缺血缺氧，很快会出现宫内窒息甚至死亡。这种情况非常常见，如果一旦发现羊水提前破裂，准妈妈最好尽早跟医院联系。

为了避免危险情况的发生，准妈妈应该更加关注胎宝宝在体内的变化，胎动监测非常重要，它可以说是作为一个妈妈来讲监测胎宝宝在子宫宫内状况一个非常有效的指标，这个也是孕晚期作为产检非常重要的内容。

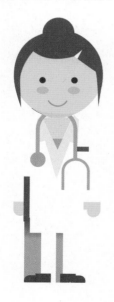

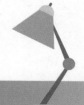

**医生私房话**

这一时期对准妈妈的饮食要求是，既要保证营养，又要避免吃得过多而导致肥胖。如果在正餐之外吃一点零食，比如葵花子、西瓜子、南瓜子等，就可以轻松地达到这两点要求，既可拓宽养分的供给渠道，又不至于造成肥胖。但是瓜子含油脂太多，不宜过多食用。

# 我的怀孕日记：孕 8 月

我的身体变化：

_____

_____

_____

宝宝的身体变化：

_____

_____

_____

我的饮食：

_____

_____

_____

对医生叮嘱的实施情况：

_____

_____

_____

准爸爸的表现：

_____

_____

_____

我最关心的事：

_____

_____

_____

对于分娩的想法：

_____

_____

_____

对于住院的准备：

_____

_____

_____

# 第九章　孕9月 (33 ~ 36 周)

胎宝宝的体重在这一个月增长得最快，身体圆滚滚的，皮肤红润带有色泽，胎毛逐渐稀疏，脸及腹部胎毛已消失，只有肩、背部仍可见胎毛。生殖器官发育完善。内脏功能发育完全，肺部机能调整完成，这一时期出生的宝宝，如能精心地进行养育，能健康成长。

## 第一节　怀孕9个月，孕妈妈身体不适加重

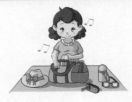

| 学习任务 ▷ | 了解孕9月时孕妈妈的身体情况与胎宝宝的发育情况。 |
| --- | --- |
| 怀孕重点 ▷ | 学习如何缓解孕妈妈的身体不适。 |

 ### 快乐孕育 + 孕妈妈和胎宝宝的身体变化

这一时期的胎宝宝，性器官发育完全。男胎睾丸大多下降至阴囊，女胎大阴唇隆起，开始发育。这时胎宝宝其他身体部位的发育基本停止，内脏器官发育基本成熟，具备了较强的呼吸和吸吮能力，在宫内可吞咽羊水，继续做呼吸练习。胎宝宝每天从膀胱里排出尿液，消化道分泌物及尿液都排泄在羊水里。

胎宝宝的身体变化

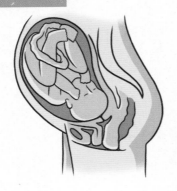

➕ 怀孕33周时：胎宝宝可以吞入羊水并进行呼吸练习；头发长长；男胎的睾丸完全进入到阴囊中；此时胎宝宝身长约41.5厘米，体重2 000克。

➕ 怀孕34周时：胎宝宝骨骼开始变硬，皮肤皱褶减少；手指甲很锋利；此时胎宝宝身长约43厘米，体重2 300克。

➕ 怀孕35周时：头转向下方，头骨进入骨盆；两个肾脏已经发育完全；身长达到了44厘米，体重2 500克。

➕ 怀孕36周时：胎宝宝皮下脂肪逐渐增多，胎脂开始脱落；此时身长约45厘米，体重2 700克。

**怀孕第 33 周时**

子宫长到最大；感到心中堵闷，不想吃东西，心跳、气喘加剧，有时腹部会发硬，分泌物较以前增加，排尿次数也增多。

**怀孕第 34 周时**

怀孕 34 周时：孕妈妈脸上可能出现妊娠斑，乳头开始分泌乳汁；胎宝宝的位置有所下降，小便次数增多。

**怀孕第 35 周时**

孕妈妈乳房胀至最大限，身体变重；难以进入熟睡状态，容易困乏。

**怀孕第 36 周时**

子宫收缩更加频繁；体重增加，胎动次数明显减少。

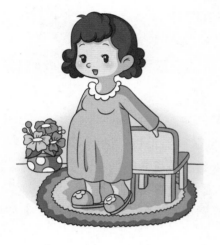

189

 ## 拓展延伸+孕妈妈身体状态

妊娠 9 个月时是子宫长到最大的时期，孕妈妈会感到心中又堵又闷，不想吃东西，心跳、气喘加剧，身体不适加重。孕妈妈的身体会有如下变化：

### 1. 排尿次数增多

这一时期孕妈妈的排尿次数明显增多，而且排尿之后总感到没有排净，还有尿意，有时甚至在咳嗽、大笑或打喷嚏时也会有少量尿液流出，不过这都属于正常现象，分娩后会自然消失。

**注意**

孕晚期由于胃部受子宫的挤压，使胃内容量相应地减小，为了保证营养素摄入充足，应尽量选择体积小、营养价值高的食品，因此，主食不宜再增加，可增加优质蛋白质的摄入。

**注意**

腹部下沉的感觉因人而异，有的准妈妈在产前数周就能感觉到，而有的准妈妈则在阵痛开始后，胎宝宝向产道移动时才有感觉。此时大腿部位和耻骨周围受到压迫，有疼痛感。这是由于胎宝宝进入产道对骨盆周遭产生压力所致。侧躺休息能够缓解疼痛。

190

## 2. 腿部产生痉挛和疼痛

妊娠9个月是子宫长到最大的时候，腹部有时也会感到抽痛，一阵阵紧缩，摸上去硬邦邦的。这些都属于正常现象，分娩之后自然就会消失。为了使自己舒服点儿，孕妈妈这一时期要减少活动，躺下休息，并把腿稍微架高一点，这样可有效缓解腿部疼痛和腹部的紧缩感。

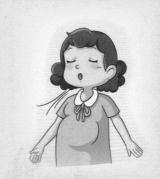

## 3. 子宫底上升到了胸口部位

怀孕第35周时，子宫底上升到了胸口部位，达到35厘米左右。这使得孕妈妈的胃、肺、心脏都受到了前所未有的压迫。一是胃，因为受到挤压，孕妈妈的食欲大减，饮食也变得没有规律，易导致了便秘或痔疮的产生；二是肺，因为受到挤压，使孕妈妈的呼吸变得分外急促而紧迫。

## 4. 腹部有下沉的感觉

随着胎宝宝头的下降，上腹部不再是满满当当的了，而是出现多余的空间，胃、肺、心脏的挤压终于减轻了，孕妈妈的呼吸终于变得舒畅些了。但是骨盆及膀胱却出现了更大的压迫感，尿意更频繁了。耻骨也随着分娩临近开始出现疼痛，称为耻骨联合分离。

## 孕妈妈经验分享

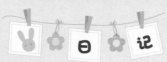

有很多孕妈妈对呼气与吸气总是掌握不好，我也是。但我通过吹气球很快掌握了彻底呼气与深呼吸的方法。一开始我吹一口，气球只大一点，后来一口气就可以把气球吹得很大了。这样，在分娩时，在医生的指导下很顺利地生出了宝宝。

# 十分钟干货分享

　　妊娠9个月，已经进入了妊娠的最后阶段，这意味着很快就可以见到梦寐以求的小宝宝了。但这时候也正是孕妈妈浮肿和尿频等不适症状最为严重的时候，所以，此时准爸爸们要多体谅孕妈妈的不易，尽可能的顺从孕妈妈的要求。

● 要协助妻子做好临产前的准备

　　孕末期，这是新生命即将出世前的最后阶段，随着产期日渐临近，妻子的行动越加不便，种种不适时刻在困扰着她，而且对分娩的恐惧和不安，也使她处于神经过敏的状态，这个时候丈夫的作用就变得非常重要，要协助妻子做好临产前的准备，帮助她减轻心理压力。

● 主动为妻子进行按摩

　　进入妊娠后期，丈夫应当时时按摩妻子的身体和腿部，帮助妻子洗浴、舒缓妻子的身体、分担妻子的压力，尽量不出远门，经常陪伴妻子，使其保持心情愉快。

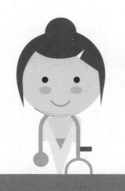

医生私房话

**柴可夫斯基－四
小天鹅舞曲**

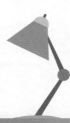

　　虽然已经测定预产期，但实际的分娩时间可能提前也可能推后。一般来说，分娩时间与预产期会有两周左右的出入，因此，丈夫应该在妊娠第9个月的时候，就做好妻子临产分娩准备，以便随时住院。

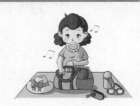

## 第二节　孕妈妈做点什么来迎接宝宝的到来吧

学习任务 ▷ 了解生产前孕妈妈需要做哪些准备工作。

怀孕重点 ▷ 了解生产前孕妈妈的身体状态

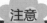
**注意**

要在宝宝出生前把屋子彻底清扫一遍，扫除的重点就是灰尘和螨虫，如果家里布满了灰尘和螨虫的话，宝宝很容易过敏。对付这两种东西的有效工具就是吸尘器，吸完之后还要用干净抹布再擦一遍，然后把被子、枕头和坐垫拿到太阳下面晒一晒。

192

**注意**

预产期并不是说这个日子肯定生，只是大概的时间，预产期前后二周内出生都属正常范围。如果孕妈妈已经过了预产期，还没出现分娩征兆，不要过于紧张，即使孕周准确，预产期推后两周内分娩时母婴的影响也不大，但要注意胎动情况。

### 快乐孕育 + 迎接小宝宝

为了表示对家庭新成员的欢迎，孕妈妈住院之前通常会将家里进行一次彻底的打扫整理，但如果劳累过度，很容易导致早产。为了避免发生意外，就需要准爸爸的鼎力相助，孕妈妈做个指挥或干点轻微的活儿就可以了，千万不要登高取东西，如果感到劳累，应立即停下休息。

另外，有的孕妈妈急于装饰婴儿房间，购买婴儿衣服，清扫厨房、碗、碟，这被称为"筑巢行为"，可能是宝宝即将出生的征兆。但无论如何不要做太多的事情，不要让自己精疲力竭，因为你需要保存精力和体力来生产。

孕妈妈应注意，胎宝宝在母体内是靠胎盘供给营养得以生长发育的。如果超过预产期2周还不分娩，胎盘会因时间过长发生退行性变化，血管发生梗死，胎盘血流量减少，直接影响胎宝宝营养的供给，不仅胎宝宝无法保持正常生长，反而会消耗自身的营养而日渐消瘦，轻者，皮肤出现皱褶，分娩后像个"小老头"。严重时，由于子宫内缺氧，可使羊水发生污染，使胎宝宝出现宫内窒息、吸入性肺炎，或因脑细胞受损，造成智力低下等不良后果。

### 拓展延伸 + 孕妈妈身体状态

马上要与小宝宝见面了，除了外在的物质准备，不知道孕妈妈的身体准备好了没有呢？孕妈妈要特别注意哪些问题呢？

### 注意乳房及溢液异常

妊娠期间乳房有时会溢出液体，如果溢出的液体是淡黄色或乳白色，一般是正常现象。如果溢液为黄绿色、棕色、血性或无色浆液样，或有乳房硬结、肿块，或有红、肿、热、痛现象，均应及时就诊。

### 应对胎膜早破

如果在未出现阵痛前突然感到有水由阴道流出，或感觉像尿失禁，而且无法控制，或发现弄湿了床单，这些现象都可能提示是胎膜破了，孕妈妈这时应立即躺下，取平卧位，臀下放一个枕头或一些衣服，使臀部抬高，然后尽快地赶到医院检查待产。

### 预防胎盘早期剥离

孕妈妈年龄偏大、分娩次数较多、有妊娠期高血压等并发症、早期羊膜破水、孕妈妈嗜烟酗酒、跌倒或碰撞等，都有可能导致胎盘早期剥离的发生。如果胎盘早期剥离严重时，会导致胎宝宝死亡，同时产妇也非常危险。

### 总感觉宝宝出问题了

尽管已经做过的检查显示没什么问题，但有些孕妈妈都会在怀孕的某个阶段，担心宝宝是否会有残疾等类似的问题。之所以会出现这种现象，这可能与她们有过一次流产或者有残疾的家族史有关，或是看见和听说过有人生残疾孩子的事情，这样也会引起孕妈妈对自己孩子健康的担忧。

如果忧虑仅仅是一闪而过，这也属于人之常情，但如果这种想法很顽固，时时刻刻在困扰着你，就要把这种担忧告诉医生或家人，他们可以帮你缓解这种心理压力。

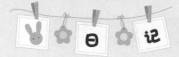

孕妈妈经验分享

我怀孕37周的晚上突然被下身出水惊醒了，知道是破水了，孩子要生了，但由于是深夜2点，太不方便就想等到天亮再去医院。没过1小时肚子开始痛起来，阴道有血流出，这时我丈夫也慌了神，急忙叫出租车往医院赶。幸好很快到医院了，10分钟后孩子就生了。医生说这是急产很危险的，破水要马上去医院，且要平卧，不可用力。

## 十分钟干货分享

随着预产期的临近，夫妻不仅要做临产前的准备工作，而且还要制订详细周全的产后计划，一些具体事宜一定要落实下来，例如产妇护理、婴儿护理、育儿计划等，这样在宝宝出生后，一切就能有条不紊地按计划实施了。

**注意**

如果是请母婴护理员进行登门服务时，一定要通过正常渠道，并且有健康证明。要尽量挑选年龄大的、有实际育儿经验和丰富生活经验的护理员。人选确定之后，可根据产妇及家里的实际情况商订合理的服务时间及服务范围。

确定亲人、亲戚为产后护理人选。女人坐月子是一件大事，千万马虎不得，如果月子里护理得不好，极易落下病根，因此，产后护理人选一定要慎重和仔细。可以让娘家、婆家、亲戚中具有产后护理经验的人进行产后护理。或者请专业月嫂护理。

确定月子中心为产后护理人选。初步选择她们为产后护理人选时，应事先对"月子中心"的设施和费用等条件进行仔细地比较和选择，要亲自进行实地考察，一定要设施及服务完善，最好向曾经用过这里服务的人了解服务水平，如果认为一切都达到了自己的要求后，一定要签订服务合约。

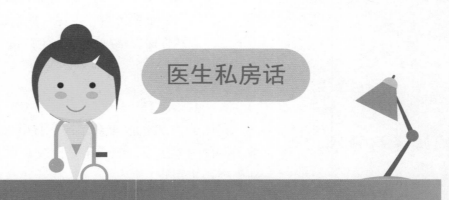

**医生私房话**

妊娠36周以后，每周就要进行一次产前检查，丈夫尽量每次都陪妻子去检查。要记住妻子的预产期，如果一旦发现妻子出现阴道出血、严重头痛、严重呕吐、高热、腿部、手臂或颜面部水肿、眼睑苍白、头晕、腹痛、心慌、气喘、长时间感觉周身乏力、胎动减少或增多、体重增长不正常等情况时，应及时送妻子去医院。丈夫还要学会记录胎动和用听筒听胎心音等。

# 第三节　自然分娩还是剖宫产

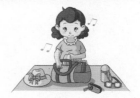

> **学习任务** 了解自然分娩与剖宫产的优缺点。

> **怀孕重点** 了解自己选择的分娩方式需要准备什么。

## 快乐孕育 + 选择分娩方式

马上要生产了，相比孕妈妈们都有些疑惑，是自然生产还是剖宫产。其实两种方式都各有其优缺点，要选择哪种方式，各位孕妈妈不妨自己做个比较：

| | 优点 | 缺点 |
|---|---|---|
| 自然分娩（阴道分娩） | ①创伤小，有利于产后尽快恢复；②分娩后能马上吃东西，奶水下得快且充盈；③无切口，或仅有会阴部侧切；④新生儿经过产道挤压，对宝宝将来的生长发育有利；⑤减少了产后出血；⑥母婴不容易发生并发症。 | ①产前有较长一段时间的阵痛；②生产过程相对较长，而且发生不可预料的情况相对较多；③会造成一段时间的会阴、阴道松弛、生殖系统防御机制减弱。但如果产后加强运动，是可以得到恢复的；④如果发生难产、急产、滞产，可能会有子宫膀胱脱垂、尿失禁等后遗症。 |

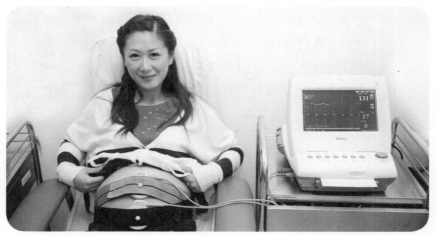

195

| | | |
|---|---|---|
| 剖宫产 | ①分娩时间短，可避免因等待而发生的不利情况；②能够解决孕妈妈骨盆狭窄，或胎宝宝巨大等问题；③当胎宝宝发生缺氧问题时，能够及时、有效地采取急救措施；④可以减少因胎位不正所引发的一些风险；⑤减少阴道松弛、子宫脱垂、尿失禁的发生率。<br><br>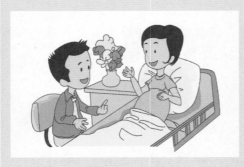 | ①手术及麻醉使孕妈妈不可避免地要承受一些可能出现的风险，如脏器损伤、麻醉意外等，其危险程度是自然生产的 5～10 倍；②创伤大。无论是身体恢复或刀口恢复都需要一段时间；③出血量相对较多；④所要出现的并发症相对要高。如羊水栓塞、术后感染及血栓性静脉炎等；⑤发生远期后遗症的可能性相对要高。如腹腔粘连、子宫内膜异位症等；⑥再次妊娠时有可能成为高危妊娠，并且有可能增加再次剖宫产的几率；⑦新生儿因为没经过产道的挤压，对其生长发育有一定影响；⑧新生儿没有经过产道刺激，神经及呼吸系统发育将受到一定影响；⑨发生多动症的几率相对较高。 |

総之，自然分娩与剖宫产的优缺点相比较，利大于弊，如果孕妈妈经检查身体状态良好，最好还是采用自然分娩方式为好。

## 拓展延伸 + 分娩进程

其实，分娩方式按大类划分，可分自然生产与剖宫生产两种，其中自然生产又分若干种。在正常情况下，自然生产无疑对母婴更有利。大多数产妇可顺利分娩。

自然生产的进展需要有 4 个主要因素，如果这 4 个因素都很正常且互相协调，就可顺利分娩。如果其中之一个达不到要求，就有可能增加产程的难度。

**孕典**

剖宫产: 或称剖腹产，是外科手术的一种。手术切开妈妈的腹部及子宫，用以分娩出婴儿。剖宫产已成为解决难产和某些产科合并症，挽救产妇和围产儿生命的有效手段。但是世界卫生组织建议，剖腹生产不应超过15%，以5～10%为佳。

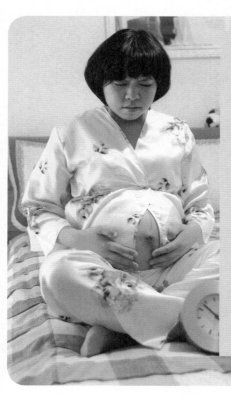

★ 产道（骨盆）可以通过孕期骨盆测量和阴道检查或 X 光骨盆测量作出较为准确的判断。

★ 胎宝宝的姿势、产式、体态、位置、头围、胸围及胎宝宝的健康状况等，到妊娠晚期也可大致上作出判断。

★ 只有产力这个因素，在临产之前还是个未知数，要到临产后才能看出，判断会不会难产。

★ 第 4 个因素是精神因素。消除恐惧、焦虑情绪，精神状态好了，才能体力充沛，顺利度过分娩过程。

**孕典**

自然生产：自然分娩是指在有安全保障的前提下，不加以人工干预手段。自然分娩是人类繁衍后代的一个正常生理过程，任何一个身体健康、足月妊娠、产检正常的育龄适龄妇女在正常情况下都可进行自然分娩出胎宝宝。

相对于自然生产，一旦决定剖宫产，各方面的准备工作都要注意到和做好。

一是产前产后都要加强营养，多食新鲜的水果、蔬菜、蛋、奶、瘦肉、肉皮等，这样可以促进血液循环，改善表皮代谢功能。但忌吃辣椒、葱、蒜等刺激性食物。

三是术前身体要清洗干净，术后勤换药，避免造成伤口感染、血肿。

二是预防性地应用抗生素。

四是提前治疗一些慢性疾病，如营养不良、贫血、糖尿病等，因为这些病症都不利于伤口愈合，容易产生疤痕。

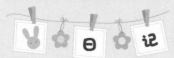

孕妈妈经验分享

日 记

分娩的过程确实很痛苦，但作为妈妈一定要坚强。当时医生就告诉我，很多人都在为你担心，但都帮不上你，现在除了你自己谁也帮不了你，一定要用力，一次不行，两次、三次，不可泄气的。我是很坚强的，可在痛苦的折磨下还是不堪一击，后来我丈夫进产房陪着我，总算自然顺产了。

## 十分钟干货分享

无论是采用哪种分娩方式，产前疼痛与心情焦虑都是难免的。那么产前孕妈妈要如何减缓焦虑呢？

心情放松才能减轻产痛。阵痛来临时，准妈妈的心情一定要放松，同时用鼻子慢慢地、深深地吸气，然后再用嘴慢慢地、轻轻地吐出来。这样不断地重复，就可以有效缓解疼痛。

阵痛时不要躺在床上，而要在阵痛间隙在床周围走一走，或扶着产床左右扭胯部，这样既有助于胎宝宝头部下降，又可以减轻疼痛，同时还有利于顺利分娩。

播放节奏舒缓、音律优美的音乐；

坐健康球（一种塑胶材质并有一定弹性的圆球，直径1米左右），自己上下晃动，以减轻痛感。

此外，孕妈妈要知道，分娩是指从有规律的子宫收缩开始，到胎宝宝胎盘娩出为止。期间需要较长的时间，过度紧张焦虑会消耗体力，孕妈妈可以利用阵痛间隙来补充一些食物，或者与亲人朋友聊天来转移注意力。

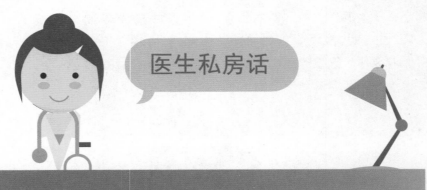

医生私房话

人的身体是有差异的，对每位孕妈妈来说，有的差异是比较大的，因此，就造成了怀孕与分娩过程的不同，不过大部分孕妈妈都依循一定的规律进行，即顺产。如果孕妈妈因某些原因不允许顺产或者超过预产期太久，则需要剖宫产。

# 我的怀孕日记：孕 9 月

我的身体变化：

_____

_____

_____

宝宝的身体变化：

_____

_____

_____

产前我的感受：

_____

_____

_____

大肚照：

_____

_____

_____

## 产前检查

检查结果：

_____

_____

_____

最新的预产期：

_____

_____

_____

关于住院待产：

_____

_____

_____

# 第十章　孕10月 (37～40周)

此期胎宝宝体形圆润，皮肤呈淡红色，没有皱褶，骨骼结实，头盖骨变硬，指甲越过指尖继续向外生长，内脏、肌肉、神经等都非常发达，已完全具备生活在母体之外的条件。

## 第一节　宝宝乖乖，马上到来

**学习任务** ▷▷　了解孕10月的胎宝宝与孕妈妈身体变化。

**怀孕重点** ▷▷　了解临近分娩状态。

### ♥ 快乐孕育 + 孕妈妈和胎宝宝身体变化

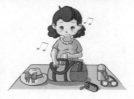

这一时期胎宝宝的体重持续增加。每天脂肪的生成量达到26～28克以上，大脑内部开始形成髓鞘（包裹着神经纤维），这在出生以后仍会持续。胎宝宝还在不断地从母体接受抗体，使胎宝宝在一定时间内避免患上感冒或风疹等疾病。出生后宝宝仍然可以通过母乳从妈妈那里获得抗体，慢慢形成自己的抵抗力。

 胎宝宝的身体变化

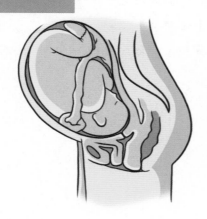

➕ **怀孕37周时：** 胎宝宝继续生长，体重仍在增加；生成大量皮下脂肪，此时身长约46厘米，体重3 000克。

➕ **怀孕38周时：** 胎宝宝胎脂脱落，皮肤皱褶逐渐消失，"胎便"形成；身长约47.5厘米，体重3 100克。

➕ **怀孕39周时：** 胎宝宝身体器官都已发育成熟，继续长肉，此时身长约49厘米，体重3 300克。

➕ **怀孕40周时：** 胎宝宝的生长发育已经占据了整个子宫；此时胎宝宝身长50厘米，体重约3 500克。

## 孕妈妈的身体变化

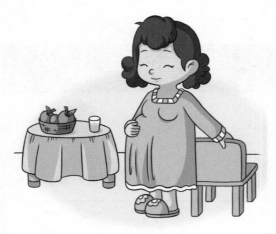

**怀孕第 37 周时**

孕妈妈的体重到达最高点，不规律宫缩频率增加。

**怀孕第 38 周时**

腹部不再继续变大；阴道分泌物会有所增加，但是对孕妈妈没有较大影响。

**怀孕第 39 周时**

胎宝宝位置下降；孕妈妈行走困难；乳房为哺乳做好了准备，有的孕妈妈开始分泌初乳。

**怀孕第 40 周时**

腹部肌肤时刻处于紧绷状态；身体内的每个系统都会受到分娩的影响，心脏供血量增加，内脏过于膨大。

### 注意

这一时期准妈妈能够感觉到子宫的收缩，一般每天周期性的收缩 4～5 次，这是分娩的前奏，此时应密切注意子宫的收缩频率，如果发现子宫收缩次数过于频繁，就要引起足够的重视，应到医院接受检查。

随着产期的逐渐临近，准妈妈子宫底的高度达到最大值，临产前会出现"见红"，就是阴道会流出少量血性分泌物，是胎膜部分剥离及宫颈黏液栓脱落的混合物，是临产的先兆，一般见红后 24～48 小时内会发动规律宫缩。

# 拓展延伸 + 分娩前

现在胎宝宝的身体几乎充满了整个子宫,背部弯成弓形,双手向前合拢。由于胎盘里分泌激素的影响,胎宝宝的胸部都会鼓起来,这种现象出生后就会消失。随着时间的推移,胎宝宝的身体开始朝向骨盆的下边,这是为出生做准备。

如果孕妈妈有了"见红",意味着即将分娩,如果出血量较少,或刚刚开始,也可以在家里观察,等到有规律的宫缩时再去医院。当产妇出现有规律的宫缩时,家人一定要将第一次宫缩时间准确地记录下来,并将此后每一次宫缩出现的时间和结束时间都一一记录下来。

当宫缩逐渐规则
两次宫缩间隔越来越短时
由每 10 分钟 1 次,每次持续半分钟左右
到每 10 分钟收缩 2 ~ 3 次,持续时间超过半分钟

收缩强度增加

这就应该马上送医院待产了。别忘了,要带上已经记录下来的有关宫缩时间的详细记录,便于医生参考。

如果出现了有规律的阵痛后,准妈妈要在做好心理准备的同时,还要立即去医院待产。第一次分娩时,阵痛的时间比较长,因此,最好在规律性的阵痛间隔时间 10 分钟的时候再住院(如果家离医院比较远,要提前住院)。住院前应适当吃点食物,补充能量,一旦阵痛开始,进食比较困难,有可能会出现呕吐,应当吃些容易消化的汤类或者果汁类食物。

**孕典**

产前见红:所谓"见红",是由子宫收缩,子宫颈管逐渐扩张,子宫颈里的黏液与子宫颈管壁少量出血混合在一起形成的。这是子宫开始扩张开大的信号,是开始临产的可靠征象。

**注意**

用力时,要紧紧抓住床头和床腰上的把手,或者固定住两条胳膊,只有摆出姿势才会有贴近真实的感觉和理解,总而言之,要尽可能地选择让自己舒服的动作。

**注意**

如果阴道有比较多的、无色无味的水样液体流出,这就是"破水",需要马上去医院,此时孕妈妈千万不要惊慌,最好平卧,在送医院的途中应尽量减少颠簸。

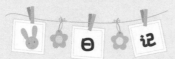
已经是第 10 个月了，最近又变得尿频了，需要经常跑洗手间，有时候真觉得烦恼！特别是晚上，一个晚上要起来三四次，要命的是每次醒来又要好久才能入睡。刚开始我以为可能是我水喝太多了，所以才会这样。然后我查了一下资料，原来这种现象是正常的。书上说，这时候胎宝宝的胎头下降了，所以导致我的膀胱被压迫了，所以我才会经常有尿意。

## 十分钟干货分享

进入妊娠第 10 个月时，孕妈妈的腹部不再增大，腹部凸出部分有稍减的感觉，胃和心脏的压迫感减轻，膀胱和直肠的压迫感却大为增强，尿频、便秘更加严重，下肢也有难以行动的感觉。而且腹部时常有收缩和疼痛感，有时甚至以为阵痛已经开始。

孕妈妈一定要仔细分辨，如果这种收缩和阵痛是没有规律和不规则的，就不是真正的宫缩，而是身体准备适应生产时出现的假宫缩，属于正常现象，而且越临近预产期，假宫缩就出现得越频繁，但只要稍加休息疼痛就会消失。

随着预产期的临近，子宫逐渐变得潮湿柔软，且富有弹性，这是在为胎宝宝的出生做准备。这时，由于子宫分泌物增多，孕妈妈特别要注意卫生，要勤擦洗外阴，勤换内衣，千万不可坐浴。

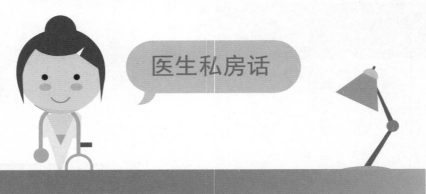

医生私房话

贝多芬－小步舞曲

如果孕妈妈腹部感到针扎似的疼痛，但疼了一会儿就减轻，没过多长时间又开始疼痛，一会儿又减轻，并且这种疼痛以 30 分钟或 1 小时为间隔持续发生（阵痛的时间间隔因人而异），周而复始，间隔越来越短，一旦阵痛间隔时间 10 分钟左右，不要慌张，沉着地按事先做好的计划，做住院准备。

## 快乐孕育 + 产前饮食

临近分娩，由于阵阵发作的宫缩疼痛，极大地影响了孕妈妈的胃口，往往会因为疼痛而食不下咽，有时甚至会出现恶心的现象。但尽管如此，也不能不吃或少吃，这样对即将到来的分娩有不利影响，孕妈妈会因低血糖而乏力，导致产程的延长和其他不利情况的发生。

因此，要学会宫缩间歇期进食的"灵活战术"。饮食以富于糖分、蛋白质、维生素，而且容易消化的饮食为好。

这一时期孕妈妈可以吃一些富含维生素K、维生素C的食物，而且食物要容易消化吸收。菜肴制作上应以切、煮、蒸、焯等烹调方法进行深加工，以减少胃肠的负担和便于吸收。除了均匀摄取5种基础食品类外，还应增加菜肴的种类，要制定丰富的食谱。

**牛奶 紫菜 猪排骨 菠菜 豆制品 胡萝卜 鸡蛋**

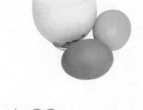

口味要清淡一些，做菜的时候尽量使用天然调味料，并选择减少盐分的烹饪方法，如果为了增加汤的味道，可以加入鱼或海带、紫菜、虾等鲜香食物。尽量不吃快餐、速成和加工食品。

## 拓展延伸 + 产前准备

分娩临近，孕妈妈及家人要做好分娩的思想准备。愉快地迎接宝宝的诞生。丈夫应该给妻子充分的关心和体贴，周围的亲戚也应及时地送上自己的关心与问候，好友及医务人员也必须给予产妇支持和帮助。实践证明，思想准备越充分的产妇，难产的发生率越低。

205

**注意**

饮食并非少吃就能减肥，食物的选择很重要。同样的营养价值，如果选择热量较低的食物，对体内的宝宝并没有差别，但是对于妈妈本身，影响却很大。当然饮食习惯、食物的烹调、零食的选择等，也是控制体重的关键。

当然，除了思想准备之外，孕妈妈也要做好身体和物质准备。

一般来说，很少有人正好是在预产期分娩，很多孕妈妈都是在预产期前后2周发生分娩的。分娩前，孕妈妈每天都会感到几次不规则的子宫收缩，经过卧床休息，宫缩会很快消失，这预示着分娩即将来临。如果出现了这种症状后，孕妈妈仍需要保持正常的生活规律，为分娩准备充足的体力。

临产前应绝对禁止性生活，以免引起胎膜早破和产时感染。孕妈妈必须保持身体的清洁，住院之前最好洗一次澡，洗澡时必须有人陪伴。妻子临产期间，丈夫尽量不要外出，夜间要在妻子身边陪护，随时做好分娩准备。

分娩前的物质准备主要有：

产妇的证件：身份证、挂号证、社保卡或公费医疗证、脸盆、脚盆、牙膏、牙刷、大小毛巾、卫生巾、卫生纸、坐月子所穿用的内衣、外衣等。孕妈妈的内衣要选择纯棉制品，要易解、易脱，方便哺乳。

宝宝的用品：内衣、外套、包布、纸尿裤、小毛巾、垫被、小被头、婴儿香皂、扑粉、澡盆、奶粉等。

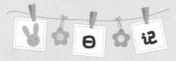
**孕妈妈经验分享**

分娩中，为了让疼痛略微减轻些，可以通过想象各种增长自己信心和快乐的场景。我当时就一边感觉着宝宝，一边想象着宝宝是多么想快点出来；看着墙上的风景画，我就去想等宝宝长大后就带他去公园玩耍。这样转移了部分注意力，减轻了自己的恐惧和疼痛。

## 十分钟干货分享

与丈夫一起进行自然分娩的一些运动，包括拉梅兹呼吸运动、拉梅兹按摩镇痛及一些有助于分娩的辅助肌的锻炼等。

多了解分娩的相关知识。如看一些生育方面的科普书籍，参加孕妈妈讲座，与有分娩经验的妈妈和医护人员交流等，使自己对分娩有一个系统了解，打有准备之"仗"。

了解何种情况下必须去医院，知道临产前的症状和现象，事先记下医生的电话，有情况及时询问，以免延误去医院的时机。

预先安排好住院期间的工作和生活。如请人帮助料理家务，请同事帮助做一些工作，并事先与上司和同事打好招呼。

根据医院的路线，做好交通工具的准备。事先计算好医院离家有多远、乘坐什么交通工具去医院。在上下班时间交通拥挤时，从家里到医院大约需多长时间，最好预先演练一下去医院的路程和时间。另外还要准备备用方案，以便当路线堵塞或交通工具不到位时选择。

产妇分娩时需要足够的力量，而产力来源于食物。当前很多营养学家和医生都推崇巧克力，认为在各种食物中，当属巧克力为最佳分娩食品，完全可以充当"助产大力士"。其理由，一是因为巧克力营养丰富，含有大量的优质碳水化合物，而且能在很短的时间内被人体消化吸收和利用；二是由于巧克力体积小，发热多，而且香甜可口，吃起来很方便。

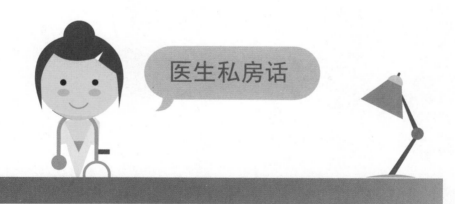

医生私房话

如果能在分娩之前模拟一下分娩的真实过程，相信真到了分娩的时候，孕妈妈就不会那么恐惧和紧张了。所谓预演，就是医院为产妇进行的一个入院、待产、分娩过程，包括：开始有临产征兆、接诊、待产、分娩等各个环节。医护人员做详细讲解并进行操作示范，使孕妈妈了解每一个过程是怎样进行的，自己应该怎样配合，让产妇熟悉临产时的流程及分娩所用的设备。

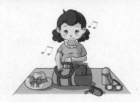

## 快乐孕育 + 分娩了

分娩，尤其是自然生产，是一个漫长的过程，因此，要想顺利生产，孕妈妈要全力配合医生。

分娩是一种自然的生理现象，大部分准妈妈都能顺利完成，可以通过拉梅兹呼吸法和拉梅兹按摩法缓解疼痛，因此，不必过分紧张和恐惧，更不要因疼痛而乱喊乱叫，因为这样反而会阻碍产程进展，引起难产。记住，只有和医生很好的配合，才能减轻产痛、并顺利分娩。具体配合如下：

### 孕典

产程：指孕妇生产分娩婴儿的全过程。分娩能否顺利完成，取决于产力、产道、胎儿这三个基本要素。如果其中一个因素发生异常，其结果往往以剖宫产作为最终的解决办法。而国际上的研究认为：产妇的精神心理因素对分娩过程影响也很大，被认为是第四要素。四个要素中任何一个不正常，都会影响产程顺利进行。只有四个要素相互协调配合，才能顺利完成分娩过程。

### 第一产程

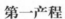

宫缩间歇时间长，尽量下地活动，或同别人聊天，以分散注意力。抓紧时间吃喝一些面条、蛋糕、粥、巧克力、能量饮料等食物。一有尿意、便意要及时排掉，以免过度膨胀的膀胱和充盈的直肠影响胎宝宝的下降。宫缩时让丈夫按摩身体，宫缩间隙时，尽量放松全身肌肉休息，以保存体力。如果感到疼痛得难以忍受时，在子宫口开大2厘米时要求医生给予分娩镇痛。

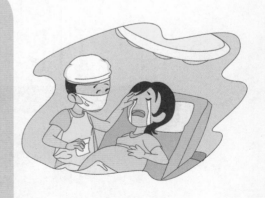

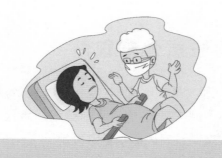

## 第二产程

　　根据医生的指导在宫缩时配合用力。正确动作是双腿蹬在产床上，双手握住床把，或取抱膝位。宫缩时，先深吸气，然后屏住气像排便一样向下用力，尽可能屏得时间长点，紧接着做一次深呼吸后再深吸一口气，再屏气用力，这样每次宫缩时用2～3次力。宫缩间隙时，全身放松，安静休息。准备迎接下一次宫缩。这时胎头接近阴道口，外阴和肛门部位，由于胎头压迫骨盆底，因而显得膨出。胎头随着每次宫缩向前移动，当宫缩消失时，可能又会稍向后滑进少许。如出现这种情况不要泄气，这完全是正常的。

　　当胎头的顶部可以看见时，医生告诉你不要太用力，因为如果胎头娩出太快，会阴处的皮肤可能会严重撕裂，你可用几秒钟的时间喘喘气。胎宝宝即将娩出时，应按医生的要求张口哈气，以减轻腹压，防止产道裂伤。

## 第三产程

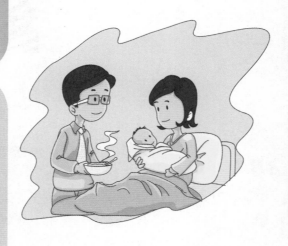

　　胎宝宝娩出后，可略休息3～5分钟，仍会有宫缩，只是这时的宫缩相对来说是无疼痛的。再轻微用力，使胎盘、脐带等全部娩出。随后，医生会为你全面检查，如外阴有裂口，则会做局部的缝合。

**注意**

很大一部分产妇选择剖宫产的主要原因都是怕到时候生产困难，再开刀，其实剖宫产应该是在母体或胎宝宝有异常时所采用的方法，例如，孕妇骨盆腔狭窄、胎宝宝过大、胎宝宝胎位不正、前置胎盘、胎盘早期剥离、妊娠毒血症、急性胎宝宝窘迫等，自身理由不能成为产妇害怕自然分娩的理由。

## 拓展延伸 + 哪些意外需住院

临近预产期应注意调整好心理，虽然临近预产期，产妇对分娩的紧张、恐惧是不可避免的，但是这种不良的心理不仅会影响孕妈妈临产前的饮食和睡眠，而且还会妨碍全身的应激能力，使身体不能很快地进入待产的"最佳状态"，因而影响正常分娩。

此外，在宫缩频繁、见红之外的孕妈妈，有以下症状，也应及早入院观察：

若发生胎膜早破，虽未临产也应住院。

自觉胎动明显异常者（过少或过多）。

围产检查发现胎心异常，或脐血流异常者。

产前有阴道出血者。

有并发症和合并症的孕妈妈。如妊娠高血压疾病、妊娠期糖尿病、妊娠合并心脏病等。

确诊为前置胎盘，即使不出血也应提早住院。

已经超过预产期1周，但无任何临产迹象者。

产前检查发现羊水过多或过少者。

胎位不正或骨盆狭窄。事先已决定做选择性剖宫产者，应在预产期前1～2周入院。

双胎妊娠者，应根据情况提前1～2周入院。

一般情况下，无并发症的孕妈妈，不需要提前入院，等临产后再住院，以免休息不好或受一些不必要的刺激，同时也可减轻经济负担。

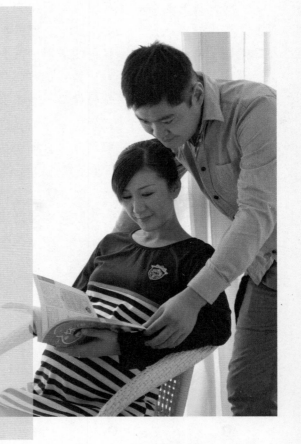

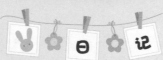

**孕妈妈经验分享**

之前的计划里并没有打算要使用剖宫产，但看着宝宝的心率正在下降，我的心里只有一个念头，只要可以确保他的安全，我愿意做任何事情。虽然当时有医生在身边，但是我还是非常害怕。还好，最后宝宝安全出生了，我真是太幸福了。

# 十分钟干货分享

分娩时孕妈妈的体力消耗巨大，而靠呼吸来调节气力是常见的一种生产方式。因此，呼吸技巧掌握与否，直接关系到分娩是否能顺利。因为分娩时产程不同，因此，医生就会要求产妇不断变换呼吸法，以适应分娩的需要，一般有以下这些呼吸技巧：

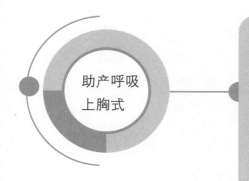

助产呼吸
上胸式

阵痛末期阵痛程度会加剧和增长，次数亦会转频繁。每次阵痛开始和结束都用全胸式呼吸，中间部分用上胸式呼吸，以便尽量放松下腹，减轻疼痛。

（1）半坐卧，双膝屈曲，手放于上半胸前。

（2）口微微张开，用口轻吸气，然后轻吹气。

（3）只用肺上半部像吹熄小蜡烛，不需太用力。

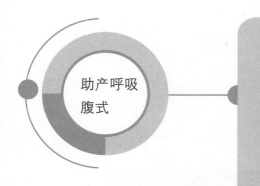

助产呼吸
腹式

（1）阵痛停止时，用腹式呼吸保持放松。

（2）曲起双脚仰卧，手放于上腹位置。

（3）用鼻吸气，感觉腹部同时胀起，然后将手放松。

（4）口轻轻呼气，腹部同时慢慢回复原位，手轻轻按下。

## 注意

临产有十忌：一忌怕、二忌急、三忌粗心、四忌累、五忌懒、六忌忧、七忌孤独、八忌饥饿、九忌远行、十忌滥用药物。

## 注意

在临产第一产程结束时，孕妇宫缩加强，可能会出现呼吸被抑制，甚至挤压的感觉，但若按正确的呼吸方法去做，就会得到缓解。还有，往外呼气时不要用嘴吹气，一定要向外送气。

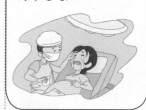

211

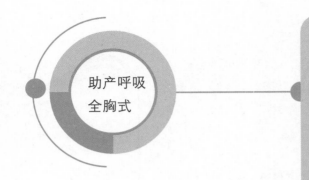

**助产呼吸全胸式**

此时期子宫颈完全扩张，相当于10厘米。子宫收缩变得更加强烈，配合全胸式呼吸有助于将婴儿推出母体之外。

（1）半坐卧，双脚屈起，类似全胸式呼吸姿势，分开膝头用力。

（2）当感觉子宫收缩时，先做两次深呼吸。

（3）第三次吸气时，身体向前并低头，下巴贴着前胸，尽量放松面部同阴部肌肉。屏住呼吸大概10～15秒，出力向前和向下推。

**助产呼吸回气式**

回气时迅速地再大力吸气，大概要重复以上动作3次。

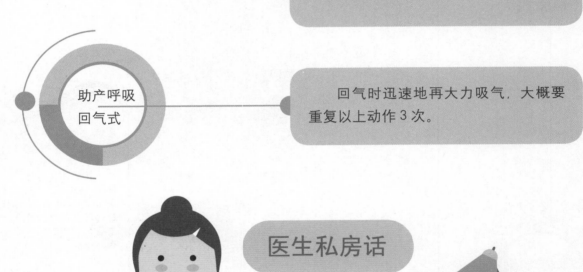

## 医生私房话

有的孕妈妈准爸爸或许认为，早点入院岂不更保险一些，这虽然有一定道理，但如果入院太早，时间过长不生孩子，就会精神紧张，也容易疲劳，初产妇分娩所需要的时间大多数在12～14小时，如果不是必要，不建议孕妈妈提早入院。

# 我的怀孕日记：孕 10 月

我的身体情况：

_____

_____

宝宝的状态：

_____

_____

我的心情：

_____

_____

准爸爸的心情：

_____

_____

迎接宝宝到来的准备情况：

_____

_____

_____

## 产前检查

检查结果：

_____

_____

_____

关于分娩方式我的想法：

_____

_____

_____

家人的想法：

_____

_____

_____

阵痛频率：

_____

_____

_____

# 第三篇 "月子"你做对了吗

"坐月子"是中国传统的说法和做法，医学术语称之为"产褥期"。在10月怀胎中，准妈妈的身体结构发生了很大的变化，整个身体的重心完全和以往不同，身体受力的部位也有很大变化，如脊椎、腰部等。但这种从普通状态到特别状态的变化，是在整个怀孕过程中慢慢发生的，因此孕妈妈基本没有很大感觉便会慢慢地适应。以分娩为标志，从特别状态再回到普通状态的变化，则是在很短的时间段里发生的，所以还需要一个较长的适应过程。"坐月子"的根本意义，就是让新妈妈有一个休养期，让身体慢慢恢复到正常状态。

# 第一章　月子期间，如何照顾新生儿

对新生儿来说，首要大事就是确定是不是健康的，确定一个健康的新生儿需要经过医生全面的检查；一个健康的新生儿需要妈妈全身心的照料和呵护。

## 第一节　新生儿的外貌

| 学习任务 > | 了解新生儿的外貌特点。 |
| --- | --- |
| 月子重点 > | 学习如何对新生儿进行皮肤护理。 |

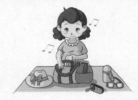

 ### 快乐孕育 + 刚出生的小宝宝

我们见过的小宝宝都是白白嫩嫩的，脸色红润可爱，可是新生宝宝刚出生的时候就是这样的吗，其实并不是的，那么新生儿到底长什么样子呢？

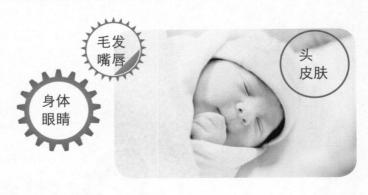

### ● 毛发

有的新生儿一出生就是满头毛发，而有些婴儿头顶则是秃秃的。新生儿的体毛细而软，被称为胎毛，婴儿后背、肩、额、耳和脸都长有胎毛。早产儿的胎毛则更为明显。胎毛通常在婴儿出生几周后消失。

## ● 身体

足月儿平均体重为 3 ~ 3.5 千克，身长约 50 厘米。刚出生的婴儿肩膀窄、肚子大、屁股小，胳膊和腿短而细且蜷曲着。

## ● 头

新生儿的头比身体其他部位大。分娩时，由于产道挤压的作用，婴儿的头可能会被拉长或者变形，这被称之为"胎头变形"。几天后，新生儿的头就可变成正常的形态。有时胎儿的头和脸也会被擦伤、水肿，但是这些现象最终会消失。

新生儿头顶有两处软软的地方叫囟门（出生时颅骨尚未完全闭合的部分）。大囟门是菱形的，在头顶前部，小囟门是三角形的，在头顶后部。通常 18 个月后大囟门闭合，2 ~ 6 周后小囟门关闭。擦洗婴儿的头部时要注意不要用力碰触囟门的位置。

## ● 眼睛

婴儿眼睛通常会在 6 个月末变色，新生儿的泪腺不会分泌很多眼泪，而等到大约 3 周后才会有大量眼泪分泌。

## ● 嘴唇

婴儿的过度吮吸使得他的上嘴唇中央会出现无痛性水泡。有时，这些水泡会脱皮。这种情况不需要治疗，随着嘴唇皮肤的变厚，水泡也会慢慢消失。

## ● 皮肤

刚出生时新生儿的皮肤湿湿的，可以看到血管和零星的胎脂。新生儿的呼吸正常后，新生儿的皮肤颜色就变得跟正常人一样了，慢慢地脸和身体部位的肤色正常了，最后甚至连手和脚趾的颜色也和正常人没什么两样了。

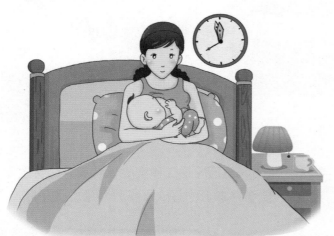

通常情况下，肤色较浅的新生儿看起来脏兮兮的，身上有的地方还是红一块、白一块的。几周后，尽管受到冷空气刺激后婴儿的皮肤还会变得斑斑点点，但是这时婴儿全身的肤色已经比较一致了。

如果母乳喂养逐渐充足，新生儿长得很快，基本上是一天一个样子，看着宝宝越来越像自己或者自己的爱人，这时候爸爸妈妈就能体会到孕育生命的神奇。

217

### 孕典

粟粒疹：婴儿的鼻子、脸颊和下颏部的汗腺和皮脂腺分泌不畅，会形成小白点，那就是粟粒疹。当腺体功能恢复正常时，粟粒疹就会在几周内消失。不需要带孩子到医院治疗，也不需要试着去掉白头，用水把孩子的脸洗净就可以了。

# 拓展延伸 + 新生儿皮肤护理

很多新手爸爸妈妈会有疑问，宝宝刚出生的时候脸皱成一团，看起来又黑又红的，皮肤也不好，真怀疑宝宝能长成白白胖胖的样子吗？

其实，这是因为新生儿大量的皮肤表层的小血管聚集在一起，这样会使婴儿皮肤上出现红红的一块，这种现象被称为"鹳咬"和"天使之吻"，经常出现在婴儿脖子后、眼睑、鼻子或前额。当婴儿哭叫时，这些部位会变得更红。

但是大多数出生6～9月内会退去或消失。但是有些（尤其颈部的胎痣）能保持很长时间或就变成了胎记 。

婴儿的皮肤仅有成人皮肤十分之一的厚度，表皮是单层细胞，因此容易因摩擦导致皮肤受损。所以，为了使宝宝的皮肤避免伤害，妈妈要仔细选择和宝宝皮肤经常接触的日用品。

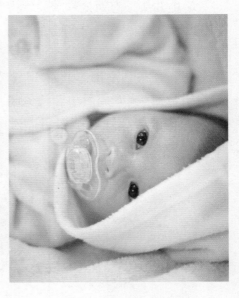

选用纯棉、柔软、易吸水的贴身衣物和尿布；

衣物和尿布用弱碱性肥皂清洗；

选用细腻优质的婴儿油或婴儿乳霜，并涂抹皱褶处。

**注意**

很多婴儿的皮肤，尤其是腕、手、踝和脚上的皮肤，经常会发生脱皮现象。过期胎儿比足月儿更易发生脱皮。这都是正常的，通常不需治疗。

婴儿皮肤发育不完全，仅靠皮肤表面一层天然酸性保护膜来保护皮肤，防止细菌感染。因此，妈妈一定要注意保护好这层皮肤外层的保护膜。

1. 不用碱性洗护用品清洗宝宝的皮肤，那些含皂质、酒精和刺激性成分的洗护用品对宝宝皮肤保护膜的破坏性很大。

2. 应选择pH值中性或婴儿专用的洗护用品。

此外，新生儿的汗腺及血液循环系统还处于发育阶段，体温调节能力远远不及成人，所以，当环境温度升高时，宝宝的体温也会随之升高。所以，注意宝宝的冷暖也是妈妈经常要做的功课。

不要给宝宝穿戴得太多，被褥也应厚薄适中，即使在寒冷的冬天也不要包裹太严实。

如果宝宝有汗湿现象，应及时用柔软的干毛巾擦拭。

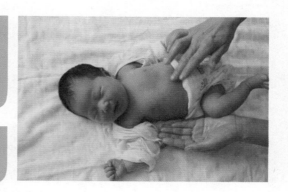

## 孕妈妈经验分享

宝宝刚出生的时候，我真怀疑她到底是不是我亲生的，一个小女孩，又黑又瘦，一哭起来，那真是没办法看了，跟我老公说，他还特别有经验的说，过几天就好了，不要这样说自己孩子嘛，哈哈，看来女儿真是老公的小情人呢。不过过了几天女儿真的变漂亮了呢，真是一天一个样。都说女大十八变，不知道以后我家小宝贝要长成什么样的小仙女呢，想想都好开心。

## ♥ 十分钟干货分享

新生儿的身体外貌会让初为人母、人父者感到惊奇。婴儿头的大小和形状，婴儿最初的皮肤颜色，婴儿的胎脂和身上血管的纹理，婴儿漂亮的手和脚丫，以及婴儿的个头都会让父母至今记忆犹新。

伴随着婴儿的出生，与母体的正式分离就是剪断脐带，脐带剪断后还会剩下 2.5 ～ 5 厘米长的一段，可以用塑料脐带夹给脐带处止血。

通常情况下，在出院前或出生后 24 ～ 48 小时后，脐带就会变干，这时就可以取走脐带夹了。脐带通常在婴儿出生后两周之内脱落。

防止感染和让脐带从腹部脱落是脐带护理的目的。在这个过程中，可以用许多不同的东西和方法护理脐带。

### 孕典

胎脂：是一种白色奶酪样的物质，还是胎儿时的孩子就能分泌胎脂，即使给婴儿洗了澡，皮肤之间还是会有胎脂的。不需要去掉胎脂，轻轻擦洗就可以了。

护理脐带的方法：

在接触婴儿之前，护理婴儿和脐带的每个人都要认真洗手。

给婴儿洗澡时用不用婴儿皂，都能使婴儿皮肤的 pH 值保持正常的酸性，并且还可以减少婴儿皮肤细菌的增生。

每天要清洁脐带，脐带被弄湿了也要清洁，用 75% 酒精消毒，让脐带自然风干。

婴儿脐带周围的皮肤发红时，观察有没有强烈的恶臭味，是否有脓液或从脐带处流出带血丝的渗出物。脐带脱落时，如果看到暗红血或清亮黄色黏稠液体是正常的。

如果婴儿出院时带着脐带夹，得让医院护士帮忙取走脐带夹。假如你非常清楚操作方法或感觉能自如地取下，你也可以自己取。千万不能切断脐带夹。

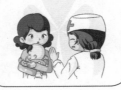
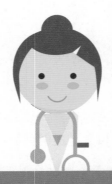

医生私房话

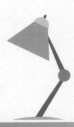

有人曾用酒精、碘酒等来预防脐带感染，但后来发现没有作用。另外，与把婴儿单放在婴儿室里相比，母婴同室后脐带感染率要低一些。在一组随机对照试验中，比较组在每次给宝宝换尿布时用酒精清理脐带，而对照组不用任何方法让脐带自然风干，研究者发现两组宝宝都没有发生感染。另外，让脐带自然风干会使脐带脱落得更早。

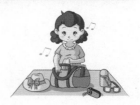

| 学习任务 ❯ | 了解如何判断新生儿是否健康。 |
| --- | --- |
| 备孕重点 ❯ | 学习照顾新生儿的要点。 |

## 快乐孕育 + 健康的新生儿

宝宝出生后在医院里有医生和护士照顾，出院后就需要爸妈来亲自照顾小宝宝了。很多爸爸妈妈，尤其是新手爸妈面对软乎乎的小宝宝常常会无从下手。

要知道照顾好一个小宝宝并不只是喂饱他（她）就好了，还要了解宝宝睡的好不好，穿得暖不暖，有没有生病等问题。

当然要照顾新生儿，首先要确认宝宝是不是健康的新生儿。

### 怎样评价是否是健康新生儿

一般指胎龄大于或等于 37 周，出生时体重在 2 500 克以上，有以下体征的宝宝：

呼吸比较规律，每分钟 40 ～ 60 次；

心率波动较大，生后 24 小时内 85 ～ 145 次／分钟，1 ～ 7 天 100 ～ 175 次／分钟；

生后 12 小时开始排便；

味觉发育良好，甜味能引起吸吮动作；

有听觉，生后 3 ～ 7 天听觉增强，响声常引起眨眼及拥抱反射；

触觉灵敏，痛觉迟钝；

眼睛经常一睁一闭；

各器官发育无畸形。

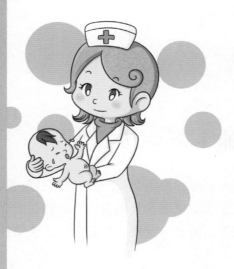

**孕典**

新生儿：指的是胎儿娩出母体并自脐带结扎起，至出生后满 28 天的这一段时间。在此期间要对新生儿进行全面的检查，确保新生儿的健康。

221

## 新生儿疾病筛查

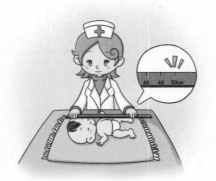

宝宝出生 72 小时后，留足跟血做两种疾病的筛查检查，即先天性甲状腺功能低下和苯丙酮尿症。由于这两种病严重影响宝宝的生长发育，并且可治可防，早查早采取措施，就能保证宝宝一生正常生活。所以现在规定每一位宝宝生后都要接受检查，你也要注意反馈回来的结果，有问题要及时治疗。

## 宝宝的体重有什么变化

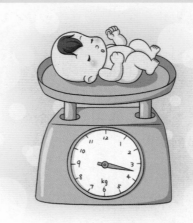

因妈妈开奶晚，宝宝在头几天基本喝不上奶，进入体内水分不足，又经皮肤、肺、肠排出了较多的水，所以出现了体重下降。平均比原来的体重减少3% ～ 9%，不过，近几年提倡早接触、早开奶，这种生理性体重下降已经不明显了，所以妈妈一定要坚持母乳喂养。

## 拓展延伸 + 新生儿护理

新生儿睡眠时间相对较多，一天 20 小时左右都在睡觉，这是因为他们正处于不断生长地阶段，睡觉往往意味着快速生长，这就是为什么婴儿可以通过 5 个月增长了加倍的重量。

那么，正确的睡眠方式能让宝宝睡得更安稳，生长更快速。

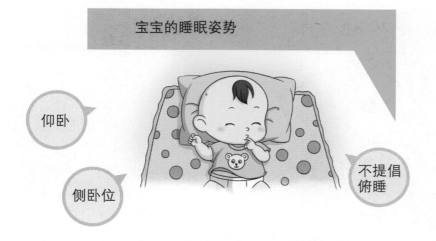

宝宝的睡眠姿势

仰卧

侧卧位

不提倡俯睡

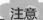
注意

虽然侧卧位比较适合亚洲人的脸型，但是也要注意五官过于靠近、脸型过小、颅骨前后径过大的宝宝不适合侧卧位睡觉。

**仰卧**：以前人们采用的传统睡眠姿势是仰卧，这样躺出来的宝宝脸宽头平，不过也可能造成后脑勺两侧不对称，但是仰卧可以使宝宝肌肉放松，对心、肺、胃、肠和膀胱等全身脏器不会形成压迫感。另外，宝宝进食后胃部胀满，如果不及时拍嗝，仰卧还容易呛咳奶水进入气管引起窒息，或呛入咽鼓管造成中耳炎。

**侧卧位**：现在比较推崇的是侧卧位，这样的姿势宝宝的前额和枕骨都不会受挤压，并且侧卧时，限制了下颌骨过度发育，可防止两腮过大。两侧交替更换，不要垫枕头，可以用两块包了棉布的楔形海绵，一块垫在腰部，一块垫在宝宝的卧侧前臂，固定睡姿。从出生到3个月，坚持侧卧，待成年后，颅骨的前后径大于左右径，前庭饱满，枕部圆凸，颅骨轮廓优美，面部五官紧凑漂亮。

注意

妈妈要经常帮助宝宝左右换位侧睡，避免宝宝一侧睡眠时间过久，造成偏头。其实，宝宝睡出匀称、漂亮的头型并不难。不过，如果宝宝天生头骨前后径比较大，脸型偏小，面部五官比较贴近，也不适合侧卧位。

**不提倡俯睡**：西方国家习惯于让宝宝俯卧位睡觉，但是，俯睡影响胸廓扩张而影响呼吸，导致大脑缺血缺氧。床上的物品容易堵住宝宝的呼吸道，造成窒息。长时间的头颈部偏向一侧的姿势，容易压迫进入大脑的血管，造成大脑缺血缺氧。因此，不提倡俯睡。

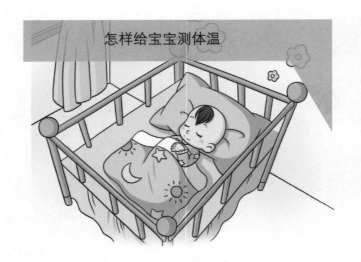

怎样给宝宝测体温

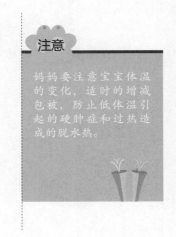

测体温常用有3个部位，即肛门、口腔、腋下。肛门和口腔两个部位的温度测量现在已经很少使用，常用的是腋下部位。

腋温的优点是对宝宝干扰少，受外界影响小，兼有肛温和口腔温的优点。常用水银柱玻璃体温计较准确。

在测体温前，要将水银柱甩下至零点，将腋窝的汗擦干，温度计的水银囊那头放在宝宝的腋下，将表夹住，10分钟后取出，水银柱升高点指示的就是温度的数值。不过，水银温度计最好在宝宝睡觉时使用，因水银有毒，若不小心将温度计掉在地上摔碎或是水银囊破裂水银流出，都要及时处理，以免中毒。

目前，市面上也有很多较安全的温度计，如电子温度计、额温枪、耳温枪等，简单方便，准确性较高，适合较小宝宝使用。

## 宝宝的正常体温是多少

刚出生时，由于环境的变化，体温很快下降，12～24小时内经体温调节逐渐上升到36℃以上。

可是，因为发育未完善，皮下脂肪较薄，体表面积大，容易散热，所以体温常波动不稳，有时体温可能达到37℃以上，正常情况下，一般不会超过37.5℃。

**孕妈妈经验分享**

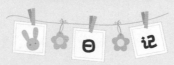

我还记得我第一次抱着她的感觉，就像是大家所说的"一见钟情"的感觉。就是我看着她时，一瞬间就爱上她的感觉。我想要保护她、爱护她、照顾她，那一瞬间我热泪盈眶。很高兴见到你，我的小天使。

# 十分钟干货分享

对于刚出生的宝宝，爸爸妈妈们总是会给予过多地关注，但是新手爸妈还是会有一些疑问与不解，比如，母乳喂养的宝宝要不要喂水，能不能喝糖水，母乳喂养的宝宝可以喂牛奶吗，为什么母乳比牛奶要好等。

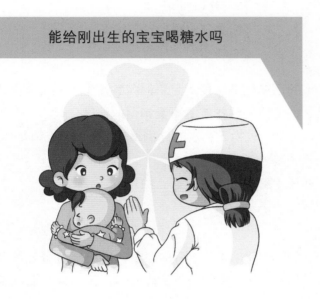

能给刚出生的宝宝喝糖水吗

宝宝一出生，尽量做到早开奶，宝宝天生具有的吸吮能力，能够有效地刺激母乳的分泌。虽然开始时量少，但是母乳中含有足够的水分足以保证宝宝需要，不会感到口渴。

如果加了糖水，会影响宝宝的食欲，减少宝宝吸吮时的力度，降低对乳头的刺激，使得母乳分泌量减少，甚至有的造成奶瓶错觉而拒吸母乳，从而导致母乳喂养失败。糖水使胃内产气增加，引起肚胀。另外，使用奶嘴喂糖水容易增加感染的机会。所以，不能给刚出生的宝宝喝糖水。

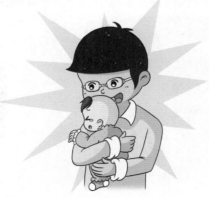

**注意**

刚出生的宝宝居室的温度应保持在22℃~24℃，湿度应保持在60%~65%左右。室温过低所致的体温不升，可影响宝宝代谢和血液循环，若过高可引起发热和湿疹。适当的湿度使人感到皮肤干爽舒适，呼吸顺畅不干涩，不利于灰尘漂浮。所以适宜的室温对宝宝很重要。

**注意**

一般情况下，新生儿在出生后36小时内即初次排尿，但若超过36小时尚未排尿，可寻求医生帮助给予口服糖水或静脉注射5%葡萄汤液，经过上述处理后有尿排出，则可能是肾脏泌尿较晚，如仍无尿，则可能是肾缺如或尿路畸形，须进一步检查。

225

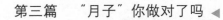

## 为什么母乳比牛奶好

1. 母乳的质和量是随着宝宝的增长而变化的，能满足不同年龄段宝宝的营养需求。
2. 生后 7 天之内的初乳含有大量的抗体，保护宝宝不受细菌的侵袭。
3. 母乳中的蛋白质、糖、脂肪、维生素、矿物质和水的比例适当，利于宝宝消化和吸收。
4. 母乳含有的双歧因子、生长因子是牛奶中没有的。
5. 母乳中的免疫物质可以抑制肠道中细菌的繁殖，防止腹泻。
6. 母乳不需要特殊储存，随需随喂，温度适宜，不变质，不易被污染。

宝宝吸吮母亲的乳头，可促进母亲子宫收缩，减少产后失血量。喂哺宝宝的过程是母子交流的最好方式，可以增进感情，利于宝宝心理的健康发育。坚持母乳喂养，还可减少母亲患乳腺癌、卵巢癌的发生率。

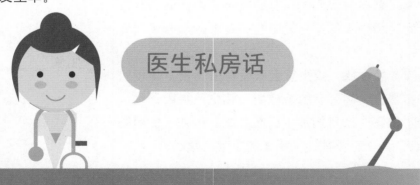

医生私房话

**Thomas Greenberg**
**– The Right Path**

宝宝的体温调节功能不健全，受环境影响体温会出现过冷过热现象。不注意护理，容易出问题。一般可以摸宝宝的面额、后颈、手心等部位，以温热无汗为合适。如果宝宝四肢发凉，皮肤出现紫花纹，要立即加热水袋保暖（水温应在 50℃左右），还要检查室内温度、宝宝的衣被等每个环节。

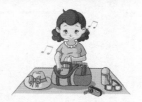

> **学习任务** 学习怎么照顾新生儿。

> **月子重点** 学习如何给宝宝挑选与换尿布。

## 快乐孕育 + 选择合适的尿布

宝宝出生后一周内体重有一个生理性下降，从 7 ～ 10 天可逐渐恢复到出生时体重，也有晚至第三周才恢复到出生体重。但并不影响以后的发育。一旦体重恢复，随着日龄及哺乳量的增加，体重则迅速增加，一般每天可达 30 克以上。

看着宝宝一点点长大，爸爸妈妈们刚开始的欣喜心情可以平复一下了，照顾新生儿，怎么能少了尿布和母乳呢。

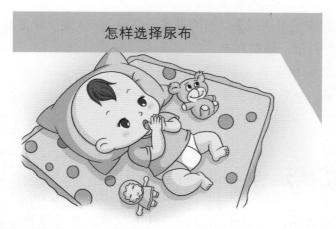
怎样选择尿布

选择尿布虽然谈不上有什么技术，但是使用不当也会给宝宝带来痛苦。宝宝的皮肤娇嫩，受到尿液、粪汁、汗液的浸泡，皮肤会出现问题，如尿布疹性红臀等。

此时的宝宝大小便又多又频，尿布最好选择纯棉布或纯棉针织品，透气、吸水、柔软。

在使用前应充分地洗涤浸泡掉化学染料，进行消毒。

目前市面上销售各式各样的纸尿裤，有的妈妈就 3 ～ 4 小时不更换，结果导致臀红。建议不论外出还是在家，如果使用纸尿裤，最好 2 ～ 3 小时更换一次，如果使用尿布，要勤换勤洗，另外，宝宝睡觉时建议使用纸尿裤，以防频繁更换尿布也影响宝宝睡眠。

227

**注意**

要养成宝宝困了自然睡眠的习惯，少用拍打、摇晃的方法催眠，以免形成习惯难以改正。宝宝睡眠时居室光线要暗些，在睡觉前将宝宝喂饱、洗漱好并换好纸尿裤，这样宝宝就会有一个质量高的睡眠。

**228**

**注意**

如果宝宝出现红臀，除了勤换尿布及每次换尿布后用温热水将臀部皮肤洗净外，还需要涂些红臀膏或涂以经过消毒的植物油。使红臀部位的皮肤干燥，加快红臀的愈合。

## 如何折叠尿布

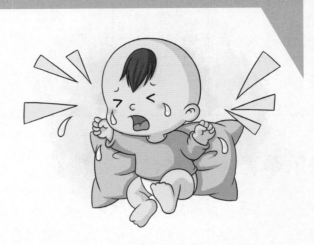

折叠尿布看似简单，但是也要讲究操作方法。

1. 选择柔软、吸水性强的、纯棉针织的布片。

2. 用前要洗净、消毒、裁剪成长方形的，长度能兜住屁股，女婴向后垫，男婴向前垫。防止外漏到衣被上。

3. 根据宝宝的每次尿量、布的厚薄而叠成 3～4 层，尿湿时及时更换，不要在尿布外再敷一层塑料布。

4. 用婴儿专用肥皂洗净尿布后，一定要多冲洗几遍，防止肥皂残留刺激宝宝的皮肤。最好用热水洗，在日光下曝晒消毒。

 **拓展延伸 + 脐带护理**

除了饮食与睡眠，新生儿的脐带脱落与母乳喂养量也是需要格外注意的。

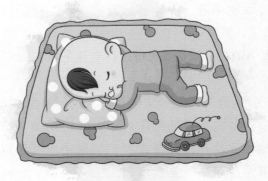

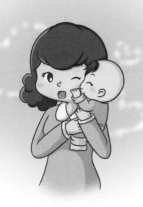

脐带何时脱落

脐带一般在 1 ～ 7 天脱落。脐带未脱落前给宝宝洗澡时不要弄湿脐带，可以用 75％ 的酒精擦拭脐带根部，预防感染。

当脐带脱落后发现有渗出液时，除了要进行局部消毒，一定要保持干燥，不要包扎或覆盖脐部，如果伴有体温高时，还要在医生指导下加用抗生素消炎，防止炎症的进一步加重。

有时脐部会有小的增生的肉芽组织，可以到医院进行处理。

母奶喂养需要定时定量吗

母乳喂养不需要定时定量，要根据宝宝的愿望和妈妈奶胀的情况来安排，宝宝想吃就吃，想吃多久就吃多久，妈妈只要感到奶胀就可以喂。

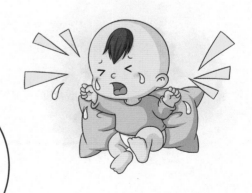

这样随着宝宝的生长，胃的容量和奶的需要量增加，妈妈分泌的奶量也随着增加，以满足宝宝的需要。只有按需哺乳，才能保证其营养供应和充足的乳汁。

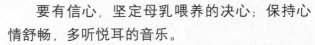

## 怎样才能使母乳更充足

要有信心，坚定母乳喂养的决心；保持心情舒畅，多听悦耳的音乐。

调整平衡合理的膳食，保证充足睡眠和休息，进行适当户外活动和运动。

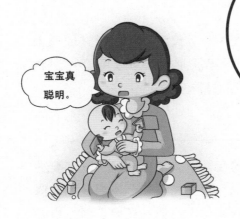

尽早开奶，按需喂奶，让宝宝频繁吸吮，吃空一侧再换另一侧，坚持夜间喂奶。

不要轻易加喂糖水和换喂牛奶。这样坚持下来，奶水会随着宝宝的增长而增加，保证满足宝宝的生长所需。

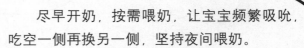

## 患了乳腺炎还能继续给宝宝喂奶吗

乳腺炎是乳管周围组织发炎，腺管内的乳汁是清洁无菌的，不会对宝宝造成危害，所以患了乳腺炎的妈妈也可以给宝宝喂奶。但若是乳腺炎引起发热，不建议再继续喂奶。

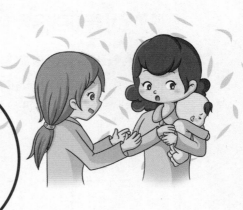

此外，吸空乳管内乳汁可以减轻疼痛，防止乳腺炎症的扩散。如果不愿意让宝宝吸吮，也必须用吸奶器将奶吸出，否则会导致炎症的扩散、加重，形成脓肿，那时就麻烦了。

### 孕妈妈经验分享

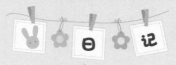

我一直选择母乳喂养宝宝，感觉很方便、很舒服，只要宝宝饿了我就可以给他提供最新鲜的母乳，既经济又实惠，同时，这也是一次我与宝宝亲密接触的机会，我可以一直看着他，而他也一直看着我，这种感觉真是太奇妙了。

## 十分钟干货分享

对于新生儿来说，如果母乳喂养失败，配方奶则是最佳的选择。因为宝宝难以消化吸收牛奶中的大分子蛋白质，而且牛奶中一些维生素和矿物质低于母乳。

为了使配方奶的营养成分更利于宝宝的健康，人们通过高科技，对牛奶进行了改造，用植物油置换了部分牛奶脂肪，使不饱和脂肪酸增加，脱去部分盐分，调整蛋白的比例，增加了乳糖、各种维生素和微量元素铁、锌、铜等。

吃配方奶的宝宝，因为奶瓶奶嘴易吸和短时间内吃饱等缺点，所以就不能像吃母乳一样，随饿随吃，宝宝自行掌握吃奶的量。在给宝宝冲调配方奶时要注意以下问题：

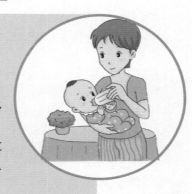

1. 奶具用后一定要彻底洗净、消毒，防止感染。

2. 每次喂奶前要先试奶的温度，滴数滴奶汁在手腕或手背处，以不烫为适宜。

3. 奶嘴孔的大小根据宝宝月龄的大小选择，喂奶时乳汁充满乳头，以免吸入空气，造成溢奶和肚子胀。

4. 奶量应该按每日每千克体重 100～120 毫升计算。总奶量再除以喂奶次数，既是每次奶量，考虑到宝宝睡眠时间，3～4 小时喂一次即可。

5. 两次配方奶之间加一次白开水，以防宝宝上火。

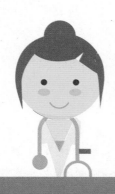

医生私房话

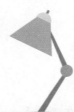

将牛奶经过一系列的工序改良成近似母乳的成分。它降低了蛋白质总量，改变了不适合宝宝消化吸收的营养素的组织结构、比例、理化性质，使之更好地被宝宝消化吸收利用。但是，不管怎样改良，母乳中独有的抗体，在奶粉中是无法得到的，所以有条件的妈妈尽可能用母乳喂养。

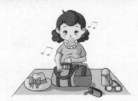

学习任务▶ 了解为什么要给新生儿洗澡。

备孕重点▶ 学习给新生儿洗澡的方法。

## 快乐孕育 + 为什么要给新生儿洗澡

　　胎儿在宫腔里就有习水性的特点，所以新生儿出生后在适当的条件下就可以开始洗澡了。洗澡不但能清洁宝宝皮肤，而且还可以加速血液循环，促进生长发育 。

232

给新生儿洗澡的好处

　　新生儿皮肤娇嫩，抵抗力弱，加上各种刺激如大小便、汗液、呕吐物等，极易造成感染。因此，洗澡可以去除身上的病菌、病毒，清洁皮肤。洗澡还可清除身上的污垢，避免堵塞住皮脂腺和汗腺的开口而妨碍它们的机能。

　　水的环境最有利于婴儿发育。因为胎儿习惯了羊水中的生活，胎儿离开了母体以后，又重新回到液体中去生活，他会很舒服，发育得更好。

　　经常洗澡能消除疲劳，提高新生儿对疾病的抵抗力，从而提高新生儿的健康水平。

　　洗澡时还可以全面检查一下新生儿的皮肤有无异常现象，因为许多传染病都是通过出皮疹而表现出来的。

　　经常给孩子洗澡可加速皮肤血液循环，保护上皮细胞不受损害，调节机体各系统活动功能，促进小儿生长发育。

给宝宝洗澡前的准备包括：

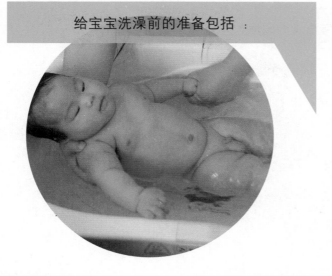

| 时间选择 | 喂奶后 1 小时左右。 |
| --- | --- |
| 室温调节 | 室温保持在 24℃～26℃之间，如果达不到，应先开空调或其他取暖设备将房间加温。 |
| 洗澡物品准备 | 澡盆、浴液、小毛巾、干净内衣、尿布、包被、爽身粉、酒精、消毒棉签等。 |
| 水温 | 38℃～40℃，可用水温计测量或用手肘内侧测试水温（感到不烫为适宜）。要先接水再将宝宝放进去，万万不可将宝宝放进去再接水。 |

**注意**

给宝宝洗完澡之后要双手托住头颈部和臀部将宝宝抱出浴盆，放在干浴巾上迅速吸干身上水分，注意不要用力擦拭，避免将宝宝的皮肤擦伤，此外，给宝宝洗澡时间不宜过长，以 10 分钟左右为宜。

 **拓展延伸 +** 给新生儿洗澡的顺序

给新生儿洗澡可以用海绵浴和盆浴。盆浴不会使脐带或包皮环切后的感染概率增加。与用湿布给新生儿洗澡相比，温水盆浴会让新生儿感到舒适。实际上，泡在温水中会让婴儿感到温和与安静。每周给新生儿洗澡 1～2 次就可以了，不需要太多。

**注意**

给宝宝擦爽身粉的时候，先将少许爽身粉倒在手中，再给宝宝轻轻擦拭，避免粉尘影响新生儿的呼吸，注意不要将爽身粉涂抹在新生儿的外阴处，特别是女婴。

233

## 给宝宝洗澡的顺序

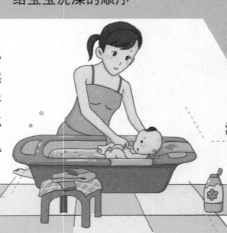

①给婴儿洗海绵浴，可以在平面上铺一块软毛巾，然后让婴儿躺在上面。将洗浴池或盆中放满温水。注意不要让宝宝呛水，不要将婴儿衣服脱光。

②首先用水洗眼，接着用温水洗脸并擦干

③然后将头发弄湿用少量婴儿专用洗发水轻轻擦拭头皮，冲洗头发并擦干

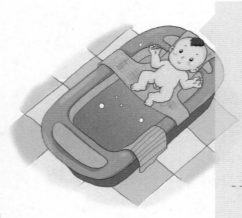

④如果天冷，给婴儿戴顶帽子。

⑤然后脱光衣服，用柔软的毛毯或毛巾包裹婴儿，防止婴儿着凉。

⑥将少量的婴儿专用沐浴露涂到湿毛巾上，擦洗婴儿上半身。

⑦冲洗并擦干，接着洗婴儿背部和下半身，然后擦干。

⑧要把垫尿布的那个地方洗干净。

⑨最后在温暖的环境中给婴儿穿上衣服。

---

①如果要给婴儿盆浴，在浴池或浴盆中注满温水，水温要让人感到舒适。

②抱稳婴儿，用一只手的手臂托住婴儿的头，另一只手托住婴儿手臂。

③将婴儿放入浴盆，整个身体没入水中，头和脖子露出来。

④用水洗眼和脸。

⑤接着用婴儿专用洗发水，用手指或软刷按摩婴儿的头部。

⑥然后，加用少量婴儿专用沐浴露给婴儿洗身体，让婴儿享受温水的温暖。

⑦一旦洗完澡，要将婴儿抱出来，用烘干的温热毛巾将婴儿身体擦干净。

⑧给婴儿穿衣服之前，一定要把他的头发和皮肤擦干，以免婴儿着凉。

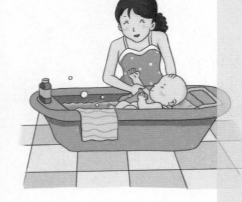

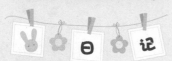
医生告诉我宝宝出生第2天就可以洗澡了，我怕出现什么危险，所以等到第3天才带宝宝去洗澡的。找的专业的育婴馆洗的，正好我跟老公在旁边学习学习，以后就可以自己给宝宝洗澡了。医生说，洗澡不仅可以清洁皮肤，还可以加速血液循环，对宝宝的生长发育非常有利！

## 十分钟干货分享

新生儿的洗澡盆一定要专盆专用，并且要注意清洁卫生。洗澡前一定要先将洗澡盆清洗干净，然后将宝宝的毛巾、衣服、尿布等物品准备好，妈妈也要注意自己的清洁卫生。

给新生儿洗澡时动作要轻柔敏捷。以脐部为界，分两部分进行清洗。先将新生儿仰卧，妈妈用左手托住新生儿的背部，用拇指和中指将新生儿的两个耳朵向前按，使两个耳朵贴在脸上，这样可以防止水灌入耳内。将新生儿的臀、腰部夹在妈妈腋下，背部靠在妈妈的左前臂上。

将新生儿的身体固定好后，妈妈用右手将小毛巾浸湿，先自内眼角向外眼角擦洗双眼的分泌物以及耳后、脸部，再洗头。然后将新生儿放进洗澡盆开始洗身上。

洗身上包括颈、胸、背、双腋窝、双上肢和双手，如果新生儿的手掌抓得很紧，应慢慢地掰开再洗净。为宝宝擦洗腹部时，注意要避开脐带的部位。清洗宝宝会阴腹股沟及臀部时注意女婴要从前向后洗，最后洗下肢及双脚，注意不能使用肥皂。

医生私房话

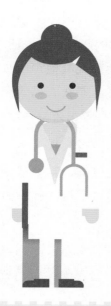

很多父母喜欢和孩子一起洗澡。这不仅会让彼此感到舒服，也节省了时间。父母先进入浴盆，在水温合适的情况下与孩子一起在水中玩耍。如果婴儿正在哭闹，进入水中后他会安静下来。可用婴儿专用沐浴露给婴儿洗澡。给婴儿洗完澡后，让家人把他抱走，擦干他的身体并为他穿好衣服，或用温暖的毛巾包裹后，将他放在床上，等自己洗完澡再照顾宝宝。父母与宝宝一起洗澡前，要确定父母没有皮肤感染性疾病，或者外阴道炎症，以免传染给宝宝。

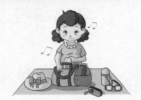

| 学习任务 > | 学习新生儿的"语言"。 |
| 备孕重点 > | 了解新生儿有哪些感观。 |

## 快乐孕育 + 新生儿的感观

　　其实，我们对新生儿的认识是有一定的局限性的。爸爸妈妈会认为尿布湿了、饿了或者肠绞痛是唯一能让新生儿放声哭泣的事情。

　　其实，这样的观点是错误的。新生儿有以下的视听感受：

| | |
|---|---|
| 视觉 | 婴儿安静和警觉时，能注视 18 ～ 50 厘米远的物体。刚出生时，婴儿的视力约为 0.1，6 个月后约为 1.0。婴儿喜欢看人的脸（尤其是眼睛），圆的物体，明暗颜色的对比，复杂的图案，缓慢移动的物体，尤其是那些缓慢移动的发亮物体。新生儿的头能随着缓慢移动的物体移动 180°（如果物体引起了他的注意）。有些婴儿对亮光很敏感，并且当光线变暗淡时，能睁大眼睛。 |
| 听觉 | 刚出生婴儿就有听觉，对声音能做出反应。他们能对说话声做出反应，特别对比较大的说话声反应更强烈（这就是人们和婴儿说话时经常不知不觉地提高自己的声调的原因）。当胎儿在你的子宫内时，他能听到你的心跳声、说话声、你伴侣的声音和子宫内外的噪声。婴儿听到家庭成员的说话声或其他声响（当你紧紧抱着他或跟他说话时）或他又听到与此相似的声音时，如洗衣机的声音或某首曲子时，他会变得安静或警觉。当然，当他听到轰隆巨响时也会受到惊吓。 |
| 嗅觉 | 婴儿的嗅觉非常灵敏。出生后第一周他就能分辨不同的气味，甚至能分辨出自己妈妈的乳汁和其他妈妈乳汁的区别。事实上，当你将孩子拥入怀中时，母乳的气息就会刺激他去寻找和吸吮乳头。 |
| 味觉 | 婴儿能够对甜、咸和苦等味道做出反应，而且经常喜欢散发着甜味的食物。 |

236

| 触觉 | 婴儿喜欢抚摸、摇摆、拥抱、轻轻摇晃或蹦蹦跳跳。当你抱着他时，他也喜欢依偎在你的怀里。他也喜欢舒适和温暖，不喜欢太冷或太热。 |
|---|---|

所以，当婴儿哭泣的时候，并不意味着只是饿了，可能是光线太强，或者是声音太吵，打扰了他的睡眠哦。

## 拓展延伸 + 新生儿的哭泣与安静

尽管新生儿不会微笑和交谈，但是他可以用其他的方式和你交流 。

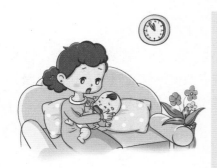

如果他发出惊叫和哭闹，那就是告诉你他很饿、或者很孤独、或者不舒服。

他四处寻找、不睡觉或吸吮手指，则暗示你他饿了。

哭闹是饥饿最后的暗示。

等到婴儿哭闹时再喂他，哺乳会变得异常困难。

他眼皮耷拉着就说明他想睡了。

但是当婴儿变得平静、异常警觉时，那是他在用各种微妙的暗示吸引你注意他。当你明白婴儿的这些语言时，你会对婴儿的许多事情印象深刻。

婴儿会用眼睛吸引你的注意，让你看他，跟他说话。他会将眼睛睁得很大，露出欢喜的神情，目不转睛地盯着你。他会仔细研究你的脸，他发现你的脸特别有魅力。如果你不理解这种语言或者你干脆把目光投向别处，他会发出咿咿呀呀的声音或者他会挥着小手吸引你的注意 。

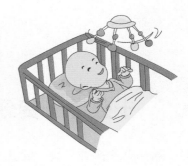

当你对他的凝视做出回应时，你们之间的无声交流便开始了。当他想小憩一下或他看到了什么想花时间看一下，他便会不理你，而把头转过去或者把目光投向别处。小憩一番之后，他又会回过头来看着你。当他想研究你的脸时就把脸给他看，如果他想转过头去或者休息，就随他去，不要哄他回头注视你。

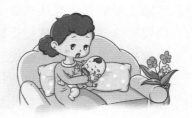

实际上，婴儿是可以与你互动的。他可以睁大眼睛看你，仔细琢磨你的脸。打从生下来，他就会模仿你的部分表情。如果你的嘴巴变成了"O"形，而这个动作恰巧被处于安静状态的他看见，他会照着你的样子把嘴巴也变成"O"形。如果你伸出舌头，他也会伸出舌头。6周以后或更大一点他会对你微笑，还会用微笑或呀呀细语对你的微笑做出反应。

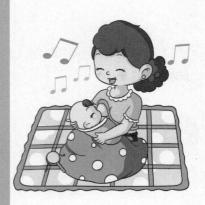

婴儿可以用讨人喜欢的表情与父母嬉戏，让父母对他百般疼爱，这种能力是婴儿与生俱来的，这也是为什么爸爸妈妈要陪伴在孩子身边的原因，不要错过宝宝成长的每一步，也不要让宝宝错过最初的模仿能力。

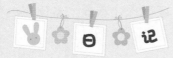

## 孕妈妈经验分享

刚从医院回来的时候，很多亲戚来家里看我和宝宝，那两天宝宝一直哭，喂他也不吃。后来婆婆说，可能是因为太吵打扰了宝宝睡觉。果然，过了两天家里亲戚朋友都走了之后宝宝就又吃了睡，睡了吃了，哈哈，真是太神奇了。

## ♥ 十分钟干货分享

新生儿醒来或熟睡，婴儿打呵欠、打嗝、伸展和毫无原因的哭叫，很多行为是自然的反射行为。当中有很多反射行为都是保护性的。

咳嗽能帮助新生儿从气道中排出黏液和液体，并避免受到刺激。但要排除病理性咳嗽。

当需要清理鼻腔，鼻腔受到刺激或强光照射眼睛时，婴儿就会打喷嚏。

如果碰到婴儿的睫毛或受到疼痛的刺激，如足跟取血，他就眨眼。

如果婴儿趴着，他会将头转到一边以避免窒息。

如果把一个东西放在婴儿的鼻、嘴之上，他就会扭动着身体远离它，努力用嘴衔它或试着用手把它推开。

新生儿并不是什么也不会。当噪音、亮光或快速移动惊醒或惊动了婴儿，他会发生"拥抱反射"或"惊吓反射"，这时候宝宝就会大声哭泣，以引起爸爸妈妈的注意。

所以，当宝宝哭泣的时候，不要认为宝宝只是饿了，要多观察他，了解他，慢慢你就会发现，宝宝的哭泣是他的特殊"语言"。只有你读懂了他的语言，才能让宝宝做个乖宝宝。

**注意**

婴儿可以教你明白什么可以使他平静下来，什么可以使他兴奋，或者什么会使他焦虑不安。当你有效地安抚他之后，他就会平静下来，而当你激怒了他，他的情绪会变得更加激烈，更加狂躁不安，身体硬挺着让你无法控制他。

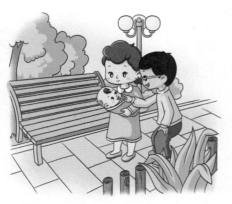

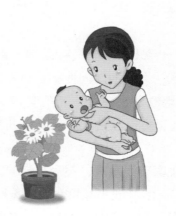

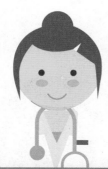

医生私房话

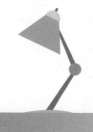

刚出生的婴儿为什么常常哭泣呢？肯定是不舒服了，首先考虑的是尿了，拉粪便了，一般使用尿布的宝宝会出现这样的哭闹，因为尿液和粪便会使宝宝的皮肤难受，哭闹就像想告知大人自己不舒服了。其次考虑的就是饿了，如果你发现宝宝没有尿尿和便便还哭闹不安，就在考虑是饿了，你可以试一下，把你的手指放在宝宝的嘴角边，宝宝会很快地转向你手指的那边，就像寻找吃奶的奶头似的，看一看时间也正好是宝宝该吃饭的时间了，那就要毫不犹豫的给宝宝喂奶吧。

**Various Artists — Eine kleine Nachtmusik Allegro**

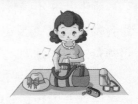

## 快乐孕育 + 新生儿的睡眠

刚出生的婴儿，清醒一会儿之后，又会睡很长时间。他只会醒一会儿，并且对吃奶也不感兴趣，之后的时间他就是另外一个样子了：要么醒着，要么哭叫，要么不停地吃奶。在适应新的环境之后，婴儿会一天睡12 ～ 20小时。起先婴儿睡得短而频繁，但只要婴儿胃口好，睡多长时间都是可以的，没必要担心。

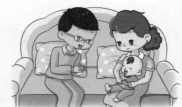

稍微长大点，婴儿就会在夜里醒来，然后再入睡。而且要想让他再次入睡，你需要给他喂奶、摇晃他、给他唱催眠曲、按摩和用其他方式安慰他。

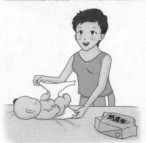

许多刚做妈妈的人，在照顾孩子时常常弄得手忙脚乱。婴儿醒来寻找和吸吮任何东西，四肢乱动，这就表示他饿了。如果你迟迟不喂他奶，最终会令他哇哇大哭。

那么，关于新生儿是睡着还是醒着，你了解多少呢？

其实，婴儿可以有6种睡眠和醒着的状态：深睡、浅睡、睡意、安静的警觉、活动的警觉和哭闹。虽然每种状态有自己的特点，婴儿从一种睡眠状态转到另一种睡眠状态有很大区别。

有些状态可以逐渐地转变为另一状态，而另一些状态却能突然转变。

有的婴儿会比别的婴儿睡得多，有的婴儿长时间处于警惕状态，或者有的婴儿不停地哭闹。

其实，爸爸妈妈们无法完全控制婴儿，宝宝要怎么样，要哭要闹或者要睡觉，在很大程度上取决于他的性格，只有了解了自己家宝宝的生活规律，就能更好的顺应宝宝的作息规律，最大程度上避免宝宝的哭闹。

## 拓展延伸 + 新生儿的睡眠状态

明白孩子处于何种状态可以使你给予自己孩子更恰当的照顾。下面对每种状态的描述解释了宝宝睡眠的秘密"语言"。

### 深睡

这种状态中，婴儿非常安静和放松，呼吸也非常有节奏。偶尔他会抽搐一下，或嘴巴做出吮吸的动作，但很少醒来。在这种状态下，你不能给他喂奶或同他玩耍。如果你弄醒他，他清醒一会儿便又会睡着。这时你可趁机休息、睡觉、吃饭等。

### 浅睡

这是新生儿最普遍的睡眠状态。婴儿闭上了眼，但是眼球还在眼睑后活动。在这种睡眠状态中，他会发出微弱的声音、嘴巴抽动两下、扮怪相或微笑，这时的呼吸不是非常有规律。如果四周有噪音，有人叫他，或者什么东西刺激了他，他都会做出反应。有时，他醒来时迷迷糊糊的，迷糊一阵子后又进入深睡状态。

只要孩子一有动静，发出喵喵的声音或者发出哭声，很多父母就会冲到孩子面前看他怎么了。其实，这时孩子常常还处于睡眠状态。如果想判断婴儿到底是不是处在昏睡状态，需要护理或是又回到了睡眠状态，你只需要等几分钟看看。

### 昏睡

在这种状态中，婴儿昏昏欲睡，其表现差别很大。眼睛低垂着，偶尔会动一下，注意力不集中或斜着眼。呼吸无规律，对可以感觉到的东西也懒得做出反应。他要么再次入睡，要么变得清醒。如果你希望他重新入睡，就尽量不要刺激他。如果希望他醒来，就对他讲话、抱起他、抚摸他。

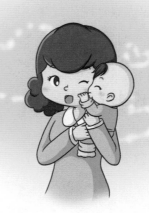

当宝宝是醒着的时候，你要读懂他明亮眼睛中散发出来的信息：

## 安静的警觉

在此之前，通常婴儿已经睡了比较长的时间，对于父母来说，这是令人高兴、值得称赞的。婴儿静静地躺着，用他那明亮的大眼睛注视着父母。他呼吸均匀，注意力全集中在他看到和听到的东西上。给他一些东西让他看、让他听或吮吸，这会使他长时间停留在这种状态。你可以对他唱歌和说话，享受你和他之间眼神交流的快乐，享受他保持平静、警觉时的快乐。

## 哭闹

对于每位父母来说，对付一个爱哭的孩子都不是一件容易的事。请记住，如果婴儿实在无计可施，他就只能哭了。饿了、受到过度刺激、累了、病了、无聊、郁闷、尿布湿了、冷了、热了或者感到孤独，他都会哭。他也会快乐地扭动他的小身体，睁睁眼或闭闭眼，做出不高兴的表情，以及上气不接下气地喘气。有时，哭是一种发泄，一种自我安慰，这会使他的注意力转向别处。更多的情况下，他需要你喂他吃奶或者安慰他。

## 活动的警觉

在这种状态中，饥饿、疲劳、噪音或太多的干扰都很容易影响婴儿。他不愿意静静地躺着，他可能会变得狂躁不安。他的眼睛虽然睁开但不像处于安静警觉状态时那样明亮且注意力集中。他的呼吸一点也不均匀，并且爱做鬼脸。

当婴儿处在活动警觉的状态，可以喂他奶或者安慰他。如果他不是饿了，那就可能是他不想被刺激。如果你能马上察觉到这一点，那么在他要哭时你就能使他平静下来。

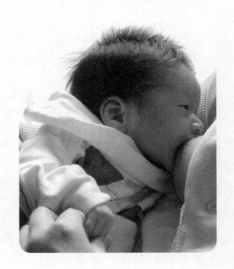

**孕妈妈经验分享**

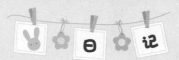

宝宝一天要睡将近 20 个小时，而且特别乖，整天吃了睡，睡了吃，要不是要定时给她喂奶，我都差点忘记自己真的是孩儿她妈了。朋友都说我家宝宝是个会疼人的，一点都不折腾妈妈，希望宝宝长大了之后也是一样乖巧可爱。

# 十分钟干货分享

孩子在哪里睡，你可以自己决定。许多新生儿的父母发现，如果孩子的床紧挨着他们的床，他们会睡得更好。

对于新生儿来说，从温暖、舒适、可以倾听母亲的身体声音的子宫内到出生，仍然是个过渡时期。在妈妈子宫里胎儿就会长时间不睡，而此时新生儿也是这样，夜里总是有很长一段时间不肯睡觉。

白天，妈妈四处走动，所以羊水中的胎儿则会有摇晃感，而夜晚，胎儿则不会有这种感觉。和父母睡在一起，婴儿会觉得温暖，而听到父母的呼吸声则让他有安全感。

当然，有时，婴儿的表现是无法预测的，这让父母颇为困惑，他们不知道这其中有什么规律。这时候或许可以做一个图表，记录下一周内孩子的活动和睡眠时间。所做的表会告诉你婴儿什么时候睡觉，会睡多长时间，是在睁着眼睛乐还是哭。

通过图表，你能看到你的时间是如何分配在换尿布上、喂奶上、照顾婴儿上。使用这个表一周以后，你就能了解婴儿的生活规律。随着婴儿逐渐发育成熟，他的睡眠和活动规律也会发生进一步变化。

这时候和宝宝睡在一起既能对他的需要做出快速反应，也不会过多的打扰到自己的休息。

**注意**

当婴儿醒着时，为了防止他的头变形，让他有抬头的机会，促进他的颈部肌肉的发育，要按时让他趴一会儿。竖抱或用婴儿抱袋将他放在自己胸前也可以起到这种效果。

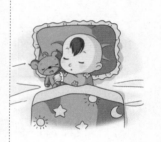

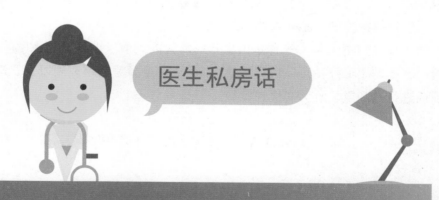

**医生私房话**

无论婴儿睡在哪里，都需要把他放在硬面床上侧卧，以减少婴儿猝死综合征（SIDS）的发生。让婴儿脸朝下睡在羔羊皮、软床垫或棉被上，都有可能导致婴儿因窒息而死。

# 第二章　新生儿生病了怎么办

迎来了生命中的小天使之后，很多爸爸妈妈在最初的欣喜过后就是担心。担心自己照顾不好小宝宝，更担心宝宝生病。那么，常见的新生儿疾病都包括哪些，又该如何治疗呢？

## 第一节　新生儿黄疸

| 学习任务 ▷ | 了解新生儿的常见疾病。 |
| 月子重点 ▷ | 了解如何治疗与护理新生儿黄疸。 |

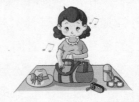

### 快乐孕育 + 什么是新生儿黄疸

婴儿皮肤或白眼球发生黄染称为黄疸，这是由血液中胆红素含量过高引起的。一般情况下，新生儿血液中红细胞过多，容易被破坏，从而产生胆红素。婴儿排大便时，胆红素也会从婴儿的身体里排泄出来。胆红素排除之前，就有可能导致黄疸。

新生儿黄疸主要分为两大类，一种是出生 3～4 天内约 50% 婴儿的脸和颈部有轻微的黄色，这属于生理性黄疸，不需要治疗，可以自行消退；另一种是黄疸持续 2 周以上，进展过快，颜色深，黄疸褪而复现或进行性加重，称为病理性黄疸。

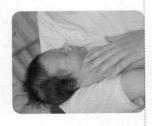

关于病理性黄疸，主要分为以下几种情况：

#### 1. 胆红素生成过多

因过多红细胞的破坏及肠肝循环增加，使血清未结合胆红素升高。常见的病因有：红细胞增多症、血管外溶血、同族免疫性溶血、感染、肠肝循环增加、红细胞酶缺陷、红细胞形态异常、血红蛋白病、维生素 E 缺乏和低锌血症等。

### 2. 肝脏胆红素代谢障碍

由于肝细胞摄取和结合胆红素的功能低下，使血清未结合胆红素升高。常见的病因有：缺氧和感染、Crigler-Najjar 综合征（先天性葡萄糖醛酸转移酶缺乏症）、Gilbert 综合征（先天性非溶血性）、Lucey-Driscoll 综合征（家族性暂时性新生儿黄疸）、药物（如磺胺、水杨酸盐、吲哚美辛等）、先天性甲状腺功能低下、垂体功能低下、21-三体综合征等。

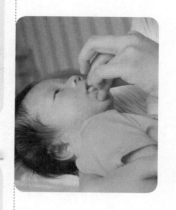

### 3. 胆汁排泄障碍

肝细胞排泄结合胆红素障碍或胆管受阻，可致高结合胆红素血症，但如果同时伴肝细胞功能受损，也可有未结合胆红素的升高。常见的病因有：新生儿肝炎、先天性代谢性缺陷病、胆管阻塞、Dubin-Johnson 综合征（慢性特发性黄疸）等。

## 拓展延伸 + 如何护理新生儿黄疸

如果新生儿胆红素含量过高，就要接受住院治疗，婴儿的保健医生和护士要确保婴儿在住院期间给婴儿足够的奶。血液中胆红素含量过高时，要在医院进行光疗。光疗就是用专门类型的蓝光照射婴儿皮肤，使胆红素水平含量下降的方法。

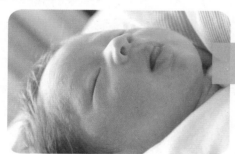

光疗有三种方法：

通常在医院有专门的一组光（蓝光）照射婴儿裸露的胸和背，注意用软垫遮盖婴儿眼睛以避开光的照射。

在家里和许多医院里用专门的毯子罩住婴儿进行光疗。其次光线从纤维灯丝发光照射婴儿的胸和后背。

让婴儿平躺在网状的吊床里，光源在其下方。用吊床或毛毯不需要保护眼睛。通常情况下，光疗需要2～4天。

245

如果出生后一两天，婴儿就出现了黄疸症状，那么情况会更严重，需要特别治疗。黄疸出现早期可能由于感染或某种血液不相容而引起，例如：Rh 血型不相容或 ABO 血型不相容。当妈妈是 Rh 阴性和孩子是 Rh 阳性会发生 Rh 不相容。当妈妈为 O 型，爸爸为 A 型、B 型或 AB 型可以发生 ABO 不相容。

这种状况可以使用光疗，但是在少数情况下，胆红素含量非常高时，应该换血治疗。使用新血代替婴儿的血，会使胆红素含量降低到安全水平，这样可以预防可能发生的听力消失或更严重的神经系统损害。

出生 1 周之后，病情很少会变得比以前更严重。这种类型的黄疸可能与母乳喂养有关或由其他情况引起（通常不需要治疗）。你应该首先观察婴儿黄疸的情况。如果担心，可以去医院治疗。

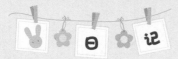

**孕妈妈经验分享**

闺蜜家的宝宝刚出生的时候也发现有黄疸，但是不严重，让医生看了看，说自己护理宝宝就好了，她跟我抱怨我还安慰她。结果等自己家宝宝出生后发现了黄疸，我简直担心死了，虽然也让医生看了，但是仍然提心吊胆，真是当妈妈，才知道妈妈的不容易。

## 十分钟干货分享

黄疸是常见症状与体征，一般是由于胆红素代谢障碍引起血清内胆红素浓度升高所导致。临床上表现为巩膜、黏膜、皮肤及其他组织被染成黄色。因巩膜含有较多的弹性硬蛋白，与胆红素有较强的亲和力，故黄疸患者巩膜有异常被首先发现。

当血清总胆红素在 $17.1 \sim 34.2\,\mu mol/L$，而当肉眼看不出黄疸时，称为隐性黄疸或者是亚临床黄疸。

当血渍总胆红素浓度超过 $34.2\,\mu mol/L$ 时，临床上即可发现黄疸，也称为是显性黄疸。

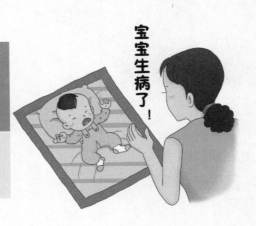

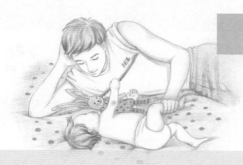

新生儿黄疸的护理方法有以下6点：

1. 判断黄疸的程度。爸妈可以在自然光线下，观察新生儿皮肤黄染的程度，如果仅仅是面部黄染，为轻度黄疸；躯干部皮肤黄染，为中度黄疸；如果四肢和手足心也出现黄染，为重度黄疸。

2. 观察大便颜色。如果大便成陶土色，应考虑病理性黄疸，多由先天性胆道畸形所致。如果黄疸程度较重，出现伴随症状或大便颜色异常应及时去医院就诊，以免耽误治疗。

3. 尽早使胎便排出。因为胎便里含有很多胆红素，如果胎便不排干净，胆红素就会经过新生儿特殊的肝肠循环重新吸收到血液里，使黄疸增高。

4. 给新生儿充足的水分，小便过少不利于胆红素的排泄。

5. 在黄疸期间要注意给予足够的水分及能量，并保护好肝脏。

6. 如果黄疸出现过早或消失过迟，黄疸程度过重且逐渐减轻后又再加重，婴儿精神不佳、吸奶少或拒奶等临床症状时，则属病理性黄疸，应及时去医院诊治。

247

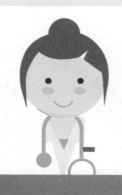 医生私房话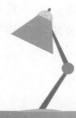

如果基本的去除黄疸的方法不管用，可以尝试停止喂养母乳2～3天，因为黄疸高形成的原因可能是母乳，如果停止喂养母乳以后，黄疸指数下降则说明是母乳引起的黄疸。黄疸症状较轻时，可以继续吃母乳，严重时应该停用母乳，改用其他配方奶。等宝宝黄疸退了，可以继续喂母乳。

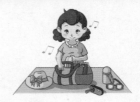

## 快乐孕育 + 哪些因素会让新生儿产生皮疹

家里的小宝贝才刚出生不久，皮肤格外娇嫩，这时候很容易诱发一些皮疹。很多物质会刺激婴儿的皮肤，包括尿、大便、一些洗涤产品、未洗净的尿布和纸尿裤中的化学物质等。

常见的皮疹包括新生儿皮疹、尿布疹、痱子、乳痂等。

**尿布疹**

如果尿布疹是由尿引起的，可以勤换尿布、用水漂洗尿布，避免使用保持湿度的防水婴儿内裤，以预防和治疗尿布疹。

如果是自己洗尿布，通过额外的漂洗循环或改用婴儿专用洗涤剂，来减轻洗涤剂对婴儿皮肤的刺激。如果使用的是纸尿裤，应勤换，并且在更换纸尿裤期间延长暴露婴儿臀部的时间，等婴儿臀部完全干燥后再穿上纸尿裤。

其他治疗尿布疹的方法包括：用不同类型的尿布、用橄榄油等涂抹干燥受刺激的皮肤。

假如尿布疹持续存在，应该去医院。

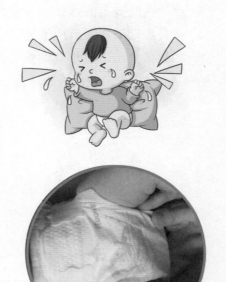

248

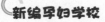

痱子

痱子是一种温热天气容易出现的皮疹，穿戴太讲究或包裹太严的婴儿容易出痱子。经常出在肩上和颈部，看起来很像围绕在粉红色皮肤的一串串细小粉色丘疹。

如果痱子生在头颈部，在炎热的夏天里就应该把孩子的头发剪短，或将头发剃光为好。

用温水洗澡。冲洗擦干身体后再扑撒婴儿专用润肤霜，以减轻刺痒。洗澡过程中要避免用力碰擦到有痱子的部位，防止擦破皮肤引起感染。

给宝宝穿轻薄、柔软、宽松、布料衣服，衣服应尽量宽大，但要舒适，宽松的衣服，有利于宝宝降温防止起痱子，同时尽量减少摩擦痱子生痒。

# 拓展延伸+ 新生儿常见皮肤问题

在宝宝出生之后最初几个月里，宝宝的面部可能会出现多种轻微的皮疹。这些皮疹很难确切地给它们命名，但是，却十分的常见。

那么，宝宝出现皮疹等皮肤问题的原因是什么呢？

### 常见的皮肤疾病

面对刚出生的宝宝，爸爸妈妈怕冻着宝宝，因此总是给宝宝过多的衣物，长此以往，宝宝会因出汗多，再加上护理不及时而产生皮肤问题：痱子、过敏性皮炎、尿布疹。

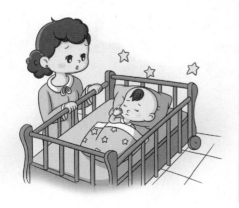

### 感染性的红疹

宝宝若受到病毒、细菌感染，常常容易发烧并发红疹，常见的疹子如玫瑰疹、红痂疹。

### 食物、药物过敏

宝宝若食物或药物过敏，也会产生红疹。因为新生儿主要是以母乳或者配方奶为主，所以，当给宝宝更换配方奶时应注意观察，或者发现妈妈身上有红疹时，应该及时就医，确认病症，以对症下药。

**孕典**

新生儿皮疹：有些新生儿在第一周发生特征性皮疹。皮肤中央会出现蜡黄色红斑样的皮疹或者白色的脓包。皮疹会出现在四肢，此皮疹无需治疗，可自行消失。

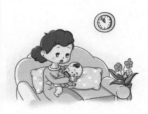

面部皮疹：出生后第一个月出现，通常出在脸部，是比较轻微的皮疹。皮疹（光滑丘疹、小红点或粗糙红点疹）会自然出现或自动消失，很少需要治疗。

## 新生儿皮疹怎么办

1. 新生儿患上红疹，那么在闷热的环境中，就要避免让宝宝穿太多衣服，流汗也要记得勤换衣服。

2. 症状比较轻微的，可使用少量的痱子粉，让宝宝身体保持干爽，这样宝宝身上的红疹就会自然消退；

3. 患红疹的宝宝最好能避免过敏原，饮食方面，食用配方奶的宝宝，考虑改用低过敏奶粉，母乳喂养的宝宝，妈妈要禁止食用易过敏食物。

4. 宝宝每天的洗澡次数以一次为限，并尽量保持宝宝身体干爽，在洗澡后帮宝宝涂上薄薄的一层润肤乳。

5. 宝宝还要避免环境中可能的过敏原，如尘螨，可试试防尘螨寝具、空气清净机、除湿机，以改善环境品质。

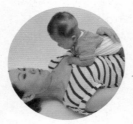

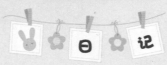

孕妈妈经验分享

我家宝宝的红疹反复出现，找医生看了也说没什么大问题，建议查一下我的饮食，看看有什么容易过敏的食物没有。果然，是因为我自己贪食导致宝宝过敏。哎，看来我必须注意饮食了。

## 十分钟干货分享

　　新生儿患有皮疹，最重要的是要保持宝宝皮肤干爽。尿布湿了马上要换，吐奶了也要换一下小衣服，不要因为懒惰而伤害了宝宝的娇嫩皮肤 。

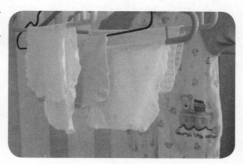

　　在宝宝大便后可简单用清水洗洗小屁股，随后让屁屁晾干，再用尿布包起。外出时不妨使用湿纸巾。但要注意帮宝宝洗屁屁一天不要超过 3 次，也不要用力清洗，以免伤害宝宝柔嫩的肌肤。

　　宝宝大量流汗时，请父母给宝宝勤换内衣及尿片，并补充水分。许多感染性疾病都会引发宝宝发烧和出疹子，因此必须由医师诊断治疗，才能尽早找出病症的正确原因 。

　　母乳喂养的妈妈要注意自己的饮食，以清淡易消化为主，虽然生产后要补充营养，但是长时间的大鱼大肉会造成营养失衡。

　　此外，爸爸妈妈要注意勤帮宝宝剪指甲，防止宝宝抓伤皮肤，防止继发性感染。

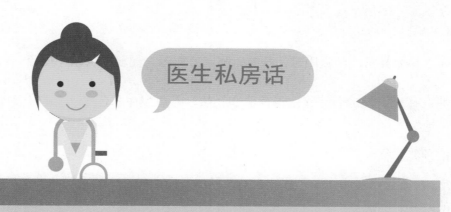

医生私房话

　　导致新生儿红疹的原因有很多种，这种红疹都是长在两颊、脖子、手肘、手腕、膝盖屈侧等位置。小宝宝会有痒的感觉，这种病症可能会持续到儿童期，具体的治疗方法，要找专业医生咨询，切不可乱用药。

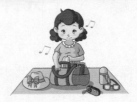

## 快乐孕育 + 新生儿的健康检查

新生儿要按照保健医生的安排，接受常规的健康检查和护理。出生后 3 ～ 4 天的检查包括喂养情况测评、检查黄疸并讨论父母关注的问题。7 ～ 14 天检查婴儿的体重和喂养情况、回答父母的问题，应该按照常规安排连续地检查婴儿 。

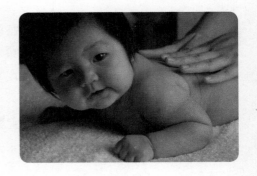

此外，对于刚出生的宝宝，如果你觉得生病了，就带他去医院。但去医院前，要把孩子的体温和你担心的全部症状记录在纸上，以便呈递给医生。

| 下面几条是医生希望了解的事情 |
| --- |
| 身体征兆。体温异常、呼吸困难、咳嗽、呕吐、腹泻、便秘、少尿、皮疹。 |
| 行为征兆。疲劳、没食欲、紧张得反常和过敏，行为发生了改变（如婴儿对周围环境没有或者不能不出声地笑）。 |
| 新生儿的预兆体征。 |
| 家庭治疗。在家治疗疾病你做了些什么？孩子的反应如何？你给孩子吃药了吗？吃的什么药？什么时候吃的？ |
| 全面考虑。最近是否接触过患病的人？在家有没有其他一些人患病？ |

## 拓展延伸 + 什么情况下要带新生儿就医

面对脆弱的小宝宝，新手爸妈会茫然无措，尤其是当宝宝生病的时候，不知道能不能用药，不知道需不需要上医院，也不知道这些疾病是不是很严重。

如果婴儿在第 1 个月内出现下面任何一种体征都要马上带他去医院：

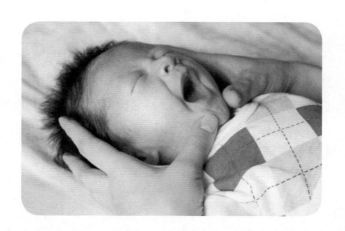

体温过高（腋下温度高于 38.5℃ 或低于 36.5℃）；

如果孩子的脸、躯干和眼睛巩膜染黄，可能得了病理性黄疸；

婴儿的行为发生了改变，如懒洋洋、异常狂躁或易发怒；

脐带疾病，包括脐带出血弄脏了尿布（大于 1 / 4）和衬衣、脐带周围皮肤发红、有污秽臭味或脓性分泌物；

喂养异常，包括 24 小时内喂奶少于 7 ~ 8 次或不能哺乳；

尿布换得太少（几天大的婴儿在母亲下奶之前一天少于一块尿布，出生 3 ~ 4 天后，24 小时内至少换 6 块尿布）。如果使用纸尿裤，可以称一称纸尿裤的重量，判断尿量；

大便异常，包括出生后第一天或以后的任何 24 小时不排大便，或大便颜色、形状异常；

呼吸疾病，症状有口唇发绀、呼吸困难、鼻翼煽动或呼吸时胸廓深凹陷。

**注意**

给宝宝喂药的时候，不要把药放在配方奶里面。如果孩子拒绝服完药物，你就很难确定他到底吃掉多少药。而且还容易导致宝宝拒绝服用配方奶。

253

**注意**

预防注射，包括麻疹、霍乱、白喉、百日咳、破伤风等也容易引起新生儿发烧。此外，还需注意，新生儿体温调节能力差，可能夏季体温高一些，所以要确认是不是真的发烧。没超过 38.5℃，不要吃药，物理降温最好。

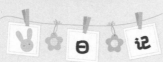
宝宝满月的时候带她回医院做检查，医生说宝宝很好，除了穿衣服太厚出了一些红疹之外，一切正常，而且红疹也不需要用药，给宝宝洗两次澡就好了。其实我们新手父母哪里会照顾孩子呢，都是之前买的孕产育儿书，一点一点学习的，不过看到宝宝健健康康的，一切都是值得的。

## 十分钟干货分享

医院在对婴儿进行健康检查时，会给他们接种疫苗，使他们不再感染某些潜在的严重疾病。自20世纪以来，婴儿接种疫苗以对抗小儿麻痹和白喉，在公共健康方面发挥了重要作用。

因为现在的父母已经不知道谁患过小儿麻痹或白喉甚至麻疹，这样他们很难理解为何自己和孩子接种疫苗很重要。

很多准父母和新父母已经变成消息灵通的消费者。他们知道尽管免疫接种有益处，但是接种疫苗也存在危险和不良反应。

免疫接种可以预防特定的疾病，但普遍有并发症（包括死亡）。疫苗不良反应所造成的危害非常小，尽管如此，免疫接种对婴儿的危险，对于第一次做父母的来说也是个警告。

有些父母努力保护孩子，他们害怕疫苗的不良反应和危险，因此会决定不给孩子免疫接种。他们宁愿孩子有机会患病，也不愿意孩子遭受疫苗的不良反应，这样的做法其实是不可取的。

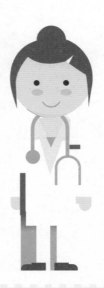

医生私房话

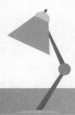

如果婴儿看起来像是生病了（没精神、很紧张、没有食欲、流清涕），就要量下他的体温。它可以快速地判断孩子是否发热，先感觉您颈后的热度，再感觉婴儿胸部、腹部或背部的热度，并和自己的体温比较。爸爸妈妈要记住婴儿的身体可能会发热，但他的手脚却是冰凉的。

# 第三章　妈妈的身体护理

妊娠期间孕妈妈的身体发生了巨大的变化，那么，宝宝出生后产妇要如何再恢复到孕前的状态呢？这就需要对产妇进行精心的护理。关于照顾产妇，你知道多少呢？

## 第一节　分娩妈妈的身体会发生哪些变化

| 学习任务 ▷ | 学习护理产妇的知识。 |
|---|---|
| 月子重点 ▷ | 了解分娩后妈妈的身体会发生哪些变化。 |

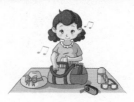

## 快乐孕育 + 产妇生殖系统的恢复情况

　　经历了妊娠和分娩的过程之后，宝宝降生了。随之而来，新妈妈开始进入了产褥期。产褥期也是整个孕育过程中很重要的一个部分，这是因为分娩后，产妇的身体还要经过一段时间恢复，才能复原到孕前的状态。

　　一般来说，从胎盘娩出到全身各器官（除乳房外）的完全恢复，大约需要42天的时间，所以民间称这段时间为"月子"。在产褥期里，乳房要泌乳，子宫要复原，各个系统要逐渐恢复正常状态，血液浓缩，出汗增多，尿量增多，消化系统恢复正常。因此，月子坐得好不好，对女性的一生都是至关重要的。

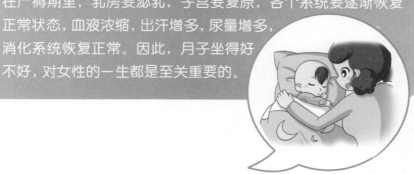

### 孕典

月子：现代医学认为产后女性的生殖系统、内分泌系统、消化系统、循环系统、呼吸系统、泌尿系统等都发生了重大变化，各个系统都需要调整和恢复。所以在产后1个月内要注意身体的调养，才能使身体恢复。

在产褥期妈妈身体变化最大的就是生殖系统了：

## 子宫

子宫在妊娠和分娩过程中一直担当着重要的角色，其形态发生了非常大的变化，其中子宫颈在分娩时发生最大限度地扩张。整个子宫在产褥期真正要恢复至未孕状态要用6～8周的时间，这一过程称为子宫复旧。

这一时期子宫逐渐收缩到脐部以下，在腹部可触摸到子宫体，又圆又硬，宫底平均每天下降1～2厘米，产后10天子宫降入骨盆腔内。

子宫复旧的过程包括子宫肌纤维的缩复、子宫内膜的再生、子宫颈的复原等。除了子宫体由大变小以外，子宫内膜也需要一定的时间恢复正常。子宫颈的完全复原，大约在产后4周。

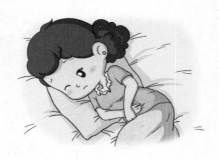

## 阴道与外阴

阴道壁和阴道口在分娩时也发生极度扩张，黏膜皱褶消失，阴道变为松弛的管道，阴道周围组织和阴道壁出现水肿，淤血呈紫红色。

在产褥期的3周左右，阴道壁张力逐渐恢复，阴道重新出现皱褶，阴道逐渐缩小。

在这期间，分娩时发生的裂伤或手术切口逐渐愈合。处女膜在分娩时撕裂成为残缺不全的痕迹，产后无法恢复。

## 盆底

分娩过程中，盆底肌肉和筋膜由于长时间的压迫与扩张，弹性降低，部分肌纤维可能发生断裂。

如果损伤不太严重，一般产后1周内，水肿和淤血就可迅速消失，组织的张力逐渐恢复。

# 拓展延伸 + 产妇的身体恢复

当然，除了生殖系统的变化，产妇的身心变化都会在"坐月子"期间进行恢复。

## 心血管系统

孕期患有妊娠合并心脏病的产妇，无论是顺产还是难产，均应特别注意产后3天的变化。因为产后3天内，由于子宫收缩，大量血液从子宫进入体内循环，使回心血量明显增加，心脏负担加重，容易诱发心力衰竭。

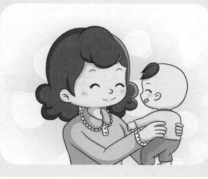

## 呼吸系统

产妇分娩后，因肺部不再受到挤压，已恢复到正常位置与状态，因此，呼吸会很畅通，不再有呼吸困难的情形发生。如果产妇有呼吸困难的现象，就要到医院进行检查，一般需先排除肺栓塞的可能性。

## 泌尿系统

自然分娩的产妇，在产后2小时内排尿。因为经阴道分娩的产妇，膀胱在胎宝宝通过时受到挤压，而且又受到尿道周围组织肿胀、淤血、血肿或会阴切口的影响，致使产妇对膀胱胀满的敏感度降低，易产生排尿困难。如果在产后6小时内，产妇还未排尿，应予以导尿。另外，胀满的膀胱也影响子宫收缩。

## 消化系统

自然分娩的产妇，由于分娩时能量的消耗以及体液的大量丢失，产后感觉到特别饥饿和口渴，可立即进食补充能量，最好吃面条、粥等。产妇产后腹部压力降低，肠蠕动减慢，容易出现便秘，因此，要吃易于消化和吸收的食物。

**注意**

要想使生殖系统尽快、尽好地恢复到原来的水平，最好能结合产后锻炼。但要特别注意的是，产后不要过早进行锻炼以及体力劳动，因为身体受力过大，就可能引起阴道壁膨出及子宫脱垂。

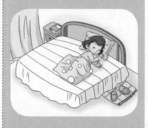

**孕典**

初乳：新妈妈在产后还是会感觉乳房发胀，变硬。产后最初几天分泌出的乳汁颜色发黄，含免疫性物质，营养价值非常高，可以增加新生儿的抵抗力，这就是初乳。产后1周后乳汁颜色变白，变为成熟乳。

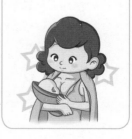

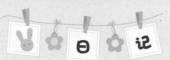
我家宝宝刚出生的时候，先是哭了两声，接着就"哇哇"地哭开了，我听见麻醉师说："粉嘟嘟的小女孩，像妈妈。"我忍不住想哭，跟医生说："我想看看她。"孩子终于抱到了我眼前，虽然怀孕时想着宝宝的样子：大大的头，挺挺的鼻子，白白的皮肤，大眼睛，小小的嘴。而眼前的"小毛孩"红彤彤的，五官都挤在一起。医生告诉我，刚出生的小宝宝都是这样的，会越长越漂亮。

# 十分钟干货分享

妊娠和分娩使新妈妈的身体消耗很大。怀孕期间，孕妈妈的身体经过一点点的变化，经过生产，身体的恢复也要经过漫长的休养，其中，在产后一个月的时间里，产妇的身体变化最大。

产后一个月，产妇的身体会发生哪些方面的变化呢？产妇的生殖系统、心血管系统、呼吸系统、消化系统等都会慢慢恢复。

258

**注意**

乳汁的分泌量随婴儿的需要逐渐增多，产后6个月逐渐减少。母乳不但对宝宝有好处，而且有利于妈妈身体的恢复，研究证实，宝宝对乳头的吸吮不但能促进妈妈乳汁的分泌，而且还能促进子宫复旧。

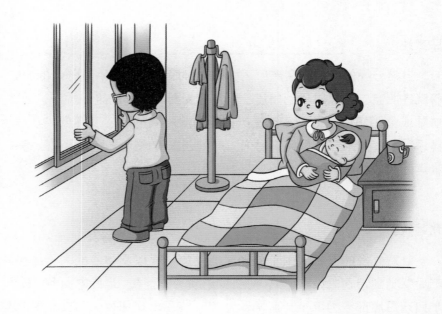

此外，在产后一个月内，产妇身体会出现以下状况。

### 恶露

分娩后，产妇的阴道里会流出一些排泄物，这叫恶露，其主要由血液、脱落的子宫蜕膜组织、黏液等组成。

正常情况下，在产后1周内，恶露为鲜红色，量比较多。

到了第2周，血量逐渐减少，恶露为淡红色，以后逐渐成为淡黄色，黏稠的，量更少。产后3～4周逐渐变成白色恶露，也有一些产妇的恶露持续时间长一些，但只要恶露在不断减少，一般问题不大。恶露有血腥味，但没有臭味。

### 出汗多

产妇分娩后汗出的一般比较多，这是由于妊娠期间母体内增加了很多水分的缘故。分娩后这些水分就以出汗的形式排泄出来，属生理现象。相反，如果产妇分娩后汗出的比较少或不怎么出汗，那就需要找一找原因了。

### 便秘和小便困难

分娩后，大多数产妇可能会出现便秘和小便困难的问题。那这是什么原因呢？

一是因为产妇产后活动较少，肠道蠕动缓慢，所以容易发生便秘；

二是分娩时胎宝宝头部压迫膀胱时间比较长，产后腹腔压力有所改变，使膀胱收缩力差，所以容易造成排尿困难。

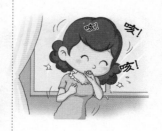

**注意**

产妇分娩后，除产后第一天体温略高一些（但一般不超过38℃），其余时间体温基本都在正常范围内。

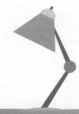

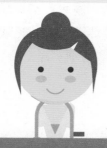

## 医生私房话

孕妈妈经过分娩这一难关，在接下来的产褥期会有些不适。产后的3～4天，由于乳房开始充盈，血管扩张，导致乳房局部皮肤发热，短时期内会体温较高；产后脉搏比平时稍慢些，呼吸略深；身体排除恶露等需要特殊护理。

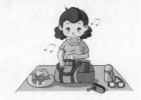

## 快乐孕育 + 自然生产与剖宫产的恢复区别

经历了妊娠、分娩之后，产妇进入了产褥期。所谓"坐月子"，顾名思义，就是休养月余时间，这对产妇来说，是非常重要的，不仅关系到产妇身体恢复情况，也对今后身体的健康打下基础。

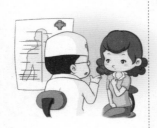

**注意**

无论是会阴侧切伤口或剖宫伤口，首先，必须注意的是感染的问题，如果伤口局部有红、肿、热、痛的现象，而且不适感持续，或者出现脓性分泌物时，绝对不可轻视，要赶快到医院检查。另外，如果阴道大量出血或者排出多量血块也应尽快就医。

**自然生产：**

| | |
|---|---|
| 伤口痊愈 | 自然生产多少会对子宫颈口及阴道组织造成一些改变或破坏，但是，这样的伤口通常会在产后自行愈合。有时候为了避免产妇发生较大范围且不易处理的会阴撕裂伤，通常会以会阴侧切或中切的方式来帮助胎宝宝顺利生出来，切开处的伤口大约在3～4周即可完全愈合。 |
| 作息时间 | 自然生产的产妇，要尽早下地活动，但要避免长时间站立、久蹲或做重活，以防子宫脱垂。第3周起基本可以恢复正常生活了。但由于要照顾宝宝，睡眠常常不足，要想解决这一问题，除了抓紧时间多睡一会儿外，还可请家人或月嫂帮助照看宝宝。 |
| 饮食 | 自然生产的产妇在饮食上没有什么特别需要禁忌的，主要是清淡、营养丰富、易消化，产妇可以多吃富含蛋白质的食物，这样可促进切口尽快愈合。 |

260

| | |
|---|---|
| 伤口护理 | 自然生产如有会阴撕裂或侧切，为防止感染，应由每日冲洗会阴部两次，保持会阴干净，并观察阴道的出血情况。大小便后要用温水冲洗外阴。 |
| 性生活 | 产后42天以后需要去医院复查，子宫恢复良好的情况下可以同房。 |

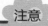

**注意**

刀口疤痕4～6个月时会出现痛痒。特别是在大量出汗或天气变化时更厉害。这时可涂抹一些外用药止痒。切不可用手抓挠、用衣服摩擦或用热水烫洗，这样只会加剧局部刺激，使结缔组织产生炎性反应，引起进一步刺痒。

## 剖宫产

| | |
|---|---|
| 伤口痊愈 | 剖宫产伤口范围较大，表皮的伤口在手术后5～7日即可拆线或取出皮肤夹，但是，完全恢复的时间需要4～6周。 |
| 作息时间 | 剖宫产的产妇，产后头4小时需要绝对卧床休息，第二天可以在床上活动或扶着床边走，第三四天可以下床活动，以后可逐渐增加运动量。 |
| 饮食 | 选择剖宫产的产妇，术后6小时内禁食。6小时后可吃些鸡蛋羹、蛋花汤、稀面条、藕粉等流质食物。第2天可吃粥、汤等半流质食物，还可选择一些有辅助治疗功效的药膳，以改善症状，促进机体恢复。 |
| 伤口护理 | 每天要查看腹部切口，并给伤口消毒。术后1周内，避免腹部切口沾湿，可用湿毛巾擦浴，恶露未排干净之前一定要禁止盆浴。 |
| 性生活 | 剖宫产的妈妈要恢复性生活至少要在产后2个月，太早进行性生活不利于身体恢复。 |

# 拓展延伸 + 产妇的心情指南

　　无论是自然生产还是剖宫产，产妇保持精神愉悦都有利于身体恢复，而且精神作用还直接影响到乳汁的分泌。生活中常有这种事情，那些精神始终保持愉快的新妈妈，乳汁不仅多，而且还浓，里面含有丰富的营养成分。

　　相反，那些精神常常处于郁闷状态的新妈妈，不仅自己体质羸弱，而且奶水也越来越少，甚至没出满月，宝宝就不够吃了。因此，新妈妈要尽量避免各种不良情绪刺激，不要生气，不要发怒，不要郁闷，不要受到惊吓。

　　宝宝一落地，妈妈就开始担忧，一会儿怕宝宝饿着、一会儿怕宝宝冷着、一会儿又怕宝宝生病等，虽然这是人之常情，但妈妈总担心这、担心那，不仅于事无补，长此以往势必影响自己的情绪，对宝宝及自己的健康都不利。

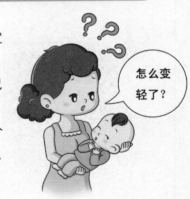

怎么变轻了？

　　新妈妈要想使自己多一分自信，少一分彷徨；多一分沉着，少一分无措，最好的办法是多读一些权威的育儿书，让科学的育儿经帮助自己，做到心中有数，妈妈的心才会踏实，心里就会充满阳光。

## 孕妈妈经验分享

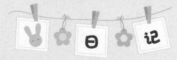

　　生我家宝宝的时候因为身体原因，不能自然分娩，只能选择剖宫产，这让我一直很不安，怕宝宝的大脑没有得到充分挤压会不如别的宝宝聪明，结果月子也没做好，一直心情很差。其实并不是这样的，现在看着宝宝聪明伶俐的跟我逗笑，觉得好幸福。

# 十分钟干货分享

　　不同的生产方式会对产妇造成不一样的生产伤害，自然生产会在产前要经过漫长的等候，在生产中也要忍受被撕裂的伤痛，但是在产后的护理上要相对比较容易一些；

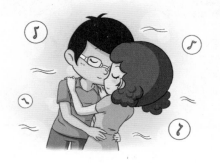

自然生产的产后恢复要注意：

注意伤口清洁，保持干燥。
注重营养摄取，饮食有节。
保持身体清洁，温水坐浴。
性生活勿急躁，勿提重物。
生活要有规律，适度运动。

剖宫产则在产前不需要过多的等待，在生产过程中使用麻药也让产妇变得轻松些，但是产后护理需要对伤口进行格外的护理，并且伤口恢复期也相对较长。

此外，剖宫产还应该注意：

采取正确体位。剖宫产后，产妇应去枕平卧6小时，然后采取侧卧或半卧位。

适当活动，防止血栓形成。

及时排尿。导尿管在手术后第二天补液后拔除，之后4小时应及时排尿。

注意体温。停用抗生素后可能会出现低热，但一般不会超过38℃，如果超过则需要留院观察一段时间。

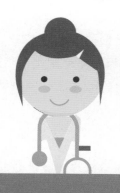

医生私房话

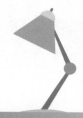

夜曲 － 肖邦 －
李云迪 Op.9,no.2

对于生产方式没有哪个更好哪个不好的说法，孕妈妈的身体状况不一样，那么需要选择的生产方式必然不一样。无论是剖宫产还是自然生产，都是在保证宝宝的安全前提下进行的，所以妈妈们不要有心理负担，负担过重不利于产后恢复。

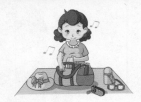

学习任务　学习预防"月子病"的方法。

月子重点　了解常见的"月子病"是由什么原因引起的。

## 快乐孕育 + 什么是"月子病"

"坐月子"就是为了使产妇的身体和精神能够在这个期间得到很好的恢复。

如果产妇在"坐月子"时，在一些方面不多加注意，也会引发一些病症，被称为"月子病"，那么常见的"月子病"包括以下几种情况：

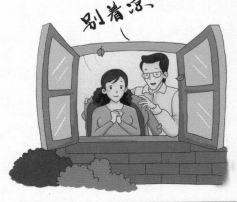

### 孕典

月子病：月子病是指妇女在生产（包括小产）之后一个月内所受到的外感或内伤而引起的疾患，在月子里没有治愈而留下的病症。产妇在生产后，因筋骨腠理大开，身体虚弱，内外空疏，如果此时不慎使风寒侵入，或大怒大悲，或过多房事，都能引起月子病。

264

生殖器官感染。由于分娩后子宫内膜创面还未再生修复完毕，加之产妇体虚，如果此时同房，细菌会趁机侵入，容易发生外阴炎、阴道炎、子宫内膜炎、盆腔炎、会阴部撕裂伤，严重者引起败血症，失血性休克而危及生命。

因此，产妇在"坐月子"期间严禁同房，加强营养，保证有充足的休息时间，以增强身体的抵抗力。

泌尿道感染。女子由于尿道短而直，又靠近肛门，易被污染。而且分娩后膀胱和输尿管肌肉出现暂时松弛状态，易存残尿，使膀胱防御能力降低，因而容易引起膀胱炎、肾盂肾炎。如果治疗不及时、不彻底可变成慢性泌尿系统炎症，急性感染严重者可并发败血症。

因此，产妇一定要注意保持会阴部清洁。

子宫脱垂。由于子宫韧带和盆底肌肉在分娩后变得松弛，使得子宫随体位发生位置变化，子宫沿阴道方向往下移动，形成子宫脱垂。产妇时常感到小腹下坠或腰痛。

为了避免子宫脱垂，产妇要充分注意休息，不要长久站立，不要做下蹲动作，不要提重的东西，不要过早跑步，不要走远路等。同时还要勤更换卧床体位，进行产后锻炼。

乳腺炎。发生乳腺炎的原因：一是乳腺管不畅通，乳汁淤积在乳房内；二是孕期不注意乳头的清洁，使乳头皮肤表皮缺少坚韧性。

为预防乳腺炎，每次给宝宝喂奶前后，都要用温开水洗净乳头、乳晕，保持干爽、干净。当乳头有汗水浸渍或脏东西要及时洗掉。喂奶时应双侧乳房轮流哺喂。每次喂奶尽量让宝宝吸空乳汁，如果宝宝未吸净可轻轻按摩挤出，可防止局部乳汁淤滞而引发炎症。喂奶姿势宜采取坐式或半坐式。喂奶时不要让宝宝含乳头睡觉，这样宝宝容易咬乳头和用力吸吮，使乳头受伤而诱发感染。

## 拓展延伸 + 产妇的产后检查

经过产褥期的休息和调养，产妇身体各器官究竟恢复得怎么样，就需要做一次认真的产后检查和了解。

产后检查的时间，一般在产后 42 ~ 56 天进行。因为母体的子宫大约在产后 42 天左右复原。

产后检查包括很多项目，除了检验血常规，尿常规和全身体检外，还要进行全面的妇科，产科检查。

**注意**

产妇的乳汁会时常不经意地流出，加上因乳房有乳汁充盈造成乳房下垂，这时不要戴带有钢托的胸罩，而应选择专门的哺乳胸罩，以防带有钢托的胸罩挤压乳腺管造成局部乳汁淤积引起急性乳腺炎。

265

**注意**

产妇应在产后 42 天以内忌房事。因为子宫内的创面及子宫复原至少需 42 天，如果过早行房事，有可能将病菌带入，引起盆腔炎症。为保险起见，最好在产后检查生殖器官，如果已恢复正常，再行房事。另外，不来月经不等于不排卵，哺乳期也要注意避孕。

### 乳房检查

乳胀，乳房疼痛等常常会困扰新妈妈，还会影响泌乳系统，直接影响宝宝的健康。医生会依照妈妈目前的哺乳情况检查乳腺或乳腺管是否有红肿发炎，阻塞疼痛和硬块等情形，以及乳头有无凹陷和异常分泌物。

### 妇产科检查

主要是检查盆腔器官，看子宫是否恢复正常，阴道内环境是否恢复正常，子宫颈有无糜烂，会阴和阴道的裂伤或缝合伤口是否愈合等。

另外，患有妊娠合并症的产妇，如患有肝病、心脏病、肾炎等，应到内科检查病情变化。对于无奶或奶少的产妇，医生要进行饮食指导或给予药物治疗。

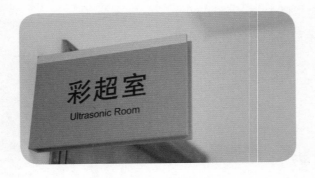

### 腹部检查

对于剖宫产的新妈妈，腹部检查不仅要检查腹部的伤口，更要检查子宫的伤口。而且，剖宫产会对腹腔内的器官带来非正常的挤压，复位较自然分娩要困难些，也要通过此项检查来确认情况。

### 新生儿检查

除了产妇外，新生儿也应该作一次详细的全身检查，通过检查可以了解新生儿的生长发育情况是否达到健康标准，并能及时发现一些可能是在医院内遗漏的，或者新发现的异常情况。

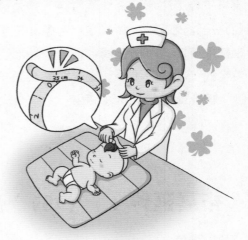

## 孕妈妈经验分享

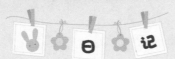

生完宝宝后，我简直就是家里的"太后娘娘"。老公说我生宝宝辛苦了，什么都不让我做，我家大宝也特别乖，也很照顾妹妹。坐月子的时候，我的体重直接飙升，后来去医院复检的时候医生说可以适当运动，不然对身体恢复也是不利的，就这样老公才允许我做一些家务活，现在想想也是很幸福的一段时光。

# 十分钟干货分享

在分娩之后，产妇的子宫颈和外阴变得松软、充血、水肿，子宫内膜表面出现了创口和剥落。正常分娩情况下，外阴需要十几天的时间修复、子宫大约42天左右复原，而子宫内膜的复原需要56天左右。所以产妇需要"坐月子"来恢复身体的健康。

在坐月子期间发生产后贫血、乳汁少、乳腺炎、子宫炎、产褥热、子宫脱垂、尿潴留、筋骨疼痛、腰酸、头痛、腹泻、便秘等，被称为"月子病"。

为了避免"月子病"的发生，产妇应该在生活中多加注意：

注意保暖，切勿受寒。产妇在月子里筋骨大开，气血虚弱，此时受到寒气侵入，之后会出现浑身怕冷、怕风、出虚汗，关节疼痛的现象。

保持良好的心态非常重要，保持心情舒畅，有乐观、豁达的精神。这样不仅有利于身体恢复，也利于泌乳。

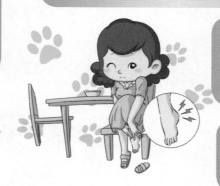

规律作息，不熬夜，适量运动，提高身体活力和免疫力，尽早将身体调养好。

注意忌口，辛辣刺激、寒凉、油腻的食物不能吃。

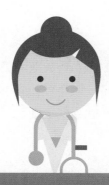

医生私房话

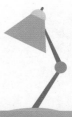

产妇穿戴不宜过多，以免出汗加剧，引起体虚。夏天出汗时，要用毛巾随时擦干，因为此时产妇的毛孔都张开着，有汗就容易受风。每天应洗浴或用温水擦洗一下身体，不要受凉。产妇的内衣内裤要勤更换。

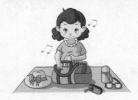

## 快乐孕育 + 产后锻炼的意义

很多人认为，产妇坐月子期间必须静养，过早下床活动就会伤身体，这些人之所以这样认为，一是受传统观念的影响；二是产妇体质虚弱，无力活动。

其实，产后进行适当的活动，身体才能较快恢复。如果不是躺着就是坐着，身体会越来越软，体质变差。

正确的做法是，只要产妇身体条件许可，产后要尽早下地活动，并在随后的日子里进行适当的运动和锻炼。

适当运动对于产妇的有益方面包括：

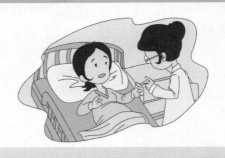

**注意**

适当运动可以帮助妈妈尽早恢复身体健康，但是要注意运动量的大小。在妈妈感到身体不舒服的时候要及时停止。

适当运动可以使产妇的体力和精神得到较快恢复。而且随着活动量的加大，产妇的食欲也增强了、肠道的蠕动也加快了、大小便也通畅了，更重要的是，乳汁的分泌更加旺盛了，有效地避免和减少了便秘、尿潴留的发生。

及早下地活动，可以改善对产后出现的血流缓慢现象，促进心搏、加速血流，还有利于子宫复旧和恶露的排出。

产妇及早进行活动，可以加强腹壁肌肉的收缩力，使分娩后腹壁松弛的情况得到及时改善，有助于产妇体型的尽快恢复，防止发生肥胖。

虽然运动有利于帮助产妇尽快恢复，但是如过产妇的体质虚弱，活动前可先在床上坐一会儿，让身体和思想有一个适应的过程。

若不觉得头晕、眼花，先由丈夫或家人协助下床活动，以后可逐渐增加活动量。在走廊、卧室中慢慢行走，循序渐进地做几节产后保健操，活动活动身体。

## 拓展延伸 + 产妇的锻炼方法

科学的运动锻炼方法，可以使产妇尽早恢复全身各系统、各部位的功能，使产妇的体能得到较好的恢复和促进。

运动和锻炼不仅促使产妇增加全身肌肉的力量，使肌肉更加结实，提高腹肌及会阴部肌肉的张力、消除腹部、臀部、大腿等处的多余脂肪，恢复产妇孕前的身材，而且还能抑制和消除产妇孕前身体上的一些疾患和毛病。

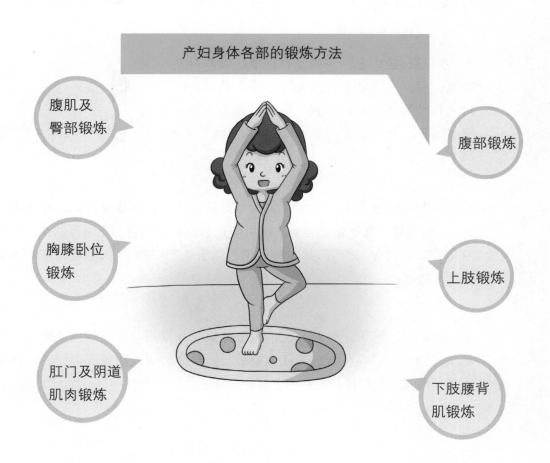

产妇身体各部的锻炼方法

腹肌及臀部锻炼

腹部锻炼

胸膝卧位锻炼

上肢锻炼

肛门及阴道肌肉锻炼

下肢腰背肌锻炼

| | |
|---|---|
| 腹部锻炼 | 产妇仰卧床上，将手放在肩上，做深吸气，使腹部膨胀，然后轻轻呼气，同时用力收缩腹部肌肉，使腹部下陷。这项活动有利于收缩腹部肌肉，使松弛的腹部得到有效的恢复。可从产后第 2 天做到第 4 周末。 |
| 上肢锻炼 | 产妇平卧床上，两腿稍稍放开，两臂平伸，与身体成直角，然后慢抬起两臂，保持肘部平直。当两手接触后，慢慢放下两臂。此法有利于恢复双臂及胸部肌肉的力量。可从产后第 2 天做到第 4 周末。 |
| 下肢腰背肌锻炼 | 产妇平卧床上，两臂放于身体两侧，与身体稍微离开，然后轻轻抬起双膝、臀部及后背，使身体呈弓形。此法有利于恢复大腿肌肉及腰背部肌肉的力量。可从产后第 3 天做到第 4 周末。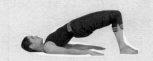 |
| 腹肌及臀部锻炼 | 产妇仰卧床上，两膝及臂屈曲，以两肘及两足支撑，向上翘起骨盆部，在抬头的同时，用力收缩臀部。此法有利于恢复松弛的腹部及臀部线条，减少脂肪。可从产后第 4 天做到第 6 周末。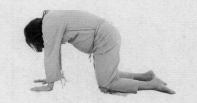 |
| 胸膝卧位锻炼 | 产妇跪于床上，并使脸及胸部尽量贴紧床面，两腿并拢。此动作每次保持 10～20 分钟，每天做 2～3 次，可防止子宫后倾，有利于恶露的排出。若产妇身体较弱，也可用俯卧 30 分钟代替。此法从产后第 14 天做起至产后 8 周，不可过早进行。 |
| 肛门及阴道肌肉锻炼 | 产妇平卧床上，两脚交叉，大腿并拢，尽量将会阴及肛门肌肉收缩。提起后稍坚持一会儿再放松。如此反复进行，对会阴部及阴道肌肉张力的恢复和预防子宫脱垂，增加性功能都十分有利。此法从产后第 20 天做起至产后 8 周。 |

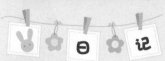

怀孕期间营养补充的有点过多，导致我整整胖了20斤，在生产完了也没有减轻多少。为了防止出了月子还是这么胖，我就求助了医生，问他能不能在月子期间减肥，医生告诉我说，刚产下孩子，身体还比较虚弱，减少营养供给或者太早进行体育锻炼都会给产妇造成伤害。不过医生还是给了一些适当运动的小建议。

 ## 十分钟干货分享

坐月子期间，适当运动不仅能帮助产妇尽快恢复健康，还可以帮助妈妈减掉多余赘肉，恢复紧致身材。

那么最适合产妇的运动都有哪些呢？

散步。对于产后虚弱的妈妈来说，散步强度小，实现起来容易，是最简单、最有效的锻炼方式。不过要注意，散步也需要循序渐进，刚刚开始散步时最好一次散步 5 ~ 10 分钟，以后慢慢地增加到每次散步 30 分钟左右。最好每次增加的时间不要超过 5 分钟，循序渐进。

呼吸运动。仰卧位，两臂伸直放在体侧，深吸气使腹壁下陷内脏牵引向上，然后呼气，目的是运动腹部活动内脏。

胸部运动。妈妈平躺，两手平放两侧，将两手向前直举，双臂向左右伸直平放，然后上举至两掌相遇，再将双臂伸直平放，再回前胸后回原位，重复 5 ~ 10 次。这样可以使乳房恢复弹性，预防松弛下垂。

臀部运动。等妈妈身体恢复后，俯卧，将一腿举起，促使足部贴近臀部，然后伸直全腿放下。左右腿互替同样动作，重复 10 ~ 15 次，每日 2 遍。这样可促进臀部和大腿肌肉恢复较好的弹性与曲线。

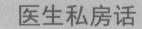

医生私房话

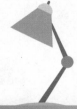

适当运动并不是指进行大运动量的体育活动，更不是过早地从事体力劳动。所以，运动的时间也应量力而行，避免劳累。但要注意坚持，只有持之以恒才能见功效。

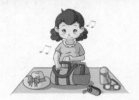

学习任务 ▷ 了解产后抑郁该怎么办。

月子重点 ▷ 了解产妇为什么会产生抑郁。

## 快乐孕育 + 为什么会产后抑郁

　　如同身体上发生的变化一样，产后妈妈的心理和情感也经历巨大的变化。经历分娩之后，无论是心理上还是生理上都已经非常疲劳，同时，激素的变化也影响着产妇的感受。

### 孕典

产后抑郁症：是女性精神障碍中最为常见的类型，是女性生产之后，由于性激素、社会角色及心理变化所带来的身体、情绪、心理等一系列变化。典型的产后抑郁症在产后6周内发生，可持续整个产褥期，有的甚至持续至幼儿上学前。

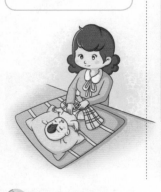

　　首先，虽然花了9个月的时间来准备，但实际上生孩子仍然让妈妈感到虚脱。其实女性分娩时感到害怕和无力是正常的，许多妈妈一直担心自己是否做得正确，事情是不是按照自己的计划来进行的等，这些都会让妈妈感到焦虑。

　　这时候，妈妈要知道，你已经竭尽全力，你是最好的妈妈，而你的焦虑也是正常的。

　　其次，在生产结束之后，妈妈正在与宝宝建立一种非常亲密的母子关系。许多妈妈都觉得他们应该尽可能多与宝宝亲近，陪他玩耍，并应该有一种"一见钟情"的感受。

　　但是，对于一些妈妈来说，要达到这样的情感可能是需要一个循序渐进的过程，妈妈和宝宝都需要时间来相互了解和熟悉。

　　最后，有了宝宝之后，妈妈所有的人际关系也会跟着发生一些变化。从自己的丈夫到亲戚朋友，有些人可能会难以理解为什么妈妈会如此投入的忙碌于照顾自己的宝宝，而自己的丈夫可能在此期间也会产生一些不满，他每晚被宝宝吵醒，白天又要正常工作，会感到身心疲惫、精神紧张。

　　这时候，妈妈要多与丈夫沟通，以免让丈夫产生被忽视的感觉，要经常鼓励他多花时间陪伴孩子，比如给孩子换尿布，或者抱一抱孩子。

## 拓展延伸+产后抑郁的表现

产后抑郁与情绪低落有很大的区别，不会在几周之内就能恢复，而且在产后的一年之内的任何时间都有可能会发生，有时还会很严重。

目前，发生产后抑郁的起因还不太清楚，但是如果之前有过产后抑郁，那么再次复发的可能性会比较大。

产后抑郁的症状包括：

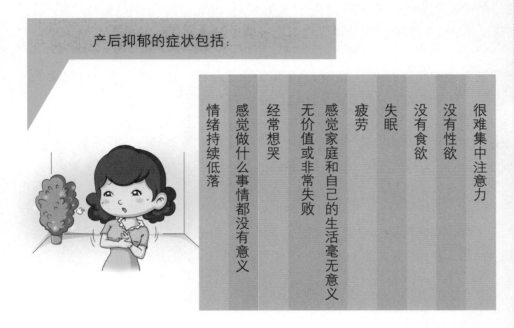

情绪持续低落

感觉做什么事情都没有意义

经常想哭

无价值或非常失败

感觉家庭和自己的生活毫无意义

疲劳

失眠

没有食欲

没有性欲

很难集中注意力

其实，产后抑郁并不是一种疾病，而且也不是妈妈自身或者其他任何人有意造成的，产妇自己也会很难发现，但是如果家人感觉到妈妈有这方面的倾向时，一定要及时向医生咨询，医生会进行专业的检查。

对产后抑郁的治疗也要根据妈妈的具体情况而定，可以进行精神鼓励和心理辅导，必要时可使用抗抑郁的药。

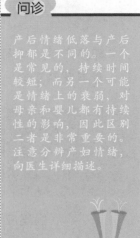

**问诊**

产后情绪低落与产后抑郁是不同的。一个是常见的，持续时间较短；而另一个可能是情绪上的衰弱，对母亲和婴儿都有持续性的影响，因此区别二者是非常重要的。注意分辨产妇情绪，向医生详细描述。

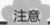

**注意**

怀孕期间有过严重的情绪波动，如搬家，有亲朋离逝是女性精神障碍中最为常见的类型，是女性生产之后，由于性激素、社会角色及心理变化所带来的身体、情绪、心理等一系列变化。典型的产后抑郁症是产后6周内发生，可持续整个产褥期，有的甚至持续至幼儿上学前。

### 孕妈妈经验分享

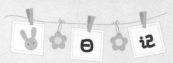

我发现自己有抑郁倾向的时候，我和老公都非常惊讶。我在怀孕的时候情绪起伏非常大，总是看着电视就会很气愤，但是到了孕后期，这样的情况就没有出现了。产后第3天，我还哭了一场，但是之后就没有再哭过了，直到快出月子的时候，老公发现我的情绪一直不对劲，这才想到，可能我真的有产后抑郁了。

# 十分钟干货分享

即使产后妈妈没有得抑郁症，很多妈妈也会出现颓废和难以适应的感觉，这是正常的，一个由二人世界突然变成一家人围着小宝宝转，心理难免难以适应。

1. 产后妈妈就要多与理解和支持自己的家人及朋友接触，比如那些在产前培训课上聊得来的妈妈们，多聊一聊可爱的小宝宝们，聊一聊自己的烦恼，你会发现，自己的烦恼其实并不是什么大事，多与外界交流，离开一个封闭的环境，让自己心境更开阔。

2. 产后妈妈应该要利用宝宝睡眠时间多的特点，争取给自己补眠，也可以多做一些轻柔的健身运动，保持健康饮食，自身健康的恢复，也会让自己感觉好一些。

3. 妈妈应该要知道，你不是一个人，需要帮忙的时候不用有任何罪恶感。一个家庭，需要每个成员的相互帮助，相互支持，在产后的一段时间，妈妈的身体比较虚弱，也需要他人的照料，这时候不需要愧疚。

4. 经常向医生咨询，有的妈妈可能会对看心理医生有排斥，但是可以把这当成是跟朋友之间的聊天，敞开心扉的吐槽，加上专业医生的开解，这样有助于妈妈心理上的恢复。

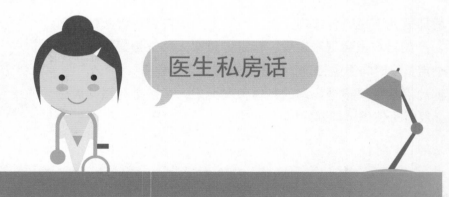

医生私房话

抑郁只是一种情绪，而抑郁症则是病态的，精神疾病的一种。两者是有很大区别的。能够发展到产后抑郁症这么严重的新妈妈非常少，但是抑郁情绪在新妈妈当中却很普遍。及时的寻求家人或者医生的帮助，能让妈妈尽早摆脱困境。

| | |
|---|---|
| 学习任务 | 了解分娩后产妇需要做的事情。 |
| 月子重点 | 学习清理产妇身体的方法。 |

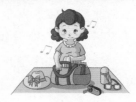

## 快乐孕育 + 产后 24 小时

经历了分娩以后，要好好休息，以消除生产的疲劳。如果身体有什么异常，一定要及时跟医生或者护士沟通。常见的产后异常：精神亢奋睡不着、由子宫收缩或者经产妇引起的腹痛、恶露过多等。

此时，刚刚结束分娩，产妇要好好睡觉，要消除疲劳，静心休养。此外，产后当天要尽量谢绝访客，只允许丈夫或家属探视，给产妇提供一个足够安静的空间。

虽然产后需要一定时间的静养，避免外界的过多干扰，但是并不意味着产妇需要长期卧床，甚至连饭菜都端到床上吃，因为这种整日躺在床上的做法弊大于利。

### 产后 24 小时就可以下床活动了

1. 如果产后较长时间不活动，很容易使血液本来就处于高凝状态下的产妇发生下肢静脉血栓。

2. 产后盆腔底部的肌肉组织也会因缺乏锻炼，导致直肠或膀胱而膨出。

3. 产后及早下床活动不仅有利于下肢血流增快和恶露排出，也能使腹部肌肉得到锻炼，早日恢复原来的收缩力，从而保护子宫、直肠和膀胱等器官。

接下来就是要给小宝宝喂奶了。一些产妇以为，在产后24小时后才要给新生儿喂奶，认为开奶早不好。而事实正好相反，开奶越早越好。因为宝宝吸吮奶头可以促进乳腺分泌乳汁，又有利于子宫收缩，使子宫早日恢复。同时，宝宝也能及早得到营养丰富的初乳，可谓"一举三得"。一般情况下，产后30分钟即可哺乳。

当然，也有些产妇产后没有奶水，或者奶水不足，这也是由多方面原因造成的。首先应该找医生询问，排除是否是生理原因造成的。排除之后再从以下几个方面着手调理。

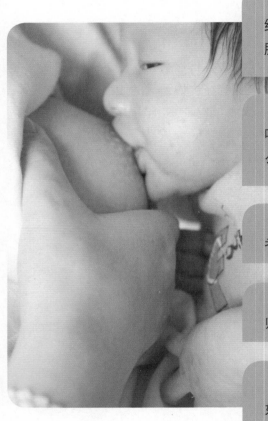

1. 为了尽早开奶，所以宝宝生下来的第一天就要勤给宝宝吸吮，哪怕没有奶水也要坚持吸，这样才能让乳腺畅通，一般第2天就会有奶了。

2. 除了勤吸，早吸，还要产妇自己建立给宝宝母乳喂养的信心，你觉得自己一定可以用母乳喂养宝宝，那么身体自然就会分泌乳汁。

3. 保持愉悦放松的心情也很重要，产妇精神紧张或者情绪低落，也会影响乳汁的分泌。

4. 如果生了宝宝两天之后还没有奶水，可以请催乳师开奶，或找中医师开中药辅助催乳。

5. 此外，饮食也很重要，尽量多吃富含蛋白质的食物，如温牛奶，花生汤，鲫鱼汤，猪脚汤，记得不要太咸太油。

## 拓展延伸 + 产后恶露怎么处理

一般人对于"恶露"这个词很陌生。"恶露"的产生是一种生理现象，指的是产后从阴道排出的子宫创面血液、子宫内膜、黏液等物质，一般持续4～6周 。

恶露分为3种：即红色恶露、浆性恶露及白色恶露。

| | |
|---|---|
| 红色恶露 | 出现在产后1周内。因含有大量血液故称血性恶露，伴有血块及坏死蜕膜组织。 |
| 浆性恶露 | 其主要成分为坏死蜕膜，宫颈黏液，阴道分泌物及细菌。 |
| 白色恶露 | 含有大量白细胞、退化蜕膜、细菌，黏稠，呈白色。 |

由于个体差异，产后恶露量的多少及持续时间均不相同。一般产后第一天恶露量多，伴有血块，但24小时内出血量不应大于400毫升，产后1周内恶露总量平均为250～350毫升。

正常恶露带有血腥味，但无异味。如果有腐败臭味，或恶露呈浑浊的土褐色则表示有感染存在。

因此，产后应经常更换卫生巾，定时清洗会阴，保持会阴清洁以预防感染。

277

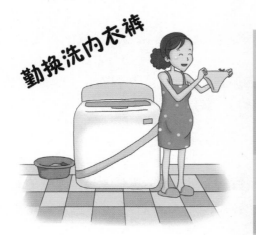
勤换洗内衣裤

| |
|---|
| 用棉球蘸无菌清水或生理盐水 |
| 先擦阴阜及两侧阴唇，最后擦肛门，不可由肛门开始向前擦 |
| 产后擦洗会阴每天至少两次，大便后加洗1次 |
| 卫生巾应及时换 |
| 内衣裤应勤换洗 |

# 十分钟干货分享

产妇产后一天内要在床上静养、休息。24个小时之后就可以下床走动了。

### 产后一天

顺产妈妈在产后12个小时之内即可下床上厕所，但应有家人或医护人员陪同，以防出现晕厥状况，剖宫产妈妈在产后6小时之内应安稳稳躺在床上，24小时之后身体允许的话，可以下床，稍许活动。

### 产后一周之内

妈妈产后一周之内的主要活动场所都应该是在床上，身体允许的话，下床走走，稍许运动，可以防止便秘，加速血液循环，防治血栓形成，有利于恢复身材。这些活动都应该在家人或医护人员的陪同下进行，应循环渐进，切勿过度劳累，损伤身体。

### 产后第二周

大多数产后妈妈的身体已经允许她下床做些日常事情，但是身体还需恢复，应避免疲劳。

### 产后第三周

基本上所有的产后妈妈都可以回归正常生活了，可以在这个时期多和宝宝交流，做些运动幅度不大的体操，帮助产后恢复。

产后用母乳喂养自己的孩子，是每一个新妈妈的责任，也是人性的本能。母乳对于宝宝的好处是毋庸置疑的，因此在分娩后30分钟内产妇给宝宝哺乳是最好的。

产后及时哺乳不仅能让母乳顺利排出，减少乳汁对乳房的挤压。还能刺激乳房，让乳房分泌乳汁的能力增强。如果有特殊情况，可以让医护人员用吸乳器把乳汁吸出。

新妈妈在产后给宝宝哺乳的时候，可以采取仰卧位或是坐位，无论是哪一种姿势，都要注意让自己放松，让宝宝接近自己的乳房。并且要让宝宝的脸向上，鼻子对着乳头，让宝宝顺利吮吸母乳。

产后恶露一般持续 4～6 周，总量为 250 毫升～500 毫升。如超出上述时间仍有较多恶露排出，称之为产后恶露不尽。这种情况可分为以下情况：

如果持续出现带有血迹的恶露，应及时就医。

如果只是某一天出现了一点的话倒不用过分担心。

如果恶露的量突然增加的时候一定要静养，并注意观察身体状况。

如果经常感到疲劳，并持续大量地有恶露排出，应该及时就医。

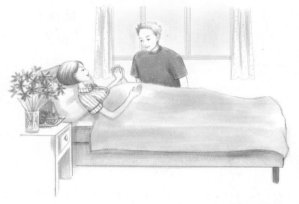

还要注意的是，新妈妈是否存在贫血的情况，因为经常感觉疲劳，恶露持续的时间延长都是贫血的典型症状。

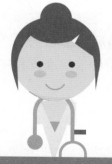

医生私房话

Willi Boskovsky、
Wiener Mozart
Ensemble

如果恶露排出的时间过短，有可能是恶露的残留堵塞了子宫口，造成恶露没有了的假象。这种情况有可能会导致恶露消失一段时间之后，因为运动产生刺激，而导致突然大量的出血。因此，如果恶露在很短的时间内就没有了，为了保险起见，还是应该到医院去检查一下。

# 第四章　关于哺乳，新手妈妈了解多少

月子期间，产妇乳房的变化是妊娠期变化的继续。产后2天乳房增大，皮肤紧张，表面静脉扩张、充血，即将来奶时乳房可能会变热、重且硬，这一方面是由于充盈于乳房中的乳汁所致，另一方面是由于支持组织中血液与体液的增加。

## 第一节　母乳喂养对宝宝的好处有哪些

**学习任务** 〉 了解母乳对宝宝和妈妈的重要性。

**月子重点** 〉 了解初乳和成熟乳的区别。

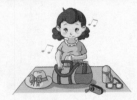

### 孕典

母乳喂养：是指用妈妈的乳汁喂养宝宝的方式。用母乳喂养的宝宝发展更为健康，包括增强免疫力、提升智力、减少婴儿猝死症的发生、减少肥胖以及疾病的发生等。世界卫生组织建议，婴儿出生后最初6个月为纯母乳喂养。

## 快乐孕育 + 母乳喂养的好处

宝宝出生后第一个会做的事，就是吸吮。妈妈和爸爸惊奇地看到，身体瘦小、皮肤皱皱巴巴、眼睛还没有睁开的宝宝，一接触到妈妈的奶头或奶嘴，马上就会叼住，随后熟练地、迫不及待地吸吮起来。

妈妈的乳汁天生就是为宝宝准备和储存的，这无论是从感情上还是从营养上，都是绝佳的搭配。

### 1. 哺乳增进了母子（女）之间的感情

在哺乳过程中，妈妈与宝宝肌肤相亲，气味相闻，眼睛不时地对视，宝宝每一次吸吮，都像一股暖流滑过妈妈的心头，妈妈对宝宝更会爱不够，亲不够；而宝宝躺在妈妈温暖的怀抱里，看着妈妈慈祥的面孔，吸着妈妈甘甜的乳汁，无数次的哺乳，早已在宝宝幼小的心田里扎下妈妈深刻印记。

**2. 妈妈的乳汁是宝宝最好的营养品**

母乳喂养对宝宝大有好处，因为妈妈的乳汁能为宝宝提供最好的营养。母乳中含有宝宝生长发育所需的各种营养元素，有丰富的蛋白质、脂肪、糖以及各种微量元素，而且营养比例最适合宝宝消化吸收，与牛奶相比，好处显而易见。

# 拓展延伸 + 乳汁的分泌

很多妈妈都表示，刚产乳的时候乳汁脏脏的，都扔掉了，过了几天之后才变成白色的乳汁给宝宝喝。其实，这种做法是完全错误的。

根据产后不同时期，一般把产后 7 日内的母乳称初乳、产后 8 ～ 15 日的母乳称为过渡乳、产后 15 日以后的母乳称为成熟乳。

**初乳：**是产妇分娩后一周内分泌的乳汁，颜色淡黄色、黏稠，但营养丰富。

**过渡乳：**初乳和成熟乳之间的母乳叫过渡乳，这一时期很短，但此阶段母乳含脂肪最高，蛋白质、矿物质逐渐减少。

**成熟乳：**由于含有 β 胡萝卜素故色黄，含蛋白质及有形物质较多故比较黏稠，成熟乳含蛋白质少于初乳，但是脂肪和乳糖含量则高于初乳。

乳汁分泌的三个阶段中最值得一提的是初乳：

1. 初乳的功用是很大的。与成熟乳汁相比，初乳中富含抗体、丰富的蛋白质、维生素及宝宝所需要的各种酶、碳水化合物等。脂肪及乳糖较少，特别是富含有免疫作用的球蛋白及乳铁蛋白。

2. 初乳内含比正常奶汁多 5 倍的蛋白质，且能直接被吸收。当新生儿吸入初乳，这些物质可吸附在肠黏膜表面，形成一层保护膜，抵抗和杀死各种细菌，从而防止宝宝发生消化道、呼吸道的感染性疾病。

**注意**

早期母乳喂养主要是促进肠道正常菌群建立。新生儿出生 1 ～ 2 天内，肠道正常菌群基本建立后，逐渐增多的乳汁进入消化系统就会得到相当充分的消化和吸收。不仅保证了新生儿的健康成长，而且避免了尚未消化的食物颗粒直接入血引起过敏。

**注意**

纯母乳喂养，即宝宝除了母乳外不应有任何其他的食物或饮料，甚至是水；同时也不使用奶瓶或安慰奶嘴来抚慰宝宝。

**注意**

成熟乳又分为前乳和后乳。前乳是每次喂奶开始时产生的，外观较稀薄。它含有丰富的蛋白质、乳糖、维生素，无机盐和水，较少脂肪。后乳外观较前乳色白，含有较多的脂肪。两段奶的营养成分不一样。

3. 初乳中还含有白细胞，有吞噬作用，宝宝出生后，自身缺乏免疫力，而初乳能提供较丰富的抗体和免疫物质，起到天然的屏障保护作用，防止新生儿感染性疾病的发生。所以吃母乳的新生儿腹泻、感染性疾病相对减少。

4. 初乳还具有缓泻作用及溶蛋白的作用，有利于排除黏稠的胎便，能防止新生儿胎便性肠梗阻。初乳还有促进脂类排泄作用，可以减少黄疸的发生。

可以说，初乳是妈妈为宝宝提供的一种极好的营养物质，为宝宝的免疫力打下了坚实的基础，对宝宝的生长发育具有重要意义，是任何营养保健品所无法替代的，因此，妈妈一定要珍惜自己的初乳。

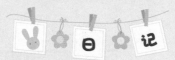

有一天我要出门，老公一个人在家带孩子，等我回来之后他告诉我，之前一直不太理解我为什么这么忙碌，照顾一个孩子有那么难吗？直到他一个人在家照顾宝宝才发现，原来带孩子这么麻烦啊，他说他连洗澡的时间都没有，更别提好好吃顿饭了。哈哈，现在他总算是知道妈妈的伟大了。

## 十分钟干货分享

现在很多年轻妈妈拒绝母乳喂养宝宝，尤其是职场女性。有的妈妈是担心长时间这样喂奶，母婴很难分开，不利于安心上班；也有的担心上班时乳汁分泌出来会弄湿衣服，不舒服也不雅观。

但是，母乳却是宝宝最理想的食物，可能知道了母乳喂养的好处之后，妈妈们就不会觉得这是一件麻烦的事情了吧。

### 1. 帮助妈妈瘦身

大部分准妈妈在生宝宝之前都腰肥肚大，体态臃肿。据营养专家介绍，孕妇在生产前体内会存积 34 000 ~ 36 000 卡的热量，这样多的热量就是供哺乳时期使用的。如果妈妈产后不哺乳，这些热量就不能散发出去，不但不利于保持体型，相反还容易发胖。一般来讲，哺乳过程中，消耗热量的顺序依次是腹部、腿部、臀部和脸部。

## 2. 母乳容易消化

喝配方奶的宝宝，大便中常有没有消化的奶瓣，而吃母乳的宝宝，这种现象就比较少，这是因为，配方奶中酪蛋白的成分在胃中容易形成凝乳，难以消化，母乳中只含微量成分，所以母乳比配方奶更容易消化。

而且母乳还有这样一个功能，就是其成分及比例还会随着宝宝月龄的增长而有所变化，即与宝宝的成长同步变化，含有1～6个月宝宝生长发育所需的全部营养要素，适应不同时期宝宝肠胃的消化和吸收。

## 3. 母乳可促进宝宝智力发育

母乳能够促进宝宝的智力发育，特别是对早产儿的智力发育尤为重要。研究证实，母乳喂养的早产儿脑功能的发育较为良好。这是因为母乳中，半胱氨酸和氨基牛磺酸的成分都较高，而这两种成分有利于宝宝的生长，促进智力发育。

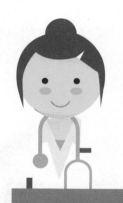

医生私房话

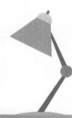

有研究显示，吃母乳的新生儿，成年以后患心血管疾病、糖尿病、湿疹和哮喘的几率要比未吃母乳的宝宝少得多。母乳中牛磺酸的含量是牛奶中的70～80倍，其作用是促进宝宝脑、神经、视网膜的发育，对神经传导进行调节，对细胞膜的恒定性等具有重要的生理作用。

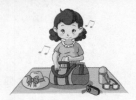

| 学习任务 ❯ | 学习正确的哺乳方式。 |
| 月子重点 ❯ | 了解不正确的哺乳方式会造成什么后果。 |

## 快乐孕育 + 如何为宝宝哺乳

为宝宝哺乳，不仅是妈妈的责任和义务，更是一种莫大的精神享受。当妈妈看着怀中的宝宝贪婪地吸吮着自己的乳汁时，幸福感就会涌遍全身，更会激发出浓郁的母爱。

但是，为宝宝哺乳光有爱是不够的，还需要掌握正确的哺乳方法及哺乳技巧，只要这样，宝宝才能吃得饱、吃得好，妈妈才能省力、多下奶。

### 1. 妈妈要看着宝宝吃奶

妈妈在为宝宝哺乳时，眼睛要看着宝宝。这是因为，看着宝宝吃奶，宝宝的吮吸动作会刺激妈妈的泌乳反射，宝宝在吮吸奶汁时，妈妈可以听到宝宝吞咽乳汁的声音，而且另一只乳房同时也有乳汁分泌出来。身体可能还会感到麻刺感，这样能够促进子宫收缩。

宝宝在吮吸妈妈的乳汁时，也喜欢这种眼睛对视、肌肤相亲的感觉，宝宝会不时地看着妈妈的脸庞，吮吸的劲儿更大，有时还会发出快乐的哼哼声。

**孕典**

吸奶器：是指用于挤出积聚在乳腺里的母乳的工具。一般适用于婴儿无法直接吮吸母乳，妈妈的奶多于宝宝需求，或是妈妈的乳头发生问题，还有尽管在坚持工作，但仍然希望母乳喂养的情况。选用吸奶器的好处在于帮助疏通乳腺，尽早开奶，让宝宝及时吃到母乳，不足之处在于如果在乳腺管没有疏通的情况下使用吸奶器，反而可能越吸越堵。

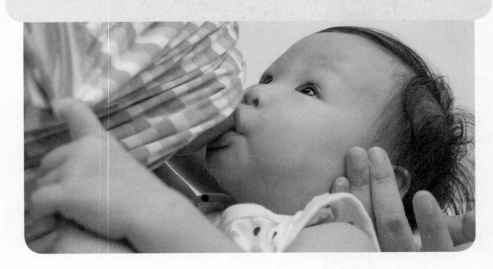

284

## 2. 妈妈躺、坐时的哺乳要领

哺乳姿势很多，但有一个总的原则，即正确与舒适。

躺姿。妈妈侧卧支撑住胳膊，特别是妈妈的头部要垫高一些。宝宝的头部、背部和臀部，也要用枕头或靠垫支撑，但宝宝的头部不能垫得太高，要与身体水平，头部稍侧向妈妈。

坐姿。后背要用靠垫或枕头支撑，如果是坐在床上，可以盘膝而坐；如果是坐在椅子上，则要用小板凳把脚支起来。喂奶时妈妈用左臂或者右臂环抱住宝宝，另一只手托住自己的乳头。

## 3. 帮宝宝含吮乳头

帮宝宝含吮乳头，检查宝宝的姿势，是哺乳的关键。妈妈摆好正确舒适的哺乳姿势后，一只手环抱宝宝，另一只手托住自己的乳头，先将乳头触及宝宝的口唇，诱发觅食反射，当宝宝口张大、舌向下的一瞬间，即将宝宝靠向自己，使宝宝能大口地把乳晕也吸入口内。这样，宝宝在吸吮时能充分挤压乳晕下的乳窦，使乳汁排出，因为乳窦就是储存乳汁的地方，而且还能有效地刺激乳头上的感觉神经末梢，促进泌乳和排乳反射。妈妈要尽可能地让宝宝含吮到乳头及大部分的乳晕，否则宝宝可能会咬拽妈妈的乳头，引起疼痛感和损伤乳头。

 **拓展延伸 +** 哺乳的技巧

母乳喂养的最重要时间，是出生后头几天。如果母乳喂养有一个良好开端，那么妈妈往往乐意坚持下去。

第一次喂哺：出生后第一小时左右，是建立母子感情纽带的重要时机。产后立即吸吮，能使妈妈给予宝宝更多的母爱和关心，使妈妈比较容易坚持长时间喂哺宝宝。如果延迟开始吸吮的时间，即使仅几个小时，也会使母乳喂养失败的可能性增大。

母婴同室：正常分娩后，不需要将妈妈和宝宝分开，这样做，使妈妈从一开始便担负起关心照料宝宝的责任。让宝宝和妈妈睡在同一张床上是很安全的，可避免许多母乳喂养问题。

每次喂哺的时间：大多数宝宝吸吮 6 ~ 10 分钟便停止了，但有些宝宝

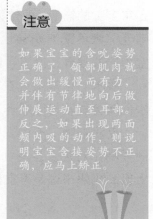

285

似乎需较长时间，甚至半小时。乳头疼痛与喂哺时间长短无关，它是由于吸吮部位不对所致。所以，应让宝宝在乳头的正确部位吸吮，同时让宝宝尽情地吸吮。

哺乳前喂养配方奶：现代研究表明，哺乳前喂养配方奶并不必要。少量的初乳已能满足刚出生正常宝宝的需要。即使怀疑宝宝有吞咽方面的问题，也应该尽早给宝宝吃初乳，或吃用手挤出来的奶。哺乳前喂养配方奶会让宝宝不愿吸吮妈妈的乳头，如果过早吃配方奶，宝宝容易发生过敏；如果宝宝用奶瓶喂养，则有可能出现乳头混淆。

喂水：正常宝宝在出生时，体内已贮存了足够的水分，可维持至妈妈来奶，不需要饮水，加喂水反而会影响母乳喂养。

夜间喂哺：有的妈妈在夜间不给宝宝吃奶，试图让宝宝安静睡一晚上。其实，如果妈妈坚持夜间喂哺，对宝宝是有利的，因为夜间喂哺使宝宝吸吮次数增多，有助于妈妈泌乳；夜间喂哺对白天上班的妈妈来说是有益的。

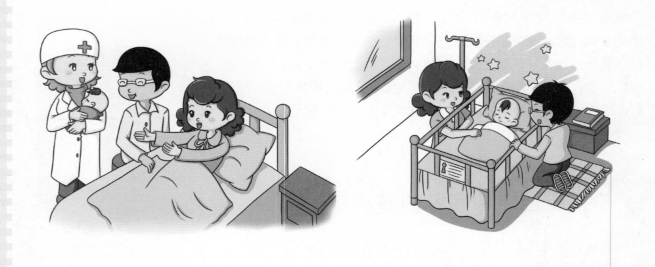

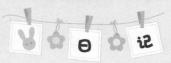
**孕妈妈经验分享**

当时生下我家宝宝 3 个月就要上班了，可是又舍不得给孩子断奶，只能公司家里来回跑，那段时间我都比怀孕前还要瘦，但是宝宝却白白胖胖的，感觉再累也值得。后来用了吸奶器这样的状态才好转一些，可我还是放心不下宝宝，每天都回去一次看看他，这种感觉真是辛苦又甜蜜。

# 十分钟干货分享

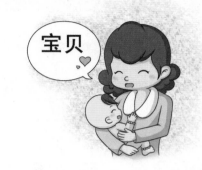

宝贝 ♥

可能会有的妈妈认为哺乳就是把宝宝喂饱就行了，其实并不是的，哺喂宝宝的姿势正确，才能防止宝宝呛到或出现其他问题。

**哺喂宝宝的正确姿势是什么：**

体位舒适：喂哺可采取不同姿势，重要的是让妈妈心情愉快、体位舒适和全身肌肉松弛，有益于乳汁排出。

母婴必须紧密相贴：无论婴儿抱在哪一边，婴儿的身体与妈妈身体应相贴，头与双肩朝向乳房，嘴处于乳头相同水平位置。

防止婴儿鼻部受压：须保持婴儿头和颈略微伸展，以免鼻部压入弹性乳房而影响呼吸，但也要防止头部与颈部过度伸展造成吞咽困难。

妈妈手的正确姿势：应将拇指和四指分别放在乳房上方、下方，托起整个乳房喂哺。

避免"剪刀式"夹托乳房（除非在奶流过急，婴儿有呛溢时），那样会反向推乳腺组织，阻碍婴儿将大部分乳晕含入口内，不利于充分挤压乳窦内的乳汁。

有些妈妈喜欢在喂奶时把手指放在宝宝的鼻子旁，其实这并不必要。如不把手指放在那里，宝宝照样能畅通地呼吸。

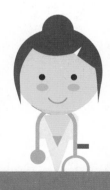

**医生私房话**

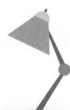

正确的哺乳方法不仅能帮助妈妈减轻身体负担，也能延长宝宝的母乳喂养时期。一般来说，宝宝在 6 个月前都要坚持母乳喂养，6 个月内的宝宝，因母乳中富含多种免疫因子和生长因子，通常不易生病。

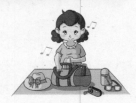

> **学习任务** 产妇奶水不足该怎么办。
>
> **月子重点** 学习增加产妇分泌乳量的方法。

 **快乐孕育+** 可以增加产妇乳汁分泌的方法

如果妈妈泌乳量不能满足宝宝的需要，那么宝宝就会出现母乳不足的症状，如体重增长迟缓、脱水、低血糖、大小便量少等。

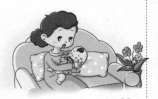

**288**

### 孕典

乳腺炎：如果产妇未能及时排除多余乳汁，导致奶水堵塞乳腺管，且未能及时使其通畅，肿胀的乳房也可能发生感染，此时，乳房变得肿痛，同时伴有全身发热，这就是乳腺炎。

如何增加妈妈的母乳分泌量呢？

1. 增加乳汁的方法主要是让宝宝早吸吮、勤吸吮、按需哺乳。这是促进乳汁产生和分泌最有效的方法。

2. 同时应保证产妇有充足的休息和足够的营养，因乳汁中的各种营养物质都来自妈妈，因此产妇应注意饮食营养，多吃汤类食物，如排骨汤、鸡汤、鱼汤等。

3. 要注意休息，这有利于乳汁的分泌，并保证乳汁的质量。

4. 乳汁的多少和妈妈的情绪也很有关系，妈妈情绪好、精神愉快，乳汁分泌就多，当乳汁分泌不足时，不要着急，要有信心，坚持母乳喂养，乳汁就会由少到多，满足宝宝的需要。

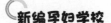

这里列举常用的比较有效的催乳食谱，供各位妈妈参考：

花生炖猪爪：猪爪 2 个，洗净，用刀划口。花生 200 克，盐、葱、姜各量，加清水用武火烧沸后，再用文火熬至烂熟。对少乳者有效。

清炖乌鸡：乌鸡肉 1 000 克，洗净切碎，与适量葱、姜、盐等拌匀，上铺党参 15 克，黄芪 25 克，枸杞子 15 克，隔水蒸 20 分钟即可。主治产后虚弱，乳汁不足。

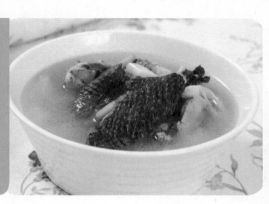

哺乳期的妈妈每天饮食一般应包括：粮食 500～700 克，蛋类 200 克，肉类 200～250 克，豆制品 50～100 克，牛奶 250 克，汤水 1 000～1 500 毫升，蔬菜 500 克（其中绿叶菜不少于 250 克）。

**注意**

哺乳的妈妈要避免母乳不足，应特别注意钙质与铁质的吸收，这些营养素可从奶类、鱼、禽、蛋、瘦肉或豆制品中摄取，蔬菜及水果也应适当摄入，妈妈所摄取的食物种类，也会直接影响到乳汁的分泌与质量。

**注意**

如果奶胀得不到及时处理，乳汁不能由乳房排出时，就会导致乳腺管阻塞。乳房部分的腺管有时被浓稠的乳汁堵住，可形成乳腺肿块，乳腺疼痛，此时称为乳腺管阻塞。

## 拓展延伸＋如何保证乳汁分泌的质量

妈妈乳汁的质和量，直接关系到宝宝的生长发育。大多数爸爸妈妈一般关心的只是奶量充足不充足，宝宝够吃不够吃，而很少关心奶质如何，殊不知，奶质不好，纵然奶水再多，长此以往也会对宝宝的身体发育造成很大影响。要想使妈妈的乳汁即充盈，又浓稠，应从以下方面做起。

| 保持精神愉快 | 妈妈的精神状态如何，直接影响乳汁的分泌。生活中常有这样的事情，妈妈生下宝宝之后，由于精神受到刺激，奶量马上就减少许多，甚至出现回奶现象。如果妈妈能保持精神愉快、情绪稳定，睡眠充足，营养丰富，乳汁的质和量就会达到最佳状态。 |
| --- | --- |

| | |
|---|---|
| 饮食要合理 | 只有饮食合理、营养丰富，妈妈的乳汁才会又多又好。在哺乳期间妈妈要多吃含蛋白质、脂肪、糖类丰富的食物，多吃新鲜水果和蔬菜，保证维生素的摄入，同时汤类、粥类食物也不可少。 |
| 开奶时间越早越好 | 宝宝吸吮早，对妈妈乳汁分泌有帮助。即使刚生完宝宝，妈妈的乳汁尚未分泌出来，但经过宝宝的几次吸吮乳头后，乳房就会开始分泌乳汁。新生儿在出生后 20～50 分钟时正处于兴奋期，他们的吸吮反射最为强烈。 |
| 按需哺乳 | 按需哺乳，是指宝宝什么时候饿了，就什么时候哺乳，不要硬性规定时间。之所以要按需哺乳，一是因为妈妈产后一周是逐步完善泌乳的关键时刻。泌乳要靠频繁地吸吮来维持，乳汁越吸才能越多；二是对宝宝来说，在最初一周内要适应与在子宫内完全不同的宫外生活，非常需要一种安慰和一种适应，而吸吮乳头则是对他们最好的安慰，哺乳既满足了宝宝生理上的需要，也满足了心理上的需要。 |

290

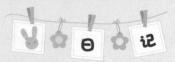 **孕妈妈经验分享**

丽丽生下宝宝后，一直坚持母乳喂养，她家宝宝粉粉嫩嫩的，特别可爱健康。朋友都问她有什么喂养宝宝的妙招没有，丽丽说，哪有什么妙招，都是按照医生的说法做的，只不过自己更尽心一些而已。

## 十分钟干货分享

有哺喂经验的妈妈都有这种体验，宝宝吃奶次数越多的乳房，奶汁充盈的速度与奶量也越快越多，而吃奶次数相对较少的乳房，奶汁充盈的速度或者是奶量都相对较少，因此两只乳房就出现了，一只乳房奶胀，另一只乳房奶少的现象。

造成这种现象的原因：

　　一是有的妈妈习惯用右手抱宝宝吃奶，因此，右侧乳房的吃奶次数就多些，奶汁也就充盈的快了；也有的妈妈喜欢用左手抱宝宝吃奶，同样也可使左侧乳房奶胀。

　　二是因为有的妈妈习惯让宝宝先吃奶胀的一侧乳房，当吃完这一侧乳房时，宝宝大多已经饱了，不再吃另一侧乳房，久而久之，奶胀的一侧乳房因为经常受到吸吮的刺激，分泌的乳汁越来越多，而奶水不足的一侧由于得不到刺激，分泌的乳汁就会越来越少。形成一侧乳房大，一侧乳房小，一边胀一边不胀的现象，如果不及时更正，不但会导致宝宝的奶量不足（因为虽然有两只乳房，但实际却只能发挥一只乳房的作用），而且断奶以后，乳房一只大，一只小的形状再也不易恢复。

　　另外，长期让宝宝只吃一侧乳房的乳汁，还会对宝宝的生长发育带来严重影响。会造成宝宝偏头、斜颈、斜视，后脑勺一边凸一边凹，甚至宝宝的小脸蛋也会一边大一边小。

　　对于哺乳，采取正确的方法才能给宝宝达到最好的喂养。

　　而且要保证双侧乳房吸吮的次数和时间平衡。

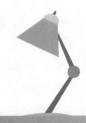

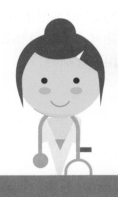

## 医生私房话

　　关于什么时候给宝宝喂奶，最新研究的观念认为，尽早开奶对母子健康好处多，可促进母乳分泌和子宫恢复。开奶晚的新生儿黄疸较多，有的还会发生低血糖，使脑细胞受到损害。现在按照母乳喂养的规定，新生儿在出生后 30 分钟内就应进行吸吮母乳。当然早产儿、虚弱儿，或母亲有特殊原因可适当推迟。

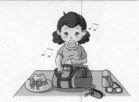

## 快乐孕育 + 不能母乳喂养的宝宝

在婴儿时期，如果不进行母乳喂养，那么就需要人工喂养。在什么情况下需要采用人工喂养呢 ？

以下几种情况不推荐母乳喂养：

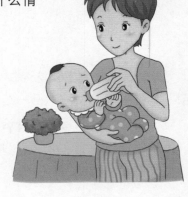

当妈妈是 HIV（人免疫缺陷病毒）阳性时；且生活在发达国家。

当妈妈患有结核病，且没有治愈时。

当妈妈必须服用某种可危及婴儿的药物时，或妈妈吸食诸如海洛因、可卡因等毒品时。

当妈妈接受高剂量美沙酮治疗时。

当妈妈接受广泛性乳腺手术，哺喂婴儿几乎不可能时 。

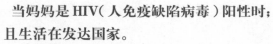

当妈妈患有半乳糖血症，而难以消化乳汁中的糖类时。

妈妈觉得母乳喂养不舒服、不愉快而产生厌恶时。

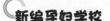

我们都知道母乳喂养的好处多，那么是不是人工喂养就没有优点可取呢？并不是这样的，人工喂养的优点包括以下几个方面：

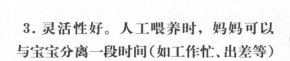

**1. 增加其他亲人和宝宝的亲密接触：**喂养宝宝不再是妈妈一个人的事了，爸爸也可以来分担，从而增加和宝宝的亲密接触。

**2. 清楚掌握喂奶的量。**采用人工喂养，对每次宝宝吃了多少毫升的奶是一清二楚。

**3. 灵活性好。**人工喂养时，妈妈可以与宝宝分离一段时间（如工作忙、出差等）而不用担心宝宝饿肚子。

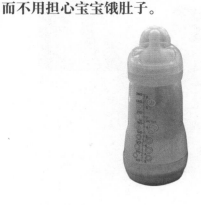

**4. 使用方便。**如果使用配方奶，无论是母亲、保姆或是其他人，在任何时间任何地点都可以给宝宝喂奶 。

293

**5. 使妈妈获得自由。**妈妈可以摆脱哺乳的约束，不用顾虑吃得东西会对宝宝有影响。

## 拓展延伸 + 人工喂养的缺憾

当然，国际上极力推崇的母乳喂养不是没有原因的。人工喂养总会有这样的问题在困扰着各位爸爸妈妈 。

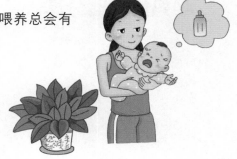

配方奶不能增进婴儿免疫系统的发育。

越早给婴儿喂配方奶，婴儿发生严重过敏（哮喘和湿疹）及感染的风险越大。

母乳中含有 200 种以上的各种营养素和成分；配方奶中不含有母乳中的大多数成分。

与母乳或用铁强化配方奶喂养的婴儿相比，用低铁配方奶喂哺的婴儿贫血的发生率较高。

与用母乳或配方奶喂养的婴儿相比，用配方奶喂养的婴儿自身免疫性甲状腺疾病的发病率比较高。

有时配方奶可因生产中存在问题而被厂家主动收回，这样的配方奶可对婴儿造成危害，并使他们的父母为此苦恼。

**孕 典**

人工喂养：妈妈因各种原因不能喂哺宝宝时，可选用婴儿配方奶作为母乳替代品，称为人工喂养。人工喂养方式主要有配方奶喂养、混合喂养等。

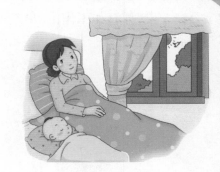

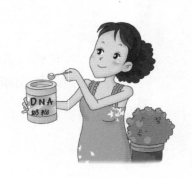

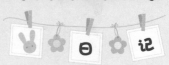

**孕妈妈经验分享**

我身体不太好，生下宝宝后母乳不足，只能给宝宝喂配方奶。为了保证宝宝的健康，综合对比了好几家的配方奶，才定下来宝宝的"口粮"。听说很多宝宝对配方奶也很挑剔，不对口的都不吃，幸运的是，宝宝对我给他选择的配方奶很喜欢，所以就一直喝得一个牌子的配方奶，到现在也一直健健康康，挺壮实的。

# 十分钟干货分享

虽然人工喂养的方式是很普遍的，但是父母们在喂养宝宝时仍需要注意相关的事项，这样才能更好地给宝宝补充营养。

1. 宝宝需要吃多少配方奶以及吃配方奶的频率，都需要取决于宝宝的年龄、体重等。

2. 在确定母乳不足的情况下，以其他乳类或代乳品来补充喂养婴儿是混合喂养。混合喂养虽然不如母乳喂养好，但在一定程度上能保证母亲的乳房按时受到婴儿吸吮的刺激，从而维持乳汁的正常分泌。

3. 不要放弃母乳：混合喂养最容易发生的情况就是放弃母乳喂养。母乳喂养，不单单对母婴身体有好处，还对心理健康有极大的益处，母乳喂养可以使孩子获得极大的母爱。

4. 添加配方奶的依据：母乳是否不足，最好根据宝宝体重增长情况分析。如果一周体重增长低于 200 克，可能是母乳量不足了，可添加 1 次配方奶，加多少，可根据宝宝的需要。

5. 添加配方奶的具体方法：通常一勺配方奶可冲 60 毫升，先在奶瓶倒入适量温水，再配以相对的配方奶，冲调即可。以 2 ～ 3 个月宝宝为例，根据情况先准备 120 毫升，不够再准备，但最多不要超过 180 毫升。

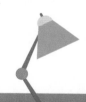

## 医生私房话

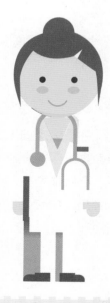

一次只喂一种奶，吃母乳就吃母乳，吃配方奶就吃配方奶。不要先吃母乳，不够了，再冲配方奶。这样不利于消化，也使宝宝对乳头发生错觉，可能引发厌食配方奶，拒吃奶瓶。混合喂养需要充分利用有限的母乳，尽量多喂母乳。母乳是越吸越多，如果妈妈认为母乳不足，就减少母乳的次数，会使母乳越来越少。母乳喂养次数要均匀分开，不要很长时间都不喂母乳。

# 第五章　月子期间饮食知识大汇总

产后饮食宜多样化，合理调配，选用高蛋白、低脂肪、营养丰富，易于消化的食物，产妇及哺乳妈妈每日摄入的总热量不应低于3000卡路里。宜少食多餐，多吃新鲜蔬菜、水果和含纤维素较多的食品，并补充足够的维生素、钙剂、铁剂等。行剖宫产的患者在肛门排气前可进流食，不要吃奶及糖类，排气后则要避免吃过硬、过冷的食物，通过合理的饮食和适当的锻炼，以维持合理的体重，避免由于过量的摄入而导致产后肥胖。

## 第一节　月子期间，产妇应该补充哪些营养

| 学习任务 | 了解月子期间的饮食原则。 |
| 月子重点 | 学习如何制作月子营养餐。 |

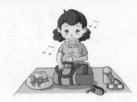

## 快乐孕育＋"坐月子"期间的饮食

"坐月子"期间吃什么好，吃什么才不会发胖，吃什么能补充营养都是与妈妈们息息相关的事情。

有的妈妈表示，"坐月子"期间，家人一直让补充营养，结果就是吃吃吃，出了月子就变成"小肥婆"了。

"坐月子"期间要吃什么，怎么吃是关键的问题。

### 1. 味道清淡，保证热量

月子里产妇卧床休息的时间比较多，所以应采用高蛋白低脂肪饮食，如黑鱼、鲫鱼、黄鳝各类蔬菜等，避免因脂肪摄入过多引起产后肥胖。

产后最初一周应吃些清淡、易消化、营养丰富的食物。要多喝些汤类，如鸡汤、鱼汤、排骨汤、猪蹄汤、牛肉汤等，既味道鲜美，又可以促进食欲和乳汁分泌。为便于消化，应多采用蒸、炖、焖、煮等烹调方法，尽量少用或不用煎、炸的方法。母乳喂养的妈妈还要多吃

富含钙的食品。产妇每日热量的供给为 2 700 ～ 3 000 千卡，其中主食 400 克，牛奶 250 克，肉类 100 ～ 150 克，豆制品 100 克，蔬菜和水果 400 ～ 500 克。

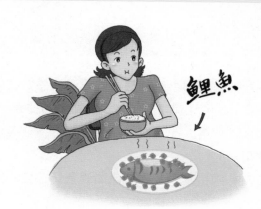

鲤鱼

**注意**

刚分娩的产妇体质尚虚，家人当然希望赶快用进补的方式来恢复元气，但是此时进补的方式应分阶段，第一阶段是产后第一周，以排出产妇产前水肿和身体多余水分为主；第二阶段是产后第二周，主要以减轻腰酸背痛症状为主；第三阶段进入补气血的阶段。

## 2. 多吃流质、半流质食物

为便于消化、吸收，同时促进乳汁分泌，产妇要多吃流质半流质食物，如各种汤类、粥类等。同时各类蔬菜、水果也要多吃一些，但最好用开水烫下。不仅可以促进食欲，帮助消化和排泄，补充人体需要的各种维生素，还可以避免产妇接触寒凉引起不适。

**注意**

哺乳期的膳食调配应参考我国营养学会的建议推荐供给量，增加各种营养素的供给量，尤其是蛋白质、钙、锌、铁、碘和B族维生素，并要注意各营养素之间的合适的比例。

## 3. 有荤有素，粗细搭配

产妇的食物品种要丰富，荤菜素菜要搭配着吃，经常吃些富含粗纤维的食物，比如吃一些杂粮（但要注意，一次不可吃得过多）这对预防和改善便秘有好处。食物中的许多营养素是产妇身体所必需的，应有选择地多吃些，如奶类及其制品内含丰富钙质，可以预防骨质疏松和婴儿佝偻病；动物内脏含丰富铁质，可以预防贫血；瘦肉类、贝壳类含丰富的锌，对宝宝的智力开发大有好处。这些营养物质通过母乳传递给婴儿，因此，在月子里及整个哺乳期，妈妈应多吃一点。

## 拓展延伸 + 分娩方式不同、饮食方式也不同

由于生产方式的不同，妈妈的产后饮食原则也有所区别。

### 1. 自然生产的产妇饮食原则

不论是哪种分娩方式，产妇在刚刚生产的最初几日里会感觉身体虚弱、胃口比较差。如果这时强行填下重油重腻的"补食"只会让胃口更加减退。在产后的第一周里，可以吃些清淡的荤食，如肉片、肉末。瘦牛肉、鸡肉、鱼等，配上时鲜蔬菜一起炒，口味清爽营养均衡。橙子、柚子、猕猴桃等水果也有开胃的作用。

之后可以逐步增加补血、补维生素的食物，比如鲤鱼汤、猪蹄汤等，动物内脏更富含多种维生素和铁。

等要产妇觉得奶不涨了，奶水减少的时候，就可以开始吃催奶食物了。催奶不应该只考虑量，质也非常重要，汤里的营养仅仅是汤料的 20% 左右，所以科学的观点是汤汁要吃，料更不能舍弃。

### 2. 产妇剖宫产的饮食原则

剖宫产的新妈妈要比自然生产的新妈妈对饮食营养的要求更高，这是因为手术给产妇的身体带来了一定的损伤和消耗，因此，剖宫产的新妈妈产后恢复会比自然分娩的新妈妈要慢些。

同时，由于手术刀口的疼痛，产妇的食欲会受到影响。在这种情况下，家人对产妇的饮食更要讲究科学，合理搭配、精心烹制。

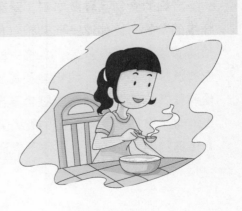

剖宫产后，产妇不要急于吃鸡蛋等食物，可先喝点汤粥，帮助因麻醉而停止蠕动的胃肠道恢复正常运作，等肠道已经排气了，再吃其他食物。

### 术后第一天

一般以稀粥、米粉、藕粉等流质食物为主，一次不要吃得太多，一天中分 6～8 次进食。

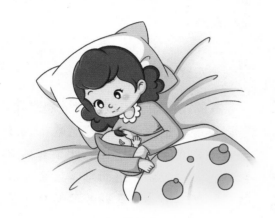

### 术后第二天

可吃些稀、软、烂的半流质食物，如肝泥、蛋羹、烂面、烂饭等，一天中吃 4～5 次。

### 第三天后

就可以食用普通饮食了，注意优质蛋白质、各种维生素和微量元素的摄取，主食、副食要合理搭配，主食 350～400 克，牛奶 250～300 毫升，肉类 150～200 克，鸡蛋 2～3 个，蔬菜水果 400～500 克，植物油 30 克左右。

## 孕妈妈经验分享

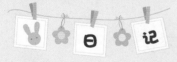

我是剖宫产，医生告诉我产后胃肠道功能还未恢复，不能吃太过油腻的食物。要禁食 6 个小时。但是因为分娩后又要哺乳，所以 6 个小时后可以进食一些易消化的流质或半流质食物，像是虾仁煨面、红薯稀饭等。

# 十分钟干货分享

哺乳期的营养非常重要，产妇要逐步补充由于妊娠、分娩所耗损的营养储备，要分泌乳汁，还要承担哺育宝宝的重担，因此在这个时期充足的营养是非常重要的。那么产后饮食需要注意哪些问题呢？

### 脂肪的摄取要适量

不要以为脂肪类的食物吃得越多，奶的质和量就越好。怀孕期间为了准备给宝宝哺乳，妈妈已经储存了大量的脂肪。如果产后再食用过多含油脂的食物，就会使乳汁变得黏稠，容易造成乳腺的阻塞。因此，妈妈饮食中的脂肪类食物不可过多，做菜时油也应少放点儿。

### 食物的摄取要全面

各种食物中包含着不同的营养成分，它们对人体健康起着举足轻重的作用，也就是说，人体需要多种营养成分，既不可偏颇，又不可过量，因此，妈妈在摄取食物的时候，不要根据自己的爱好和口味摄取，应本着营养、均衡的原则广泛摄取，这样，宝宝吃了母乳之后才会健康茁壮地成长。

### 满足一天所需要的热量

热量的需求，应根据妈妈哺乳的情况酌情摄取。如果妈妈是完全哺乳者，则一天约需摄取 2 500 卡热量；如果妈妈用配方奶哺喂宝宝，则一天约需摄取 1 800 卡热量就可以了；如果是母乳、奶粉混合喂养，妈妈则应依照乳汁分泌情况来决定所需的热量。

### 早餐一定要吃好

有的妈妈因为半夜不时地起来哺乳，所以早晨总是昏昏欲睡不想吃早点或者是随便吃点了事，这样长此下去，势必影响乳汁的分泌，进而影响宝宝的健康成长。事实上，哺乳期的早餐是非常重要的，还要比平常更丰富。

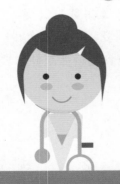

医生私房话

约翰史特劳斯—
蓝色多瑙河

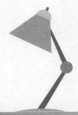

哺乳期间妈妈要多喝水，这样可促进乳汁的分泌。除了喝水以外还可以从食物中摄取水分，比如各种粥类、汤类以及炖品中取得，这样，既满足了妈妈对水的需求，又满足了口味的需求，而且还可从中摄取大量的维生素及蛋白质，实为一举三得。

## 第二节　月子期间妈妈的饮食禁忌

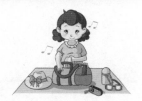

| 学习任务 | 了解产妇的饮食禁忌。 |
| 月子重点 | 了解适合产妇的食物有哪些。 |

### 快乐孕育 + 产妇的饮食禁忌

不少妈妈在产后饮食上存在误区，以为只要是有营养的都可以食用，以补充生产中流失的营养。其实并不是这样的，产后饮食禁忌有很多，一起来看看你了解几个吧。

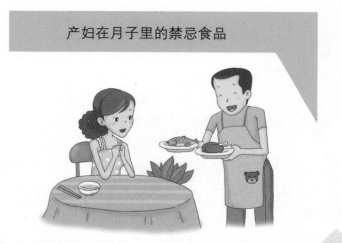

产妇在月子里的禁忌食品

避免生冷食品。产妇产后身体正处于气血亏虚之中，若进食生冷或寒凉食物，不利于气血的充实，容易导致脾胃消化吸收功能出现障碍，而且不利于恶露的排出和淤血的去除，对牙齿也不利。因此，坐月子期间绝对不可以吃雪糕、冰淇淋、冰冻饮料等，吃水果时也最好用热水烫一下再吃，应多食用些温补食物，以利气血恢复。

避免辛辣、刺激性食品。辛辣温燥之食可助内热，使产妇上火，引起口舌生疮，大便秘结，或痔疮发作，伤津、耗气、损血，加重气血虚弱，母体内热可通过乳汁影响到婴儿内热加重。所以，产妇在1个月内应禁食韭菜、大蒜、辣椒、胡椒、茴香、酒等。另外，浓茶、

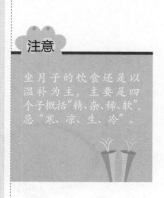

**注意**

坐月子的饮食还是以温补为主，主要是四个子概括"精、杂、稀、软"，忌"寒、凉、生、冷"。

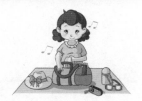

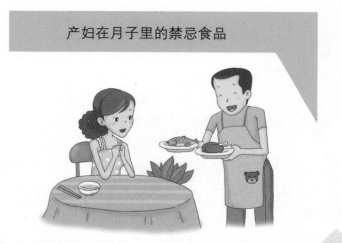

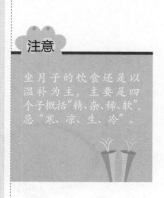

咖啡等刺激性食品，会影响睡眠及肠胃功能，对宝宝的生长发育也极为不利。因此，坐月子期间乃至整个哺乳期，产妇应避免吃辛辣、刺激性食品。

避免酸涩收敛食品。这类食品如乌梅、南瓜等，阻滞血行，不利恶露的排出，产妇应避免食用。避免口味过重。产妇的饮食要清淡，避免过咸食品，因为过多的盐分会导致浮肿。产妇每天盐的摄取量应不超过4克。

避免饮用大麦制品。大麦制品是以麦芽作为原料生产的，麦芽会影响乳汁的分泌，甚至回奶。

**注意**

产后应避免吃加工过的食品。比如含有硝酸盐的香肠，其中可能会含有亚硝胺（是一种致癌物质）。另外，罐头、咸蛋、熏制食物，皆要避免。

## 拓展延伸 + 适合产妇的食品类别

产后的饮食应首选易消化、营养丰富的流质食物。如糖水煮荷包蛋、冲蛋花汤、藕粉等。等到第2天就可以吃一些软食或普通饭菜了。产后5～7天应以米粥、软饭、烂面、蛋汤等为主食。不要吃过多油腻之物，如鸡、猪蹄等。

**适合产妇食用的食品包括：**

| 鸡蛋 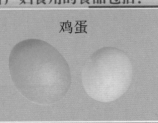 | 鸡蛋含有丰富的蛋白质、氨基酸、矿物质，而且容易消化吸收。蛋黄中的铁质对产妇贫血有疗效。鸡蛋的做法很多，如果煮着吃、做蛋花汤、蒸蛋羹或打在面汤里等。鸡蛋虽营养丰富，但不宜吃得过多，每天2～3个就可满足身体的需要。 |
| --- | --- |
| 小米 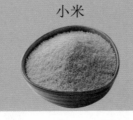 | 小米有很好的滋补效果，富含维生素B、膳食纤维和铁。既有营养，又对脾胃有好处。产妇最好每天晚上喝一碗小米粥，也可与大米合煮成二米粥。 |

| | |
|---|---|
| 鱼 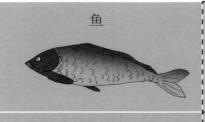 | 鱼含有丰富的优质蛋白，尤其是鲫鱼和鲤鱼，通脉催乳效果好，鱼的做法很多，可清蒸或炖汤，汤肉一起吃。 |
| 芝麻 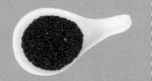 | 芝麻富含蛋白质、铁、钙、磷等营养成分，滋补效果好，非常适合产妇食用。多吃可预防产后钙质流失及便秘。 |
| 花生  | 花生能养血止血，具有滋养作用，可治疗产妇贫血、出血症。但每次不要吃得太多。 |

## 适合产妇食用的蔬菜类

| | |
|---|---|
| 莲藕 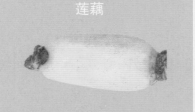 | 莲藕中含有丰富的维生素和矿物质，清淡爽口，脆嫩有加，具有健脾益胃，润燥养阴，行血化瘀，清热生乳的功效。产妇多吃莲藕，能及早清除体内瘀血，增进食欲，帮助消化。 |
| 莴笋 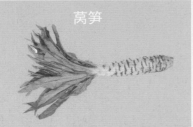 | 莴笋含有多种营养成分，尤其富含钙、磷、铁，具有清热、利尿、活血、通乳的作用，尤其适合产后少尿及无乳的产妇食用。 |
| 黄花菜 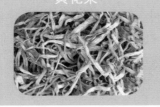 | 黄花菜中含有蛋白质及矿物质磷、铁、维生素A、维生素C及甾体化合物，具有消肿、利尿、止痛、补血、通乳的作用，适合产妇食用，黄花菜尤其适合做汤，味道鲜美，滑爽宜人。但不要吃新鲜的黄花菜。 |

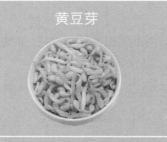

黄豆芽

黄豆芽中含有大量蛋白质、维生素 C、纤维素等，其蛋白质是组织细胞的主要原料，能修复分娩时损伤的组织；维生素 C 能增加血管壁的弹性和韧性，防止产后出血；纤维素能润肠通便，防止产妇发生便秘。黄豆芽可做汤或炒着吃。

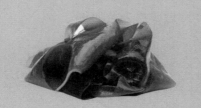

海带、海苔、紫菜。

这些海产品中含有丰富的碘和铁，碘是合成甲状腺素的主要原料，铁是制造血细胞的主要原料，产妇多吃这类海产品，能增加乳汁中碘和铁的含量，有利于新生儿的生长发育。这些海产品适合做汤，但有合并甲状腺方面疾病的产妇慎食。

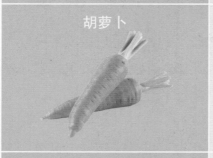

胡萝卜

胡萝卜含有丰富的胡萝卜素、维生素 A、维生素 B、维生素 C，适合于产妇食用。

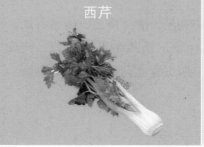

西芹

西芹纤维素的含量在蔬菜里面是比较高的，可以预防和缓解便秘。 适合产妇食用。

孕妈妈经验分享

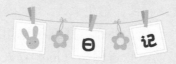

产后的 1 个小时我的记忆有点模糊，我只记得护士给宝宝做了检查，还告诉我宝宝的体重什么的，然后我的丈夫就抱着我又哭又笑，给我看小宝宝，嗯，我还记得第一眼看见宝宝觉得他长得还真是丑丑的，不过我还是跟他打了招呼：你好，我的小宝宝，然后我就昏睡过去了。

# 十分钟干货分享

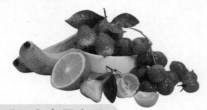

### 误区一：产后多食母鸡能强身增乳

过去产妇坐月子，无论是家人或亲朋都给产妇吃母鸡，尤其是老母鸡。因为人们一直认为老母鸡营养价值高，又能给产妇补身子，还能够给孩子下奶，一举两得。但科学证明，多吃母鸡不但不能增乳，反而会出现回奶现象。其原因是：母鸡体中含大量的雌激素，喝进去会降低泌乳激素的生成，反而影响了乳汁的分泌。要想乳汁充盈，产妇应该吃公鸡肉，公鸡性属阳，温补作用较强，而且公鸡所含脂肪较母鸡少，不易发胖，婴儿也不会因为乳汁中脂肪含量多而引起消化不良、腹泻。

### 误区二：产后不宜食用水果

长期以来人们认为水果较生冷，产后进食会对胃肠产生不良影响，不宜食用，其实有些水果还是应该吃一些。因为产妇分娩时失血、生殖器损伤及产后哺乳等需要，应得到全面的营养，水果中富含的营养素，是任何其他食物都不可替代的，当然吃的时候还应该有所注意，比如吃香蕉、苹果，一次不要吃得太多。西瓜、梨等性味属寒，产褥期不易吃，以免引起腹泻等症。而且水果最好用开水烫一下再吃。

### 误区三：产后宜多吃红糖

传统中医认为：红糖性温，有益气、活血、化食的作用，因此长期以来一直被当做产后必不可少的补品。但近年来的研究表明：过量的食用红糖反而对身体不利，因为现在的妈妈多为初产妇，产后子宫收缩较好，恶露亦较正常。而红糖有活血作用，如食入较多，易引起阴道出血增加，造成不良后果。所以产后食用10天左右即可，不宜久食。

### 误区四：吃得越多身体恢复越快

产妇身体恢复得快，在饮食上取决于吃的适量、均衡，有营养。产妇如果吃得太多，一则会造成胃肠功能紊乱；二则会引起身体肥胖；三则容易发生高血压、糖尿病等症，使妈妈们增添新的烦恼。

## 医生私房话

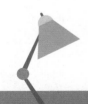

产妇产后虚弱，很多妈妈会不思饮食，这时候一些清甜的水果既能给产妇补充营养，又能开胃，是产妇比较理想的一种选择。适合产妇食用的水果有香蕉、橘子、红枣等。

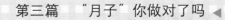

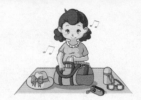

## 快乐孕育 + 产后营养的补充

新妈妈在产后即面临两大任务，一是新妈妈自身的身体恢复，二是哺乳宝宝。两个方面均需要营养，因此营养饮食对于月子里的新妈妈尤其重要。

新妈妈由于在分娩时耗力及损血，流失了大量的蛋白质、脂肪、碳水化合物，各种维生素，多种矿物质及水分，因此产后初期会感到疲乏无力，脸色苍白，易出虚汗。

产后妈妈胃肠功能也趋于紊乱，出现食欲不振、饥不思食、食而无味等现象。再加上乳汁分泌，也会消耗能量及营养素，此时倘若营养调配不好，不仅新妈妈身体难以康复，容易得病，还会影响哺乳及宝宝的生长发育。

306

### 注意

一般剖宫产产妇在以术后排气作为可以正常进食的标志，快的6个小时，慢的要1～2天。因为手术麻醉的作用，使得肠道平滑肌的蠕动减慢，而排气就意味着肠道的消化功能已经恢复了。产后因为不能立刻下地活动，新妈妈可以在床上多翻身，这样有利于尽快排气。

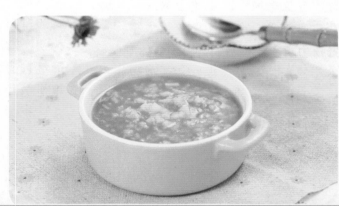

月子营养搭配

**增加餐次**

新妈妈每日餐次应较一般人多，以5～6次为宜。餐次增多既有利于食物消化吸收，保证充足的营养，又有利于胃肠功能恢复，减轻胃负担。

### 食物应干稀搭配

干者可保证营养的供给，稀者则可提供足够的水分。新妈妈在产后需要水分来促进身体康复和泌乳。

食物中干稀搭配较之于单纯喝水补充水分要好得多，食物的汤汁既有营养，又可开胃，预防便秘，而单纯饮水则会冲淡胃液，降低食欲。

### 荤素搭配，避免偏食

新妈妈产后身体恢复及哺乳都需要消耗很多热量，因此，食用产热高的肉类食物是必需的，但蛋白质、脂肪及糖类的代谢必须有其他营养素的参与，如果偏食肉类食物反而会导致其他营养素的不足。就蛋白质而言，荤素食物搭配有利于蛋白质的互补。但偏肉食会使母乳中的蛋白质含量增高，引起宝宝腹泻。

### 清淡适宜

从科学角度讲，月子里的饮食应清淡适宜，即在调味料上，如葱、姜、大蒜、花椒、辣椒、酒等不吃或少于一般人的食用量，食盐也以少放为宜，但并不是不放或过少。

要注意调护脾胃、促进消化。新妈妈在月子里应吃一些能健脾、开胃、促进消化、增进食欲的食物，如山药、山楂糕（片）、大枣、番茄等。

**注意**

月子里要避免吃生冷食物，蔬果类可以温热或者做熟后食用，以保证维生素的摄入。

**注意**

月子期间饮食可以食补与药补交叉食用。如果补了之后口干、口苦或长痘子，就停一下药补，吃些降火的蔬菜或食物。

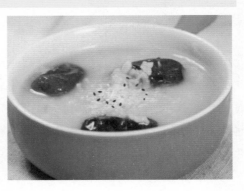

## 拓展延伸 + 过度进补的危害

　　产后进补是应该的，但是也要讲究方法，要根据自身的体质进补。例如，产前原本就有肠胃问题的新妈妈，产后的消化系统多半较为虚弱，如果此时马上进食油腻补品，极有可能造成胀气、腹痛或拉肚子，身体不但无法吸收，还会给肠胃造成负担。

　　因此，新妈妈应根据自己的产后体质，制订适合自身条件的产后进补计划，即使各地的坐月子习俗不同，但只要遵循大的调理原则，以促进产后伤口愈合，恢复身体功能为目的，就是最适合自己的坐月子方式。

　　新妈妈在分娩后，滋补过量是有害无益的，不但浪费了钱财，而且有损新妈妈的身体健康。

### 容易导致过胖

　　产后新妈妈过胖会使体内糖和脂肪代谢失调，引起各种疾病。调查表明，产后肥胖冠心病的发生率是正常人的 2 ～ 5 倍，糖尿病的发生率可高出 5 倍。

### 损害宝宝健康

　　新妈妈营养过剩，必然会使奶水中的脂肪含量增多，如果宝宝消化能力较差，不能充分吸收，就会出现脂肪泻。宝宝长期慢性腹泻，还会造成营养不良。因受妈妈奶水中脂肪含量过多的影响，还会使宝宝发育不平衡，行动不便，对其身体健康和智力发育都不利。

### 烹调方法要得当

　　新妈妈的膳食以清淡为宜，食品种类要丰富，应多喝高营养的汤水，少用煎、炸等方法烹饪。每天少食多餐，可分早餐、加餐、午餐、加餐、晚餐、加餐 6 顿，这是因为餐次增多有利于食物的消化吸收，保证充足的营养。产后胃肠功能减弱，蠕动减慢，如一次进食过多过饱，反而会增加胃肠负担，从而减弱胃肠功能。如果采用多餐制则有利于胃肠功能恢复，减轻胃负担。饭菜要做得细软，以便于消化吸收。

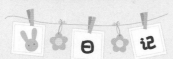

怀孕后我的反应一直挺大的，所以一直到生产都没怎么胖，妈妈就希望我在月子的时候多吃点，每天都逼我吃好多顿，哎，真是甜蜜的困扰。幸好有之前买的孕产育儿书，给妈妈看，告诉她月子期间并不是吃得越多越好，这才让我从食物炮弹中解脱出来。

## 十分钟干货分享

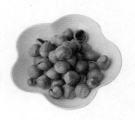

新妈妈由于晚上要为宝宝哺乳，身体有很大的消耗，每天所需热量较正常女性多出 20%，所以补充营养是十分必要的。

在我国民间饮食中，糖类是最主要的热量来源，因此，坐月子期间应多食含糖丰富的食物，如甘薯、土豆、栗子、莲子、藕、菱角、蜂蜜等，帮助新手妈妈及时恢复能量。

此外还应适当摄入动物性食品，如鱼肉、鸡肉等，以及高热量的坚果类食品，如核桃仁、花生米、芝麻、松子等。

此外，月子期间，蛋白质的补充也是必不可少的。蛋白质是生命的物质基础，能够调节人体的生理功能；促进人体酶、激素、抗体的形成；蛋白质参与合成 DNA、RNA 等遗传因素，促进人体细胞不断更新，从而促进人体的生长发育；蛋白质可以输送营养物质，可以解毒并提供人体必需的能量。

### 孕典

产后气虚：气虚一般表现为说话无力、食欲不振、缺乏耐力、易头晕、易疲劳、嗜睡、四肢无力、面色苍白、易出汗。产后气虚应多休息，及时补充营养，使身体尽快恢复。

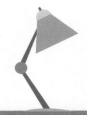

### 医生私房话

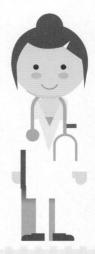

大米粥或小米粥除含有多种营养成分外，还有利于大便排出，且利于消化吸收，月子期间可以多食米粥。鱼、肉虽然有营养，但是不宜过多食用，以免造成消化不良以及营养失衡。

# 附录

在月子期间，产妇需要多种营养素
这些营养素可以从下列食物中摄取

| | |
|---|---|
| 维生素 A | 青菜、胡萝卜、韭菜、苋菜和莴苣叶中含胡萝卜素较多；胡萝卜素在人体内可以转化为维生素 A。 |
| 维生素 B 族 | 小米、玉米、糙米、标准面粉、豆类、肝和蛋中都含有大量的维生素 B，青菜和水果中也富含有维生素 B。 |
| 维生素 C | 各种新鲜蔬菜、柑、橘、橙、柚、草莓、柠檬、葡萄、山楂中都含有维生素 C，鲜枣含量尤其高。 |
| 维生素 D | 鱼肝油，蛋类和乳类中含量丰富。 |
| 蛋白质 | 各种奶类，牛奶、羊奶、马奶等；牛、羊、猪、鸡肉等；鸡蛋、鸭蛋等及鱼、虾等。 |
| 铁 | 动物肝脏富含各种营养元素，是预防缺铁性贫血的首选食品，此外，鸡蛋黄、瘦肉、绿叶蔬菜、海带、木耳等也富含丰富的铁元素。 |
| 钙 | 牛奶不仅含钙量高，而且其中的乳酸能促进钙的吸收，是最好的天然钙源。另外，奶酪、酸奶等奶制品中钙的含量也很高，可经常食用。其他的蔬菜西兰花、芹菜、紫菜等含钙较高。 |